当代儒师培养书系·儿童教育和发展系列

主编　舒志定

EXPRESSIVE ARTS THERAPY
WITH CHILDREN

儿童表达性艺术治疗

陈汉英　徐冬英 ／编著

ZHEJIANG UNIVERSITY PRESS
浙江大学出版社
·杭州·

图书在版编目(CIP)数据

　　儿童表达性艺术治疗 / 陈汉英，徐冬英编著. —杭州：浙江大学出版社，2023.12
　　ISBN 978-7-308-22899-2

　　Ⅰ. ①儿… Ⅱ. ①陈… ②徐… Ⅲ. ①艺术—应用—儿童—精神疗法 Ⅳ. ①R749.055

　　中国版本图书馆 CIP 数据核字（2022）第 140497 号

儿童表达性艺术治疗
ERTONG BIAODAXING YISHU ZHILIAO
陈汉英　徐冬英　编著

丛书策划	朱　玲
责任编辑	朱　玲
责任校对	高士吟
封面设计	春天书装
出版发行	浙江大学出版社
	（杭州市天目山路148号　邮政编码310007）
	（网址：http://www.zjupress.com）
排　　版	杭州朝曦图文设计有限公司
印　　刷	广东虎彩云印刷有限公司绍兴分公司
开　　本	787mm×1092mm　1/16
印　　张	14.75
字　　数	332千
版印次	2023年12月第1版　2023年12月第1次印刷
书　　号	ISBN 978-7-308-22899-2
定　　价	59.00元

当代儒师培养书系
总　序

　　把中华优秀传统文化融入教师教育全过程,培育有鲜明中国烙印的优秀教师,是当前中国教师教育需要重视和解决的课题。湖州师范学院教师教育学院对此进行了探索与实践,以君子文化为引领,挖掘江南文化资源,提出培养当代儒师的教师教育目标,实践"育教师之四有素养、效圣贤之教育人生、展儒师之时代风范"的教师教育理念,体现教师培养中对传统文化的尊重,昭示教师教育中对文化立场的坚守。

　　能否坚持教师培养的中国立场,这应是评价教师教育工作是否合理的重要依据,我们把它称作教师教育的"文化依据"(文化合理性)。事实上,中国师范教育在发轫之际就强调教师教育的文化立场,确认传承传统文化是决定师范教育正当性的基本依据。

　　19世纪末20世纪初,清政府决定兴办师范教育,一项重要工作是选派学生留学日本和派遣教育考察团考察日本师范教育。1902年,清政府讨论学务政策,张之洞就对张百熙说:"师范生宜赴东学习。师范生者不惟能晓普通学,必能晓为师范之法,训课方有进益。非派人赴日本考究观看学习不可。"[1]以1903年为例,该年4月至10月间,游日学生中的毕业生共有175人,其中读师范者71人,占40.6%。[2]但关键问题是要明确清政府决定向日本师范教育学习的目的是什么。无论是选派学生到日本学习师范教育,还是派遣教育考察团访日,目标都是为清政府拟定教育方针、教育宗旨。事实也是如此,派到日本的教育考察团就向清政府建议要推行"忠君、尊孔、尚公、尚武、尚实"的教育宗旨。这10个字的教育宗旨,有着鲜明的中国文化特征。尤其是把"忠君"与"尊孔"立于重要位置,这不仅要求把"修身伦理"作为教育工作的首要事务,而且要求教育坚守中国立场,使传统中国道统、政统、学统在现代学校教育中得以传承与延续。

　　当然,这一时期坚持师范教育的中国立场,目的是发挥教育的政治功能,为清政府巩固统治地位服务。只是,这些"学西方、开风气"的"现代性"工作的开展,并没有改变国家进一步衰落的现实。因此,清政府的"新学政策",引起了一批有识之士的反思、否定与批判,他们把"新学"问题归结为重视科技知识教育、轻视社会义理教育。早在1896年梁启超在《学校总论》中就批评同文馆、水师学堂、武备学堂、自强学堂等新式教育的问题是"言艺之事

　　① 转引自田正平.传统教育的现代转型.杭州:浙江科学技术出版社,2013:376.
　　② 转引自田正平.传统教育的现代转型.杭州:浙江科学技术出版社,2013:376.

多,言政与教之事少",为此,他提出"改科举之制""办师范学堂""区分专门之业"三点建议,尤其是强调开办师范学堂的意义,否则"教习非人也"。①梁启超的观点得到军机大臣、总理衙门的认同与采纳,1898年颁布的《筹议京师大学堂章程》就明确要求各省所设学堂不能缺少义理之教。"夫中学体也,西学用也,两者相需,缺一不可,体用不备,安能成才。且既不讲义理,绝无根底,则浮慕西学,必无心得,只增习气。前者各学堂之不能成就人才,其弊皆由于此。"②很明显,这里要求学校处理好中学与西学、义理之学与技艺之学之间的关系,如果只重视其中一个方面,就难以实现使人成才的教育目标。

其实,要求学校处理好中学与西学、义理之学与技艺之学之间的关系,实质是对学校性质与教育功能的一种新认识,它突出学校传承社会文明的使命,把维护公共利益、实现公共价值确立为学校的价值取向。这里简要举两位教育家的观点以说明之。曾任中华民国教育部第一社会教育工作团团长的董渭川认为,国民学校是"文化中心","在大多数民众是文盲的社会里,文化水准既如此之低,而文化事业又如此贫乏,如果不赶紧在全国每一城乡都建立起大大小小的文化中心来,我们理想中的新国家到哪里去培植基础?"而这样的文化中心不可能凭空产生,"其数量最多、比较最普遍且最具教育功能者,舍国民学校当然找不出第二种设施。这便是非以国民学校为文化中心不可的理由"。③类似的认识,也是陶行知推行乡村教育思想与实践的出发点。他希望乡村教育对个人和乡村产生深刻的变革,使村民自食其力和村政工作自有、自治、自享,实现乡村学校是"中国改造乡村生活之唯一可能的中心"的目标。④

可见,坚守学校的文化立场,是中国教师教育的一项传统。要推进当前教师教育改革,依然需要坚持和传承这一教育传统。就如习近平总书记所说:"办好中国的世界一流大学,必须有中国特色。……世界上不会有第二个哈佛、牛津、斯坦福、麻省理工、剑桥,但会有第一个北大、清华、浙大、复旦、南大等中国著名学府。我们要认真吸收世界上先进的办学治学经验,更要遵循教育规律,扎根中国大地办大学。"⑤扎根中国大地办大学,才能在人才培养中融入中国传统文化资源,培育具有家国情怀的优秀人才。

基于这样的考虑,我们提出把师范生培养成当代儒师,这符合中国国情与社会历史文化的发展要求。因为在中国百姓看来,"鸿儒""儒师"是对有文化、有德行的知识分子的尊称。当然,我们提出把师范生培养成当代"儒师",不是要求师范生做一名类似孔乙己那样的"学究"(当然孔乙己可否称得上"儒师"也是一个问题,我们在此只是做一个不怎么恰当的比喻),而是着力挖掘历代鸿儒大师的优秀品质,将其作为师范生的学习资源与成长动力。

的确,传统中国社会"鸿儒""儒师"身上蕴含的可贵品质,依然闪耀着光芒,对当前教师品质的塑造具有指导价值。正如董渭川对民国初年广大乡村区域学校不能替代私塾原因

① 梁启超.饮冰室合集·文集之一.北京:中华书局,1989:19-20.
② 朱有瓛.中国近代学制史料(第一辑·上册).上海:华东师范大学出版社,1983:602.
③ 董渭川.董渭川教育文存.北京:人民教育出版社,2007:127.
④ 顾明远,边守正.陶行知选集(第一卷).北京:教育科学出版社,2011:230.
⑤ 习近平.青年要自觉践行社会主义核心价值观.中国青年报,2014-05-05(01).

的分析,其认为私塾的"教师"不仅要教育进私塾学习的儿童,更应成为"社会的"教师,教师地位特别高,"在大家心目中是一个应该极端崇敬的了不起的人物。家中遇有解决不了的问题,凡需要以学问、以文字、以道德人望解决的问题,一概请教于老师,于是乎这位老师真正成了全家的老师"①。这就是说,"教师"的作用不只是影响受教育的学生,更是影响一县一城的风气。所以,我们对师范生提出学习儒师的要求,目标就是要求师范生成长为师德高尚、人格健全、学养深厚的优秀教师,由此也明确了培育儒师的教育要求。

一是塑造师范生的师德和师品。要把师范生培养成合格教师,面向师范生开展师德教育、学科知识教育、教育教学技能教育、实习实践教育等教育活动。其中,提高师范生的师德修养是第一要务。正如陶行知所说,教育的真谛是千教万教教人求真、千学万学学做真人,因此他要求自己是"捧着一颗心来,不带半根草去"。

当然,对师范生开展师德教育,关键是使师范生能够自觉地把高尚的师德目标内化成自己的思想意识和观念,内化成个体的素养,变成自身的自觉行为。一旦教师把师德要求在日常生活的为人处世中体现出来,就反映了教师的品质与品位,这就是我们要倡导的师范生的人品要求。追求高尚的人格,涵养优秀的人品,是优秀教育人才的共同特征。不论是古代的圣哲孔子、朱熹、王阳明等一代鸿儒,还是后来的陶行知、晏阳初、陈鹤琴等现当代教育名人,他们在一生的教育实践中,始终保持崇高的人生信仰,恪守职责,爱生爱教,展示为师者的人格力量,是师范生学习与效仿的榜样。倡导师范生向着儒师目标努力,旨在要求师范生学习历代教育前辈的教育精神,培育其从事教育事业的职业志向,提升其贡献教育事业的职业境界。

二是实现师范生的中国文化认同。历代教育圣贤,高度认同中国文化,坚守中国立场。在学校教育处于全球化、文化多元化的背景下,更要强调师范生的中国文化认同。强调这一点,不是反对吸收多元文化资源,而是强调教师要自觉成为中华优秀传统文化的传播者,这就要求把中华优秀传统文化融入教师培养过程中。这种融入,一方面是从中华优秀传统文化宝库中寻找教育资源,用中华优秀传统文化资源教育师范生,使师范生接触和了解中华优秀传统文化,领会中国社会倡导与坚守的社会主义核心价值观,增强文化自信;另一方面是使师范生掌握中国传统文化、社会发展历史的知识,具备和学生沟通、交流的意识和能力。

三是塑造师范生的实践情怀。从孔子到活跃在当代基础教育界的优秀教师,他们成为优秀教师的最基本特点,便是一生没有离开过三尺讲台、没有离开过学生,换言之,他们是在"教育实践"中获得成长的。这既是优秀教师成长规律的体现,又是优秀教师关怀实践、关怀学生的教育情怀的体现。而且优秀教师的这种教育情怀,出发点不是"精致利己",而是和教育报国、家国情怀密切联系在一起。特别是国家处于兴亡的关键时期,一批批有识之士,虽手无寸铁,但是他们投身教育,或捐资办学,或开门授徒,以思想、观念、知识引领社会进步和国家强盛。比如浙江的朴学大师孙诒让,作为清末参加科举考试的一介书生,看

① 董渭川.董渭川教育文存.北京:人民教育出版社,2007:132.

到中日甲午战争中清政府的无能，怀着"自强之原，莫先于兴学"的信念，回家乡捐资办学，首先办了瑞安算学馆，希望用现代科学拯救中国。

四是塑造师范生的教育性向。教育性向是师范生是否喜教、乐教、善教的个人特性的具体体现，是成为一名合格教师的最基本要求。教育工作是一项专业工作，这对教师的专业素养提出了严格要求。教师需要的专业素养，可以概括为很多条，说到底最基本的一条是教师能够和学生进行互动交流。因为教师的课堂教学工作实质上就是和学生互动的实践过程。这既要求培养教师研究学生、认识学生、理解学生的能力，又要求培养教师对学生保持宽容的态度和人道的立场，成为纯净的、高尚的人，成为精神生活丰富的人，能够照亮学生心灵，促进学生的健康发展。

依据这四方面的要求，我们主张面向师范生开展培养儒师的教育实践，不是为了培养儒家意义上的"儒"师，而是要求师范生学习儒师的优秀品质，学习儒师的做人之德、育人之道、教人之方、成人之学，造就崇德、宽容、儒雅、端正、理智、进取的现代优秀教师。

做人之德。对德的认识、肯定与追求，在中国历代教育家身上体现得淋漓尽致。舍生取义，追求立德、立功、立言三不朽，这是传统知识分子的基本信念和人生价值取向。对当前教师来说，最值得学习的德之要素，是以仁义之心待人，以仁义之爱弘扬生命之价值。所以，要求师范生学习儒师、成为儒师，既要求师范生具有高尚的政治觉悟、思想修养、道德立场，又要求师范生具有宽厚的人道情怀，爱生如子，公道正派，实事求是，扬善惩恶。正如艾思奇为人，"天性淳厚，从来不见他刻薄过人，也从来不见他用坏心眼考虑过人，他总是拿好心对人，以厚道待人"[1]。

育人之道。历代教育贤哲都认为教育是一种"人文之道""教化之道"，也就是强调教育要重视塑造人的德行、品格，提升人的自我修养。孔子就告诫学生学习是"为己之学"，意思是强调学习与个体自我完善的关系，并且强调个体的完善，不仅是要培育德行，而且是要丰富和完善人的精神世界。所以，孔子相信礼、乐、射、御、书、数等六艺课程是必要的，因为不论是乐，还是射、御，其目标不是让学生成为唱歌的人、射击的人、驾车的人，而是要从中领悟人的生存秘密，这就是追求人的和谐，包括人与周围世界的和谐、人自身的身心和谐，成为"自觉的人"。这个观点类似于康德所言教育的目的是使人成为人。但是，康德认为理性是教育基础，教育目标是培育人的实践理性。尼采说得更加清楚，认为优秀教师是一位兼具艺术家、哲学家、救世圣贤等身份的文化建树者。[2]

教人之方。优秀教师不仅学有所长、学有所专，而且教人有方。这是说，教师既懂得教育教学的科学，又懂得教育教学的艺术，做到教育的科学性和艺术性的统一。中国古代圣贤推崇悟与体验，正如孔子所说，"三人行，必有我师焉"，成为"我师"的前提是"行"（"三人行"），也就是说，只有在人与人的相互交往中，才能有值得学习的资源。可见，这里强调人

---

① 董标，杜国庠.左翼文化运动的一位导师——以艾思奇为中心的考察//刘正伟.规训与书写：开放的教育史学.杭州：浙江大学出版社，2013：209.

② 李克寰.尼采的教育哲学——论作为艺术的教育.台北：桂冠图书股份有限公司，2011：50.

的"学",依赖于参与、感悟与体验。这样的观点在后儒那里,变成格物致良知的功夫,以此达成转识成智的教育目标。不论怎样理解与阐释先贤圣哲的观点,都必须肯定这些思想家的教人之方的人文立场是清晰的,这对破解当下科技理性主导教育的思路是有启示的,也能为互联网时代教师存在的意义找到理由。

成人之学。学习是促进人成长的基本因素。互联网为学习者提供了寻找、发现、传播信息的技术手段,但是,要指导学生成为一名成功的学习者,教师更需要保持强劲的学习动力,提升持续学习的能力。而学习价值观是影响和支配教师持续学习、努力学习的深层次因素。对此,联合国教科文组织在研究报告《反思教育:向"全球共同利益"的理念转变?》中明确指出教师对待"学习"应坚持的价值取向:教师需要接受培训,学会促进学习、理解多样性,做到包容,培养与他人共存的能力及保护和改善环境的能力;教师必须营造尊重他人和安全的课堂环境,鼓励自尊和自主,并且运用多种多样的教学和辅导策略;教师必须与家长和社区进行有效的沟通;教师应与其他教师开展团队合作,维护学校的整体利益;教师应了解自己的学生及其家庭,并能够根据学生的具体情况施教;教师应能够选择适当的教学内容,并有效地利用这些内容来培养学生的能力;教师应运用技术和其他材料,以此作为促进学习的工具。联合国教科文组织的报告强调教师要促进学习,加强与家长和社区、团队的沟通及合作。其实,称得上是儒师的中国学者,都十分重视学习以及学习的意义。《礼记·学记》中说"玉不琢,不成器;人不学,不知道";孔子也说自己是"十有五而志于学",要求"学以载道";孟子更说得明白,"得天下英才而教育之"是值得快乐的事。可见,对古代贤者来说,"学习"不仅仅是为掌握一些知识,获得某种职业,更是为了"寻道""传道""解惑",为了明确人生方向。所以,倡导师范生学习儒师、成为儒师,目的是使师范生认真思考优秀学者关于学习与人生关系的态度和立场,唤醒心中的学习动机。

基于上述思考,我们把做人之德、育人之道、教人之方、成人之学确定为儒师教育的重点领域,为师范生成为合格乃至优秀教师标明方向。为此,我们积极推动将中华优秀传统文化融入教师教育的实践,取得了阶段性成果。一是开展"君子之风"教育和文明修身活动,提出了"育教师之四有素养、效圣贤之教育人生、展儒师之时代风范"的教师教育理念,为师范文化注入新的内涵。二是立足湖州文脉精华,挖掘区域文化资源,推进校本课程开发,例如"君子礼仪和大学生形象塑造""跟孔子学做教师"等课程已建成校、院两级核心课程,成为将中华优秀传统文化融入教师教育的有效载体。三是把社区教育作为将中华优秀传统文化融入教师教育的重要渠道,建立"青柚空间""三点半学堂"等师范生服务社区平台,这些平台成为师范生传播中华优秀传统文化和收获丰富、多样的社区教育资源的重要渠道。四是重视推动有助于将中华优秀传统文化融入教师教育的社团建设工作,例如建立胡瑗教育思想研究社团,聘任教育史专业教师担任社团指导教师,使师范生在参加专业的社团活动中获得成长。这些工作的深入开展,对向师范生开展中华优秀传统文化教育产生了积极作用,成为师范生认识国情、认识历史、认识社会的重要举措。而此次组织出版的"当代儒师培养书系",正是学院教师对优秀教师培养实践理论探索的汇集,也是浙江省卓越教师培养协同创新中心浙北分中心、浙江省重点建设教师培养基地、浙江省高校"十三五"优势专业(小学教育)、湖州市重点学科(教育学)、湖州市人文社科研究基地(农村教育)、湖州师范学院重点学科(教育学)的研究成果。我们相信,该书系的出版,将有助于促进学院全面深化教师教育改革,进一步提升教师教育质量。我们更相信,将中华优秀传统文化融入教师培养全过程,构建先进的、富有中国烙印的教师教育文化,是历史和时代赋予教师教育机构的艰巨任务和光荣使命,值得教师教育机构持续探索、创新有为。

舒志定

2018年1月30日于湖州师范学院

前　言

当艺术与心理治疗结合时,两者的广度与深度都会被拓宽;当两者共同运作时,人类的疗愈历史可得以延展。

——肖恩·麦克尼夫

在大学心理学系从教多年,承担多门心理咨询专业课的教授工作,但最让我喜欢且在众多课程中最受学生喜爱的是"表达性艺术治疗"课程。正如学生们在课程反馈中写的那样:每个星期我最期待的就是"表达性艺术治疗"课程,在这门课上我们可以生动地去互动体验……艺术治疗突破了语言表达的限制,让我们在丰富有趣的创作体验中寻找自我、认识自我,提升自我情绪与压力的管理技巧,提升人际交往能力及团队和谐互动的技能。"表达性艺术治疗"这门课程不仅让我感受到了艺术表达的魅力,也给予了班集体一个特别的相互分享和表达的机会;如果说这门课程是一段旅程的话,那"上车"时的我们是带着对未知的期待与向往,结束时带着满满的收获与感受。这是一门对艺术治疗初步探索的课程,是与自己的深度对话,是人生的体验与感悟。

表达性艺术治疗因其独特的优势,特别适用于儿童心理治疗。儿童艺术治疗是目前国内外儿童心理治疗中最令人感兴趣的治疗方式之一。适逢所在学院组织编写儿童教育和发展系列图书,于是,我们有了编写《儿童表达性艺术治疗》的想法,期待能将我们表达性艺术治疗的教学经验及在儿童心理治疗领域的实践经验进行整理与总结。

《儿童表达性艺术治疗》中所指的艺术治疗的目的不只在于临床上的"治病",更重要的是帮助儿童更好地"发展"。用适合儿童的方法来帮助他们做出一些有利于身心发展的改变,这是"治疗"的最终目的,也是本书的出发点。

本书力求突出以下特点:

(1)结构的系统性和完整性。全书共分7章,以儿童绘画治疗、儿童游戏治疗、儿童音乐治疗、儿童舞动治疗、儿童戏剧治疗、儿童绘本治疗为主要内容,这些内容比较完整地体现了当今国内外艺术治疗的主要形式,并按照从理论到应用的思路形成系统的框架结构。

(2)内容的新颖性。本书在系统介绍国内外已有研究成果的基础上,力求反映当前艺术治疗理论和实践两方面的最新研究成果,如新冠疫情下艺术治疗的应用等。编者结合自身多年的教学及心理咨询实践经验写作本书,力求在内容上具有一定的新颖性。

（3）突出实用性和可操作性。本书在系统介绍相关理论知识的基础上，详细介绍了表达性艺术治疗方面的实用知识以及具体的操作程序。

本书首先对各种艺术治疗的形式进行了概述，对其发展和理论基础进行了介绍，其次介绍了艺术治疗的实施与操作，最后结合儿童特点有针对性地介绍了艺术治疗的应用，主要内容包括艺术治疗在教学中的应用、艺术治疗在个别心理辅导中的应用、艺术治疗团体活动设计等，以进一步强化相关知识的实用性，同时，进一步拓宽读者的视野。

本书适合作为高等院校心理专业学生及相关人员的专业用书，也可以作为中小学心理辅导教师的参考用书，还可作为儿童家长及相关爱好者或从业者的自学用书。

本书在撰写过程中，参考或引用了国内外相关著作、期刊论文及同类教材的大量文献资料，谨向这些文献资料的著作权人致以衷心的感谢。此外，我们也感谢在台湾访学期间老师和同道的支持，感谢导师赖念华教授，感谢学院领导的大力支持与鼓励。

由于编者水平有限，书中难免存在疏漏或不妥之处，敬请广大读者和专家批评指正。

编　者

2023 年 5 月

目 录
CONTENTS

第一章　儿童与表达性艺术治疗

第一节　表达性艺术治疗概述

一、艺术治疗

"表达"可以看作人类与生俱来的能力。"表"可以做名词,意思为外表、外面;也可以做动词,意思是把内在显示出来。"达"本义为通达无阻,引申为通晓、明白、送达等。人类的身心一体性决定了我们的内在心理世界会经由身体形态、动作以及声音等外显出来。同时,人的社会性特性以及社会性发展,决定并影响着个体借由多种外显的方式进行人与人之间的信息传递,如通过动作、姿态、表情进行情感、思想的交流等。随着社会历史文化的发展,我们用于表达的方式也越来越丰富和多样化,舞蹈、音乐、绘画、戏剧等艺术表达方式相继被创造出来,传递着人类对周围事物、生命、宇宙的观念和情感。同时,我们也通过这些艺术表达方式不断地探索着生命的奥秘以及生命与世界的关联。

早在两千多年前,东西方文化传统中就有许多艺术治疗的思想。如《黄帝内经》提出"五音疗疾";柏拉图(Plato)也提出艺术具有治疗疾病、改善身心状态的功能等。艺术治疗正式被视为心理治疗的独特领域是近代的事情,它为心理治疗提供了非语言的表达和沟通机会,是心理治疗领域的独秀枝。

何为艺术治疗? 我们将结合艺术治疗相关组织的界定和观点进行阐述。

美国国家创造性艺术治疗联合会(National Coalition of Creative Arts Therapies Associations,NCCATA)对艺术治疗的界定是:艺术治疗是指在各种医疗、心理治疗及康复、社区或教育情景中,专业人员有意识地运用艺术形式和创作过程对被治疗者实施干预,以促进其健康交流和表达,改善其生理、情绪、认知和社会功能,提高其自我觉察力,促进其人格转变的一种心理治疗方法。

美国艺术治疗协会(American Art Therapy Association,AATA)对艺术治疗的界定是:在专业的工作关系中,被治疗者对艺术性进行的一种具有特定目的性的运用。被治疗者是面对疾病、创伤和生活的挑战而寻求自我成长的人,他们通过创作艺术作品以及对艺术作品和整个创作过程的反思,提高对自我和他人的觉察力,减轻精神症状、心理压力、创伤体验,提高认知能力,并在创作过程中享受生活带来的快乐。美国艺术治疗协会对艺术治疗的这一界定概括了艺术治疗的两个核心技术要素:①把艺术表达作为治疗的工具,通过被治疗者的艺术作品,配合联想和解释,帮助被治疗者发现自我的内在世界与外在世界的关系。②利用创作过程解决被治疗者的情绪冲突,升华情感,帮助被治疗者实现自我探索、自我了解和自我成长。根据这两个核心技术要素和艺术治疗所使用的媒材,美国艺术治疗协会将艺术治疗分为两大类:一是创作性艺术治疗,如音乐治疗、舞动治疗、游戏治疗以及诗歌治疗等;二是表达性艺术治疗,如绘画治疗、雕塑和镶嵌治疗等。

英国艺术治疗协会(British Association of Art Therapists,BAAT)对艺术治疗的界定是:艺术治疗是指在受过专业训练的艺术治疗师的指导下,被治疗者运用艺术材料实现自我表达及反思的活动。治疗过程及治疗师的目的不是从审美的角度对被治疗者在艺术活动中所呈现出的意象做评价或者诊断,而是借由艺术材料,引导被治疗者在安全的氛围中产生心灵上的某种转变。

我国台湾地区的艺术治疗协会对艺术治疗的界定是:艺术治疗是一种助人技术,这种助人技术结合了创造性艺术表达和心理治疗的要素。在艺术治疗的过程中,被治疗者通过艺术媒材使其心象(mental image)以视觉艺术的方式呈现出来。艺术题材展示了被治疗者的心象表达并统整了被治疗者的发展现状、能力、人格、兴趣、意念与内心的情感状态。艺术治疗过程中的艺术表达经验及其呈现在作品中的象征具有心理预防、心理诊断和心理治疗的意义。艺术创作的过程可以帮助被治疗者进行自我了解,调解自身情绪,改善社会技能,提升被治疗者的行为管理能力以及解决问题的能力,进而促进被治疗者的自我成长、人格的统整以及潜能的发展。

以上对艺术治疗的界定从不同角度对艺术治疗的特性进行了描述,揭示了艺术治疗的几个基本特点:①艺术媒材的应用。艺术媒材是心理治疗过程中的载体,为心理治疗提供了运作的基础和平台。②艺术治疗有两个核心的技术要素,即表达和创作。③艺术表达和创作的过程及结果对于艺术治疗过程中的心理评估、诊断、发展和治疗具有重要意义。

从艺术治疗的实际应用来看,不同的艺术治疗师在工作中对艺术治疗理念的阐释各有不同的侧重。有的艺术治疗师在心理治疗实践中重视隐喻的应用,突出象征性的沟通能力,认为借助象征性的沟通能力完成的心理治疗就是艺术心理治疗;有的治疗师注重艺术活动的过程,认为被治疗者在绘画、书写、游戏等过程中,身心会得到调整,艺术活动过程本身就具有心理治疗的效应;有的治疗师侧重艺术的表达功能,将艺术治疗视为思维与情感言语化的表达方式。

很多接触艺术治疗的人常常会有一些疑惑:是不是"心理治疗师+艺术家=艺术治疗师"? 如果一位艺术治疗师同时是心理治疗师和艺术家,自然是最好不过的事情。但事实上,目前,只有一种专业背景的艺术治疗师是比较常见的,一种是具有心理治疗专业背景,另一种是具有艺术专业背景。一方面,艺术在心理治疗过程中是一种独特的媒介和中介,艺术治疗师并不要求从审美的角度对艺术作品和创作过程进行评价;另一方面,长期从事艺术工作的人,对艺术和人的心理的关联以及艺术和世界的关联有着敏锐的洞见。因此,心理治疗师、艺术家、艺术治疗师构成了一个三角关系:艺术治疗师处于三角形的顶点,心理治疗师和艺术家分别位于三角形底边的两端。三者所构成的空间为艺术治疗带来了丰富的灵动性和发展空间,也因此,艺术治疗在实践中体现着多元性。

孟沛欣(2009)综合了各种定义,对艺术治疗进行了概述,这一概述对广义和狭义的艺术治疗都适用。

(1)艺术治疗以心理学和艺术理论为基础,包括精神分析理论、心理发展阶段理论、格式塔心理学理论及视知觉思维理论。

(2)艺术治疗以多种艺术活动为媒介,包括绘画、雕刻、制陶、黏土、拼贴、音乐、舞蹈、诗歌、戏剧等。

(3)艺术治疗的过程建立在治疗师、被治疗者和艺术作品等多层关系的基础上,如治疗师与被治疗者的信赖关系、被治疗者对作品及创作过程的洞察、治疗师对作品及创作过程的分析与评估等。

(4)治疗的目标是解决情绪冲突、减少焦虑和抑郁、洞察心理问题、调和人际关系和整合人格。

(5)借助艺术创作过程中艺术作品富含的心理信息促进被治疗者的心理成长,或改变其生活状态。

二、表达性艺术治疗

日本京都大学名誉教授、国际箱庭疗法学会副主席山中康裕率先用"表达性治疗"取代"艺术治疗",他认为艺术治疗容易引起人们的误解,将其与美丽、漂亮联系到一起,导致概念泛化。无论是表达性治疗还是艺术治疗,其实质都可以称为表达性艺术治疗。

Wallingford(2009)认为表达性艺术治疗起源于艺术治疗但却有别于艺术治疗,两者都是将艺术创作作为治疗的一种形式,音乐治疗、舞动治疗、诗歌治疗等都是艺术治疗的范畴,艺术治疗是基于单一的艺术形式,而表达性艺术治疗则是整合了各种不同艺术形式的治疗技术和方法。治疗师依赖他们的创造力和经验,决定哪一种艺术形式可以用在特定的治疗过程中。治疗师在自己的某一个治疗单元里会借鉴和使用多种艺术治疗的技术,因此,表达性艺术治疗的关键特征就是在心理治疗中将各种艺术形式进行整合。

本书所指的表达性艺术治疗,借鉴山中康裕等(2010)的观点,将表达性艺术治疗视为艺术治疗,既指单一的艺术形式在治疗中的运用,也指对各种艺术形式进行的整合运用。儿童表达性艺术治疗除了视觉艺术治疗外,还结合了儿童的主要艺术表现形式,如游戏、音乐、舞蹈、绘本等。基于此,本书后文所称的艺术治疗即指表达性艺术治疗。本书的儿童表达性艺术治疗探讨的领域主要包括绘画治疗、游戏治疗、音乐治疗、舞蹈治疗、戏剧治疗、绘本治疗。

儿童表达性艺术治疗的理论基础离不开诸多的心理学理论,依据发展心理学对于儿童年龄在0~18岁的界定,本书对儿童的界定基本以此为依据。本书所指的儿童表达性艺术治疗中的"治疗"也具有广义性意义,既指心理治疗的形式之一,涉及心理诊断及治疗,也可以将其作为广泛应用在咨询或教育情境中的手段之一。

三、表达性艺术治疗形式

表达性艺术治疗的形式非常多,从艺术的表现形式来看,有舞蹈、音乐、绘画、雕塑、绘本、游戏……不同形式的艺术表达和创造活动在应用于心理治疗中时,便形成了不同的表达性艺术治疗的具体方式。本书结合前人的研究成果,主要介绍表达性艺术治疗中的绘画治疗、游戏治疗、音乐治疗、舞动治疗、戏剧治疗和绘本治疗。

绘画治疗是利用绘画活动,促进被治疗者在绘画过程中抒发情感、表达感情。绘画会投射出被治疗者个人的内心世界,展现个人的经验,这是将绘画引入心理治疗的重要作用因素。绘画治疗有助于被治疗者潜意识的表达,进而促进其心理调节或解决其心理困扰。

游戏治疗是以游戏为主要方式与儿童进行交流来开展心理工作的一种心理疗法。对于年幼的儿童来说,其语言尚处于学习获得阶段,动作思维在幼儿的思维方式中占主导地位,他们无法完全准确地使用语言来表达与理解,更多的会通过手势、动作或活动来表达自己。治疗师应运用儿童能够用身体进行表达的游戏,利用游戏的特质来促进心理治疗效果的实现。沙盘游戏疗法是游戏治疗中一种经典的治疗方法。沙盘游戏使儿童置身于"自由的、被保护的空间",在沙箱内以沙和玩具的造型或配置来表达儿童的内心世界,促进其自我疗愈。本书在游戏治疗的相关内容中将主要介绍沙盘游戏疗法。

音乐治疗是通过聆听音乐、歌唱、弹奏或敲击、律动以及即兴创作等音乐表达与创作的方式,引导被治疗者纾解情绪,并借由音乐活动中反映的个体潜意识或意象内容,促进被治疗者心理问题的解决,提升被治疗者自我价值的一种艺术治疗方法。

舞动治疗借由身体的韵律活动和舞蹈所特有的肢体语言,引导被治疗者进行肌肉运动,表达内心思想和情绪,并借由肢体运动纾解情绪,进而获得良好的身体意象,提升被治疗者与他人的沟通能力,同时也是提升身体素质的一种艺术治疗方法。

戏剧治疗运用戏剧作为治疗中的载体和媒介,促进被治疗者减轻心理症状,并促进其情绪、认知和社会性等心理的整合。

绘本是以阅读和美术为基础而形成的一种书籍。绘本治疗是指治疗师通过指导被治疗者阅读欣赏指定的绘本材料,将绘本材料与被治疗者的经验相连接,协助被治疗者改变其错误的认知,抒发并调节其不良情绪,培养被治疗者良好人格的一种艺术治疗方法。

表达性艺术治疗的多种形式常常不能进行绝对的区分和割裂。治疗师在实际应用过程中常常会结合被治疗者的心理特点,综合地加以应用,如音乐治疗和舞动治疗的结合、沙盘游戏疗法和绘画治疗的结合等。

四、表达性艺术治疗的特点及在儿童中的应用

(一)表达性艺术治疗的特点

与其他心理治疗方法相比,艺术治疗具有显著的特点。

1. 艺术作品不受时空限制，而是真实存在的

艺术作品有助于我们直接将内心状态展示出来，既可以关联过去的生活事件，也可以展现现在的生活情境，甚至投射我们未来的生活状况，因而，表达性艺术兼具时空的整合性。同时，应用各种媒材展示我们的内心状态，使得艺术作品又具有了此时此地的真实性。

艺术治疗的创作过程除了具有表达功能外，还具有一定的治疗功能，同时，可以通过两者的连接，增强被治疗者的自我价值感，形成新的态度或新的学习技能，进而通过重构个人身份的形式形成对未来的新展望。这些历程与展望不局限在记忆片段中，而是艺术表达独特时空整合性的体现。此外，这些历程与展望也可以成为检视心理治疗过程永久且有用的记录，可作为被治疗者其他资料的补充。

2. 艺术表达能突破口语表达的限制

艺术活动能够调动人全部的感官知觉能力，被治疗者可以看、可以听、可以唱、可以跳，可以采取一切可能的方式进行自我表达，使艺术表达具有多种感官参与沟通的特点。这一特点使艺术治疗对于无法或不善于进行语言交流的儿童而言，具有独特的优势。尤其当儿童面临危险、创伤事件时，语言的叙述有时是困难的，艺术表达如绘图、舞动本身就是一种述说与表达的形式，图像、动作等可以起到表达、宣泄、释放压力的作用。

3. 艺术表达可以突破当事人的防卫机制

艺术是一种隐喻（metaphor），可以投射人们的内在情绪，是一种象征性描述（symbolic speech）的表达。艺术活动中的气氛安全、自由，艺术创作中不存在威胁性，儿童较能投入。艺术为人们提供安全距离、创造安全空间来使其表达自我内在的世界，因此，艺术治疗被大量使用在临床工作中。

4. 艺术治疗比一般传统心理治疗的对象要更广泛

艺术治疗的对象比以语言为主的心理治疗的对象更为广泛。艺术治疗打破"艺术标准"和"艺术正确性"，这使得每个人都可以成为艺术媒材的使用者或创作者，认知能力低、沟通表达困难的儿童也能接受艺术治疗。艺术表达的灵活性、多面性，使得它可以适用于不同年龄、不同疾病的儿童，可以在不同地点实施。

5. 运用于团体的艺术治疗有助于增进互动和凝聚力

相对于运用语言沟通的团体而言，艺术治疗团体能容纳更加多样化的人群。在团体的艺术治疗中，成员借由作品讨论的过程，更易接纳自己、分享经验、流露出真实情感。成员在陈述、分享作品时，能唤起旁观成员的情绪反应和每个人的生活经验，促使其他成员积极参与活动，并增进团体间的互动和凝聚力。

（二）表达性艺术治疗在儿童中的应用

儿童表达性艺术治疗的实务工作者在实践中需要注意以下几个方面。

首先，治疗师与儿童治疗关系的建立至关重要。治疗师要善于运用儿童喜欢的"语言"（如好玩的游戏、充满趣味的活动等）来与其沟通，要充分尊重、关怀和理解儿童。治疗过程中，儿童在触及自身问题时可能会出现"倒退"的心理现象，治疗师需要给予其充分的信任

和支持。在自由和安全的治疗氛围下，儿童还可能会对治疗师提出一些要求，如自己不想绘画但却要求治疗师绘画等。治疗师则可以结合儿童的问题，通过绘画与儿童进一步发生连接，促使儿童进行自发互动的活动。

其次，将艺术治疗方式应用于儿童治疗中时，治疗师对儿童的认知、情绪的处理和对成人进行治疗时会有一些差别。低龄儿童的情绪常常通过行为动作来表达，加之儿童的语言表达能力尚不完善，治疗师面对这些儿童时，可以询问他们的身体感觉或身体反应，如是否有疼痛感、不舒服等。如果儿童试着在用语言描述他们的情绪反应，则治疗师需要帮助他们澄清他们所使用的语言的确切含义，如悲伤和恐惧的区分等。治疗过程中，艺术治疗师在某种程度上引导甚至掌控着儿童行为的过程，并促进治疗效果的达成。治疗结束后，当儿童回到其真实生活情境时，治疗师需要协助儿童将其在治疗过程中获得的认知、态度、行为技能等迁移到生活情境中，或通过培养儿童的自觉行为，调控儿童的行为来实现，这是治疗效果的真正达成。

最后，对儿童艺术作品的分析是一个充满风险的过程，因为治疗师的阐释不可避免地会带着其自身的经验，这也是有些艺术治疗师不对儿童的作品进行阐释的一个原因。如果治疗师有必要进行一定的解释，则不能仅仅局限于精神分析的范畴，需要从不同的角度全面地理解儿童的艺术表达和艺术创作过程。

第二节　儿童表达性艺术治疗功能

儿童表达性艺术治疗功能的发挥与对儿童心理表达的发展机制及表达性艺术治疗的作用机制两者的理解是密不可分的。因此，本节内容主要从儿童心理表达的发展、表达性艺术治疗的作用机制、儿童表达性艺术治疗的功能三个方面来展开。

一、儿童心理表达的发展

目前来看，心理的表达方式无外乎两种：语言和非语言。对于两者的关联以及语言促进心理发展历程的研究，有助于我们理解儿童心理表达的发展，进而有助于更好地理解儿童表达性艺术治疗的意义与功能。而对于儿童语言起源发展的研究，几乎不能绕过一个人，即苏联心理学家维果茨基（Vygotsky）。

在《思维和语言》一书中，维果茨基关于斯特恩（Stern）对思维和语言发展的重大时刻是这样描述的：这时（2岁左右），儿童有了"他一生中最伟大的发现"，也即"每样东西都有自己的名称"。这个关键时期，"语言开始为智力服务，思维开始用语言表达"是由两种明显的客观征象显示出来的，即儿童突然对词句抱有一种主动的好奇心，对每一件新东西都要问"这是什么？"由此，儿童的词汇量飞速扩大。在这个转折点之前，儿童只知道别人提供给他的词汇,这些词替代物品、人、行动、状态或欲望。在转折点,儿童发现了有一种说话的需要,通过提出种种问题,试图主动地学习表示客体的记号。

根据维果茨基的观点,命名是儿童话语的首要功能。命名使儿童能够从他正在知觉的情境中选择一个明确的对象,并将它区隔出来。不过,在最初的话语中,儿童同时也运用表达性强的手势来修饰话语,这些手势能够弥补儿童以语言做有意义的沟通时遇到的困难。借助话语,儿童从环境中区隔出个别的元素,因此克服了感觉场域的自然结构,并形成新的(人工引介的、动态的)结构中心。于是,儿童开始不只透过眼睛,而且透过话语来知觉这个世界,结果是"自然"知觉的立即性被复杂的中介过程所取代。也因为如此,话语成为儿童认知发展中极为重要的一部分。之后,话语化的知觉不再局限于命名,在发展的下一个阶段,话语有了综合理解功能,因而话语在本质上是分析性的(Vygotsky,1978)。

思维领域的特点也是如此,幼儿的思考在很多层面上是由他的记忆所决定的,而且不同于较大儿童的思考。对幼儿而言,所谓思考就是记忆;对青春期的孩子而言,要记忆就得思考,他的思考变得逻辑化,使得记忆化变成建立及寻找逻辑关系的活动。这种逻辑化显示了在发展过程中认知功能之间关系的变化。在过渡年龄段,所有的想法、概念及心理结构不再以熟悉的组合方式(families)被组织,而是被组织成抽象的概念(Vygotsky,1978)。

根据许多心理学家的观点,儿童的知觉过程最初是统合的,后来才逐渐分化。Vygotsky(1978)通过实验(让儿童用哑剧描述图而不是用语言描述图)指出,被研究者斯特恩视为儿童知觉技巧的特征中很多是儿童语言发展有限的产物,或者说,是儿童话语化的知觉。幼儿有自己独特的心智特点,或者说"思维"特点。幼儿在表达和与人沟通自己的所知所想时,由于掌握了语言,获得了运用语言进行沟通的便利,但同时,也受到了语言的约束。当我们只是用语言去衡量和促进儿童的发展时,我们已经在事前自我设限了。

维果茨基关于语言的发展理论反映了儿童心理表达的发展特点,语言逐渐在儿童心智中占主导,以及因为语言的理性和分析性,可能导致我们对儿童心灵重要部分的忽视。如果能够跨越语言的藩篱,将使我们打开一扇新的理解和疗愈心灵的窗口,而表达性艺术治疗正是在这样一条道路上前行。

二、表达性艺术治疗的作用机制

有关表达性艺术治疗作用机制的理论基础主要包括:生理学研究领域关于大脑偏侧化理论的研究、精神分析领域关于宣泄与投射理论的研究以及艺术治疗领域关于语言和非语言的研究。

(一)生理学研究领域的支持——大脑偏侧化理论

神经解剖学和脑科学知识对于大脑偏侧化进行了系列阐述。据神经解剖学和脑科学知识,人脑分为左、右两个半球。逻辑思维和语言由左半球负责,而右半球则是图像性的,多负责形象思维。裂脑人实验和生理学研究进一步指出,左右脑半球与不同的功能相连接:左脑主要负责理解、记忆、时间、语言、判断、排列、分类、逻辑、分析、书写、推理、抑制等,思维方式具有连续性、延续性和分析性的特点;右脑主要负责空间形象记忆、直觉、情感、身体协调、视知觉、美术、音乐节奏、想象、灵感、顿悟等,思维方式具有无序性、跳跃性、直觉性的特点。另外,一个针对精神分裂症侧化损害的研究发现,此类被治疗者右半脑的功能与正常人相比明显较亢奋,主要表现为被治疗者的情绪活动功能常常显示异常,并且负性情感体验较强。说明右半脑的功能被损害后将影响个体的情绪机能,反之,被右半脑主导的艺术创作活动则能缓解被治疗者的情绪机能障碍。

(二)精神分析领域的支持——宣泄与投射理论

不同心理领域的研究者对心理投射有不同的看法。分析心理学中的心理投射理论认为,心理投射是一种类似于自由意志物在个体的意识层中的反映,是一个主动的、无意识的表现活动。除了不同的心理投射的产物以艺术创作的形式存在,人的梦、幻觉甚至妄想都可以看作心理投射的表现方式。因此,艺术创作活动可以作为一种心理投射技术来应用。

关于艺术治疗的作用机制,艺术治疗师罗宾(Robin)较为全面地进行了分析。他认为,人们内隐的思维多以视觉的方式呈现;记忆则有相当大的可能是前语言的或是被压抑起来的。个体曾经的创伤经验等不愉快的内容遭到压抑,仅靠语言是无法提取的,从而难以被干预。同时,个体具有相当多的情绪体验内容,其本身的呈现形式就是前语言的,人们并不能将它们准确地用语言表达出来。当人们无法用语言来描绘自己的某一个感受时,更容易通过艺术作品来表达。

艺术治疗包括心理治疗与创造两个平行的过程。除了心理治疗之外,创造过程也为被治疗者提供了一种看待自己所面临的问题的新方式。比如,当个体面对伤痛又无力改变时,艺术可以帮助其恢复受伤的心灵。绘画作为一种投射技术,与所有其他投射技术一样,主要是通过简单、模糊和不确定的指导语,引起人们的反应,给人们充分的想象空间,让其把深层次的动机、情绪、焦虑、冲突、价值观和愿望等不知不觉地投射在艺术作品上。

(三)艺术治疗领域的研究——语言和非语言的区别

艺术治疗有着非语言性的特征。从生理基础来看,语言和非语言有着不同的生理机制。非语言思维既能够通过自主神经系统获得输出,绕过左半球语言系统的审查制度,也可以通过运动和符号的表达获得输出。通过姿势或手势的运用可以传达态度和情绪状态,并且还可以通过使用"语言插画"予以放大或强调(Efron,1972)。

来自艺术治疗领域的研究对非语言的特性进行了独特的说明。个体所经历的感觉可以表现出非语言的精神内容,其可以通过梦境和其他创造性及直观的过程(如隐喻、故事、艺术、舞蹈、诗歌、摄影、冥想和安静的沉思)来呈现自己的图像(Tinnin,1990)。正如艺术治疗师所说,当一个非语言记忆与一个有意识记忆相冲突的时候,可能有必要绕过强制性的审查制度,以一种艺术记录的形式来表现,因为艺术记录能永久展示"艺术家"的非语言信息,它可以保护"艺术家"的原始情感交流不受其意识的强制性审查或拒绝(Tinnin,1990)。

从这些研究者的阐述中我们可以看到,艺术以其非语言符号和隐喻的表达特点,可以为我们提供对于人类心理更丰富的观察角度和观察资源。在表达性艺术治疗视域下,我们可以试着放下分析的大脑和逻辑的大脑,尝试深呼吸,来进行感受和体悟、探索和重建。

三、儿童表达性艺术治疗的功能

儿童表达性艺术治疗的功能主要体现在以下几个方面(邱鸿钟,2014)。

(一)有助于促进良好咨询关系的建立

艺术作为一种媒介,能给治疗师提供一条理解儿童的途径,尤其对于那些孤僻、不善言辞或者受到创伤的儿童。借助艺术媒介可以促进良好咨询关系的建立,通过艺术的方式可以帮助治疗师打破治疗开始时的沉默,避免儿童在语言交流时的紧张与尴尬。治疗师让儿童自由地通过绘画、沙盘、音乐、戏剧、舞动等,表达内心深处的想法和感受,不做评价地无条件接受,并视其为独立的个体和治疗过程中的同伴。在这种自由受保护的环境下,儿童就有可能敢于呈现那些被认为是消极面的内容,并坦露他们心中的秘密。揭露自我需要一定的勇气,这种自我揭露的能力是儿童开始正视问题并迈向解决问题的重要一步。治疗师提供的支持和鼓励将使儿童真切地感受到安全可靠,从而产生信任感。

Orton(1997)认为,艺术活动是一种有趣的、无危险的方式,它对于建立信任关系非常重要,在这种信任的氛围下,儿童能够表达他们内心的想法和感觉,连儿童自己都意识不到的潜藏冲突常常可以在其绘画作品中对治疗师显露出来。

艺术活动不存在威胁性,使儿童较能投入当时或当下的情境中,有助于降低儿童的防卫心理,因而表达性艺术治疗是一种促成治疗关系建立与稳固的有效方法。又由于儿童表达的发展性特点及其独特性,语言有时候并非一个充分有效的表达工具,例如比较抽象的情感或想法,儿童可能找不到合适的语言来描述,而艺术表达则有助于儿童绕开这些困境,因而,艺术表达有助于架构治疗师和被治疗者之间的沟通桥梁。

(二)有助于评估与诊断

艺术治疗的过程和作品在一定范围内可以成为诊断评估的工具。治疗师通过儿童在艺术治疗中的动态表达过程和作品表达方式,评估儿童的需要和现状,搜集诊断信息,了解儿童的动作发展、情绪反应、人际关系等重要指标。儿童通过绘画、沙盘、身体动作等方式,把自己的苦恼、恐惧、忧虑和愉快转化为可触、可见和可理解的形式,为治疗和评估提供有用的线索。如治疗师通过观察儿童的绘画和沙盘游戏、作品的颜色、沙具的颜色、呈现的信息和主题,以及绘画、摆放沙盘时的情绪表现和操作过程中的语言和非语言表达,就能对儿童在画中或沙盘中所表现出的冲突、需要和情感做一个初步的诊断。

艺术治疗中也有一些试图标准化的绘画评价工具,比如:画人测验(Machover,1952)、"房—树—人"测验(Buck,1948)、动态"房—树—人"测验(Burns,1987)以及家庭动态画(Burns & Kaufman,1970)等。但值得注意的是,这些评估程序需要治疗师受过特殊的培训,且常常需要结合被治疗者的其他相关信息进行综合判断。评价工具除了视觉艺术方面外,音乐、舞动艺术的评估功能也逐渐被应用。如我国心理学临床工作者高天(2007)在音乐心理临床治疗中,借助音乐来评估被治疗者当前问题的严重程度以及是否有自杀倾向。他让被治疗者在特定的音乐背景下想象一个自认为是世界上最为美好和最为安全的地方,并让其向治疗师进行表述,根据被治疗者的想象及相关的表述来判断被治疗者是否存在自杀倾向。

(三)有助于情绪的表达与释放

艺术是一种情绪化的语言,既能表达情绪、情感,也能影响情绪、情感。如高雅的音乐、鲜艳的色彩、优美的舞蹈首先触动的是人的情绪、情感,而不是认知层面;又如幼儿会在美妙的音乐中情不自禁地舞动身体。

艺术活动为儿童提供了表达、释放情绪的安全通道。艺术活动中气氛安全、自由,能使儿童降低焦虑和防御的程度。儿童能借助艺术表达恐惧、愿望和幻想,在艺术治疗这种可以被调控且被社会所接受的氛围下宣泄自己的愤怒、敌视等情绪,而不会伤害到他人。在创作过程中,儿童的情绪得以缓和,能正确处理挫折和冲动,尤其适合那些出现不良情绪和行为的儿童,在艺术治疗活动中通过无害的方式发泄,有利于其身心健康发展。

(四)有助于自我探索和提高自尊

艺术治疗有助于提升自尊水平,这一观点得到了有关团体绘画干预研究者的支持。研究者实施团体绘画疗法对青少年抑郁症患者实施干预,探究团体绘画对患者自尊水平及韧性的影响,以及对患者情绪、认知和执行功能的影响。研究结果表明,绘画治疗可以降低青少年抑郁症患者的负性情绪,提高抑郁症患者的正性情绪、韧性及自尊水平,改善其执行功能和认知功能(王宁,2018)。另一项关于特殊人群的艺术治疗干预研究也提出了艺术治疗对自尊的影响:研究者应用艺术治疗于晚期食管癌患者,发现艺术治疗可有效缓解癌因性疲乏及应激反应,提升患者症状控制及自尊水平,同时改善其应激反应(张瑶,2021)。

艺术治疗历程中,被治疗者的内心体验和情感在艺术作品中自由流淌,作品和自身的关联常常会触动被治疗者不经意间忽略的情感,引发被治疗者对自身认知的新思索,促进被治疗者的自我探索。同时,这样的经历有助于被治疗者直面"自我"和"自我认识"的话题,进而提高自身的自尊水平。

对儿童来说,艺术活动及其创作的艺术作品不仅可以给儿童本人带来愉悦,也可以给欣赏它的人带来同样的快乐,或起到启蒙和教化的作用,或引发某种正向的情绪情感。特殊儿童创作的艺术作品不仅可以提升其个人的自信心,也可能产生一定的社会价值,通过艺术创作,儿童创造的潜能得以释放,压力得以减轻,实现正向积极的成长,让生命更充实。

(五)有助于生理机能的发展与统合

艺术活动大多是一种操作性行为,需要视听配合、手眼并用。如绘画有助于颜色知觉的学习和手部肌肉精细运动的协调,歌唱有助于节奏的感知和呼吸、口腔肌肉运动的锻炼,舞蹈更是感知和运动结合的综合性全身运动。可以说,完成任何一项艺术活动的过程都是一次生理机能的统合训练过程。

第三节　儿童表达性艺术治疗的发展历程和理论取向

一、儿童表达性艺术治疗简史

英国和美国是相对较早实践艺术治疗的国家。

我们可以从儿童艺术和精神医疗两个领域来了解英国的艺术治疗实践。在儿童艺术领域,其实践和1900年左右奥地利进步主义艺术教育家塞兹克(Cizek)的理念及其传播相关。塞兹克相信儿童能在艺术中进行自由表达,并于1908年举办了一次儿童艺术展,后来在1934—1935年间,他将这个展览带到了伦敦。随着该理念的逐渐传播,理察森(Richardson)在英国大力提倡塞兹克的理念,推动了儿童艺术课程中即兴工作这一艺术形式的普遍应用。

艺术治疗在精神与医疗领域的实践推动了英国艺术治疗的发展。普林茨霍恩(Prinzhorn)在1922年出版了《精神疾病来访者的艺术造诣》一书,这一著作是根据精神病来访者的艺术创作编著的。此书激励了两位20世纪30年代移居英国的精神科医生古德曼(Guttmann)和莱特曼(Reitman)。两人会同麦克莱(Maclay)一起研究并收集了更多的绘画作品。亚当森(Adamson)作为医院的艺术家,开创了开放式画室的方法,协助医院精神疾病来访者从事绘画活动(Adamson,1984)。

1938年,希尔(Hill)在结核病康复过程中使用艺术活动来打发时间,由此被医生邀请去帮助其他人,特别是帮助那些经历过第二次世界大战的士兵。事实证明,从事艺术活动不仅可以消磨时间,人们的精神困扰也因艺术活动而获得了疗愈。由此,希尔结合自身经验撰写了《艺术与疾病》(1945)一书,书中首创了"艺术治疗"这个词。

此外,许多艺术治疗的先驱者或者以艺术家角色,或者以教师角色,或者以职业治疗师角色等,参与到早期的艺术治疗活动中。这些实践的力量逐渐汇聚,最终,英国艺术治疗师协会(BAAT)在1963年成立。该协会在发展早期和教学工作有非常紧密的联系,后来,随着在医院工作的艺术治疗师的增加,BAAT开始朝英国国民健康保险服务(NHS)看齐,并在1997年推行了治疗师国家注册制度(state registration)。

在美国,艺术治疗领域的开创性实践与精神病医生南姆伯格(Naumburg)的工作紧密关联。南姆伯格是精神分析学者弗洛伊德(Freud)和荣格(Jung)的追随者,她打开了一条认识潜意识的新途径,即将艺术方式融入心理治疗中,并于1915年创立了沃尔登(Walden)学校,成为美国艺术治疗的奠基人。

20世纪30年代,南姆伯格明确提出了"艺术治疗"(art therapy)这一概念。在她的推动下,艺术治疗在美国逐渐发展起来,并且迅速延伸到各个发达国家。南姆伯格强调"分析"

(analysis)和"动力"(dynamic),具体方式是让被治疗者进行自由绘画,然后对画面做自由联想式的解析,这个内容即为"艺术治疗"的正式发迹。她的开创性工作推动了早期艺术治疗在美国的发展。后期的艺术治疗师如鲁宾(Rubin)、兰德加登(Landgarten)等皆沿用南姆伯格的思路,即应用精神分析的原则,提供治疗儿童的独特方法。

20世纪50年代,美国的乌尔曼(Ulman)在开展对特殊儿童的绘画教育时,发展出有关艺术治疗的特色。同时代的克莱默(Kramer)也提出,艺术治疗是一种辅助性的心理治疗,它可以使被治疗者在不干扰其防御机能的同时合理地发泄所存在的潜意识内容。直到1966年,美国成立了专门的艺术治疗组织,即美国艺术治疗协会(AATA),艺术治疗作为一种心理疗法的地位才得到承认。艺术治疗不仅是一种对心智残障者进行治疗或辅助治疗的手段,而且也成为个体进行心理探索、自我发展和自我实现的一种途径,艺术治疗逐渐发展成为具有广泛治疗意义的职业方法。

狭义的表达性艺术治疗作为独立领域是20世纪90年代的一项发展。19世纪70年代早期,麦克尼夫(McNiff)、尼尔(Knill)、康纳(Canner)等在美国麻省莱斯利大学成立了表达性艺术治疗项目,该项目的初衷是提倡跨学科、跨专业整合的艺术治疗培训,19世纪80年代后期,尼尔开始在欧洲和北美发展这一培训项目。1996年,瑞士欧洲大学设立了表达性艺术治疗硕士学位。国际表达性艺术治疗协会(IEATA)成立于1994年,协会注重将各个专业的艺术治疗(如音乐治疗、舞动治疗、绘画治疗、诗歌治疗等)整合起来,而且鼓励教育者、艺术家和心理治疗师成为会员。

二、儿童表达性艺术治疗的理论取向

儿童表达性艺术治疗的理论发展与心理学理论流派、心理治疗理论取向的发展是一致的,因此,心理治疗的范式也适用于艺术治疗。鲁宾把艺术治疗的理论取向分为:心理动力取向、认知—行为取向、人本主义或现象学取向、发展取向四大方面(Rubin,1987)。孟沛欣(2009)将艺术治疗的理论分为精神分析取向、现象学和存在主义取向、格式塔理论取向、人本主义取向、教育与发展取向,并将认知—行为取向的艺术治疗(包括行为取向、认知取向和认知—行为取向的艺术治疗)同发展性(即发展心理学取向)艺术治疗统合在"发展取向的艺术治疗"的框架下。随着各种治疗理论与临床技术的不断发展以及整合,艺术治疗也出现了一些新的理论发展取向,如焦点短程治疗取向、积极心理治疗取向等。本节主要介绍几个有代表性的、适合儿童的艺术治疗理论范式。

(一)心理动力取向的艺术治疗

心理动力取向治疗师基本遵循弗洛伊德和荣格的精神分析路线,把被治疗者创作的艺术品看成心理问题的表达,通过艺术表达揭示潜意识,处理被治疗者的心理问题。

心理动力学取向的艺术治疗如同心理动力学派的心理治疗一样,虽然存在多种理论分支,但其理念与实践都基于精神分析,包括南姆伯格的心理分析取向的艺术治疗、克莱默的"艺术即治疗"取向的艺术治疗、鲁宾的"象征诠释"精神分析式艺术治疗、兰德加登的新弗

洛伊德式艺术治疗、利维克(Levick)自我防御机制与转变的艺术治疗等。在此,我们主要选取南姆伯格和克莱默两位研究者的观点进行论述。

心理动力学取向的艺术治疗注重艺术创作和产品的内在的、无意识的或幻想的意义,认为艺术作品是被治疗者过去创伤的表现,被治疗者能够通过创作表现或治愈内在冲突,达到意识和无意识的整合。该治疗的目标通常是:首先,发现和揭示被压抑的内容(可能是引起心理问题的内部冲突);其次,根据先前的想法和情感,帮助被治疗者洞察其行为的意义。这一取向的艺术治疗师经常会提到一些概念,诸如"宣泄""升华""象征化""防御机制""洞察"等。

心理动力学取向的艺术治疗各代表人物之间所持的治疗观点存在着一些差异,如南姆伯格和克莱默在将精神分析理论运用于艺术治疗时,其侧重点各有不同。南姆伯格强调分析和动力,强调以艺术的形式作为治疗中顿悟的基础,鼓励被治疗者做自发的描画,并对其图画加以自由联想和解析。克莱默则强调艺术本身的治疗力量,而不特别强调治疗师对艺术作品的解释和分析。

南姆伯格认为被治疗者无意识的心理问题可以通过"自发的"艺术表达出来,艺术可以表达压抑的冲动。被治疗者对图像的洞察可以让无意识进入意识层面,被治疗者一旦了解心理问题所在,真正和持久的改变就可能发生。

南姆伯格接受了弗洛伊德的精神分析心理学理论,也深受荣格分析心理学的影响,强调治疗中的移情关系,移情分析能让被治疗者发现被压抑在潜意识中的早年创伤。但她也接受了荣格的"象征""集体无意识""个人无意识"等概念,尤其在实践中注意到象征意义的个体性,因此随着实践经验的积累,她越来越重视让被治疗者自己对艺术作品进行解释。她认为,对儿童而言,治疗师的中立态度将是一种安慰,这种中立性有助于确保儿童后续的自发性表达,而艺术治疗师的角色在于帮助被治疗者自发表达成长。南姆伯格发展了经典精神分析中自由联想技术和荣格"象征化"的理念,在理论和技术层面上将精神分析对心灵的探索和艺术创作结合起来,使艺术成为独立的治疗方法,而不只是一种情绪宣泄或象征化的工具。她实施艺术治疗的步骤主要如下(Naumburg,1958)。

首先,帮助被治疗者投入艺术创作中,让被治疗者尽可能自由地表达自己的内心世界,使无意识冲突呈现在作品当中。

其次,治疗师和被治疗者一起探索是什么阻碍了被治疗者的正常生活,探索所发现的冲突的意义,形成对冲突的语言表达。

艺术创作释放了潜意识,而作品所展现的意象以象征性话语的方式,成为被治疗者和治疗师的交流方式。整个治疗过程建立在被治疗者和治疗师的移情关系和自由联想的基础上,治疗师要不断地鼓励和倾听被治疗者对自己的象征性创作的解释。

根据南姆伯格的观点,评估艺术治疗疗效的方法可以从儿童对学校、家庭或相关组织机构的再适应来进行判断,除此之外,艺术治疗师可以从以下几个方面进行评判:首先,儿童的自发性(spontaneity)反应。孩子的作品越显示出自发性,则表示治疗越有进步。其次,作品的原创性。一成不变性是存在困扰的儿童作品常有的特点,如果儿童的作品从一成不变到突破模式化或刻板化的图像,则表示治疗是具有疗效的。再次,现实感测试。现实感测试可以先在儿童的作品或内心表达中来进行,进而在儿童与现实世界互动的过程中进行测试,从而判断治疗的疗效。

在南姆伯格之后,克莱默提出了艺术治疗的"创造性"概念,她在重视艺术表现性的同时,更加强调艺术表达活动或创作过程本身,认为艺术表达本身具有统整和治疗的功能。因此,其艺术治疗理论被称为"创造性艺术治疗"。其中,弗洛伊德所说的"升华"机制是克莱默理论的基础,她重视升华机制在艺术创作中对自我的支持和重整作用。

在升华作用中,治疗师期待被治疗者将目标放在喜爱的事物上并在上面消耗能量,最终从中获得成就感。被治疗者内部驱动力可以通过艺术升华使其心理问题得到解决。升华不是简单的心理行为,其涉及置换、符号化、识别和整合等心理机制。

克莱默认为艺术创作好比"自我的建设",治疗师的角色是"帮助孩子的艺术创作",治疗师就像是自我运作的楷模,通过给儿童提供帮助、想法以及梳理被遗漏的信息,从而给儿童以支持。由此可见,艺术治疗师像是儿童的一个健康的自我楷模。

在克莱默看来,评估艺术治疗成效的方法,跟儿童与艺术媒材互动的模式具有一致性。儿童与媒材互动的模式可以分为五个步骤:前置引导性活动、情绪释放、强制性防御、绘画、形成的表现。治疗师需要帮助儿童达到"形成的表现"这个层次的艺术互动。也就是说,如果儿童的作品从杂乱无章的释放到一成不变,再到有形式的表现,意味着艺术治疗是有成效的。

(二)认知—行为取向的艺术治疗

认知—行为取向的艺术治疗在于评估儿童的身心、认知发展状态。通过结构化的行为塑造技术,设计艺术治疗活动,提高儿童的认知思考能力,培养儿童形成自发、信任和主动的心理,进而改善情绪行为问题。

认知—行为取向的艺术治疗重视学习和控制治疗情境,促使被治疗者获得新的技能行为。强调通过视觉艺术媒介,促使被治疗者表达和接受观念,发展认知思考能力。认知—行为取向的艺术治疗者通常利用增强物、示范、口语和视觉的提示来辅助治疗。

认知取向的治疗原则内涵可以从三个方面来理解:人们通过认知的过程发展出适当和不适当的行为及情感模式;人们在学习或实验的无形程序中促进这些认知过程的运作;治疗师需要评估个体的不当认知过程,并安排与之对应的、足以影响或改变其认知与行为模式的学习经验。

行为取向的治疗假设是,不当行为是习得的,也可以通过学习来习得新的适应性行为。心理治疗的主要工作就是提供一种情境,在这种情境中,可以让个体解除不当行为习惯,同时习得适应性行为习惯。

在认知—行为取向的艺术治疗师看来,艺术治疗可以为儿童提供一种训练的情境,将认知—行为疗法的技巧运用于治疗过程中,帮助儿童获得改变。如艺术治疗师罗斯(Roth)创造的"现实塑造技术"。该方法首先需要在儿童的画中识别他所持有的症状行为或困惑概念(如房子、树、人),这个概念虽然对被治疗者具有重要意义,但被治疗者并不能完全清晰地把握它。在识别了症状行为或困惑概念之后,确立治疗目标,即帮助被治疗者将模糊的概念具体化,确定结构化塑造方案。治疗师将目标行为分解成被治疗者可以接受的片段,逐步做出示范和提示,由被治疗者进行模仿,直到被治疗者可以自主地呈现出目标行为。借助这个示范和学习的过程,被治疗者就可以把困扰他的模糊观念逐步具体化并且呈现出来,从而改善情绪问题与行为问题,并进一步将艺术治疗中的所学应用于其他的生活情境中。如罗斯曾提供一个智力发展迟缓孩子的案例,这个孩子有情绪困扰,常常在自己家中放火,而这个孩子对于房子没有具体的概念,没有办法画出一个房子的形象。罗斯借由细棒架构房子模型,让这名儿童对房子的概念具体化,经过多次尝试后,他终于可以画出一个房子。

裴卡德(Packard)提出艺术活动包含认知历程,艺术创作能为儿童发展出新的认知写像(cognitive mapping)工具。儿童在艺术创作过程中,心理的各种配置(layouts)或片段写像从记忆中得到修正,这样的修正有助于产生新的见解。

德芙瑞西斯科(Defrancisco)将其内爆式艺术治疗(implosive art therapy)运用于与患恐惧症儿童相关的工作中。逃避等不当行为是一种学习获得的、为了躲避焦虑的保护性行为,借由想象及艺术,可以使这种不当行为逐渐减少。儿童通过放松与想象,能逐渐克服这种恐惧。其操作步骤大致包括:诊断性会谈、进行中性艺术与想象、内爆式艺术课程学习、雷同情境的迁移训练、持续与强化练习。

Gentile(1997)将认知—行为取向的绘画治疗应用于患饮食障碍的女性被治疗者身上。这些被治疗者一旦能通过绘画创作获得内心的控制感,就意味着她们不必通过控制饮食来验证自我的力量感。这种对个人需要的控制导致了内心控制感的提升。Keve(1994)采用自发绘画创作的艺术治疗方式,对处于家庭问题和面临发展问题的儿童进行心理干预,发现绘画艺术疗法可以缓解来自家庭和社会的压力,有助于儿童表达自己的焦虑,从而加强他们的自我概念。

认知—行为取向的绘画治疗旨在帮助儿童改善认知能力、提升行为能力、增强对偏差行为的动机的认识等。艺术创作通过创作者内心世界的投射表达意识呈现,能引发创作者自身观念和心理的重组,有利于创作者形成新的思考模式和看问题的视野。

认知—行为取向的儿童绘画治疗有四个主要的特征(Rosal,1997):①艺术是个体认知的表达,因而可以将其看作一种认知活动;②艺术创作能使创作者意识到并改变其错误的认知;③艺术所呈现的心象能被直接应用于治疗之中,进而促进儿童改变行为;④艺术能帮助儿童获得自控力。与此对应,在艺术治疗过程中,艺术治疗师的任务包括:①了解儿童的想象及心理信息等高层次的心理活动过程和影响行为的机制;②意识并评估儿童行为中的认知特性;③在艺术治疗中使用放松和想象的技巧。

(三)人本主义取向的艺术治疗

人本主义取向的艺术治疗遵循人本主义的思想,强调个体有自我指导的能力、先天的成长冲动与追求自我实现的愿望。治疗师本着充分尊重被治疗者价值观和尊严、接纳被治疗者的态度,创设一个温暖、真诚、无条件积极关注的环境,通过艺术治疗让被治疗者认识自我、接纳自我和整合自我。

Rubin(2001)认为艺术治疗的人本主义理论取向包括现象学、格式塔、人本主义、个人中心以及灵性等角度。也有的研究者认为,人本主义并不能作为一种艺术治疗的取向,但是人本导向确实构成了当代艺术治疗师们对于自身及实践进行认识和理解的基础。基于这样的认识,此处简要介绍嘉瑞(Garai)和娜塔莉(Natalie)的人本主义艺术治疗思想、比腾斯基(Betensky)的现象学取向以及瑞恩(Rhyne)的格式塔艺术治疗思想,以让读者对此有一个基本的了解。

嘉瑞在1987年提出了艺术治疗的三项基本主张:①不把被治疗者当作病人,强调生活问题的解决,治疗取向在于增强被治疗者的生活意志力,帮助其寻找生活的意义和认同能力,充分创造好的生活形态。②生命是连续的历程,需要不断地成长、改变和发展,以及寻求自我超越的人生目标。③自我实现来自真诚的自我袒露和诚实的生活形态。强调自我实现与人际关系之间亲密和信任的关联,鼓励经由创造性表达来自我实现,自我实现的人能建立自我超越的目标,提升生活的精神层面与意义。

娜塔莉在其父亲的"来访者中心"心理治疗思想的基础上,结合表现性艺术方法,创立了"来访者中心表现性绘画艺术治疗"方法。娜塔莉认为心理治疗过程唤醒了创造性的生命力能量,创造性与治疗是重叠的,有创造性就有治疗性。她的绘画艺术治疗是创造一种"来访者中心"的心理氛围,个体用舞蹈、绘画、写作、音乐、冥想、意象等形式体验和表达自己的情感,个体通过表现性艺术这种沟通内部现实(inner truth)的语言进入无意识之中,表达出自己未知的一面,从而得到新的领悟。表达性艺术通过建设性的行动,达到治疗的目的,有助于唤醒个体的创造性,这种创造性有助于个体的心理重建,促进其情绪伤害的康复,解决内部心理冲突、超越自己的问题。

正如"来访者中心"的心理治疗思想强调治疗关系的重要性一样,娜塔莉特别强调艺术治疗过程中治疗关系的重要意义,她将其父亲关于心理咨询中的三个基本原则——真诚、共情、无条件,积极运用到艺术治疗的具体情境中。治疗师对个体的陪伴,同理他的体验,尊重他的存在,并在创作过程中让个体感受到这种体验和存在,对艺术治疗起着至关重要的作用。瑞恩将格式塔心理学的理念引入艺术治疗领域。格式塔疗法认为,每个人都能有效地处理个人问题,治疗师的中心任务是帮助个体全面体验此时此地、即时即景的存在。瑞恩的绘画艺术治疗要求个体完成一系列反映情绪经验(如恐惧、愤怒、快乐、悲伤等)的抽象画。她认为这个系列是格式塔式的,每幅画是系列的一个组成部分,每幅画本身也是格式塔式的。在此基础上,治疗师要求个体描述、联想、解释和说明这些画,比较这些画的相似和不同之处,用语言表达出对图形的认知和所认识到的模式,通过这个过程,帮助个体找到妨碍当下情感体验背后的原因,鼓励个体去体验并和过去未完成的事件(unfinished business)做斗争。得到治疗者鼓励和支持的个体会逐渐探索自身的认知范围,整合人格中的碎片和过去不知道的部分,促使人格完善。

比腾斯基是现象学取向艺术治疗的典型代表,她将胡塞尔(Husserl)的现象学、海德格尔(Heidegger)的存在主义和艺术治疗进行整合,形成了自己独特的治疗理论和技术,即现象学取向的艺术治疗。

比腾斯基强调艺术创作在整合个体主观经验中的重要作用。她认为被治疗者完成作品后观看自己的艺术作品,作者变成了旁观者,艺术表现和主观经验之间得到了沟通与整合。她的绘画艺术治疗包括两个阶段:首先,被治疗者作为作者进行艺术创作;其次,被治疗者作为旁观者从现象学角度知觉图像。将艺术品置于一定距离之外,被治疗者进行现象学的知觉和描述,可以清晰地感知作品中的形式成分及其相互作用,揭示艺术品中包含的各层次的意义。被治疗者的主观经验和艺术表达得以沟通,主观经验得以丰富。被治疗者学习以新的方式看待内部与外部现象,为改变提供了可能。

比腾斯基认为现象学取向的谈话治疗的目标同样可以运用到艺术治疗中。现象学取向的艺术治疗目标是:①鼓励被治疗者获得更多的自我意识;②帮助被治疗者用新的方式看待和评价生活;③帮助被治疗者理解生活,并接受自身及世界的局限;④帮助被治疗者在新的信念系统基础上建立新的优先系统(a new system of priorities)。在谈话治疗中,焦点在于谈话;而在绘画治疗中,焦点在于被治疗者创作的绘画作品,即被治疗者创作一幅幅绘画作品,并对其进行感知和分析,以实现上述治疗目标。被治疗者可以在创作的过程中和创作完成后重新审视作品,获得感知艺术体验的契机。

(四)发展取向的艺术治疗

发展取向的艺术治疗以儿童心理发展理论为基础,如皮亚杰(Piaget)的认知发展阶段理论、艾里克森(Erikson)的社会心理发展理论以及弗洛伊德的性心理发展理论等,对身体残障或心理发育迟缓所致的发展落后的儿童进行艺术治疗的干预,以帮助他们在认知、情绪、社会性等方面的机能得到发展。阿赫-菲尔德曼(Aach-Feldman)和昆克-米勒(Kunkle-Miller)以艾里克森的心理社会发展理论和布鲁纳(Bruner)的认知发展理论为基础,主要对具有认知障碍、情绪障碍和身体障碍的儿童进行艺术治疗。不同发展阶段的儿童干预的主要任务不同。如感觉运算阶段的主要任务是鼓励依恋与区分自我、他人、客体,获得积极感觉定向与简单运动图式,发现因果关系。前运算阶段的主要任务是促进自主,促进情感表达与分化,感觉辨别和知觉形成的发展,发展象征能力等。

艺术治疗师根据正常儿童的发展历程来期待治疗中的结果,在治疗过程中评估儿童的动作、认知及社交技巧。菲尔德曼(Feldman)和米勒(Miller)认为,发展取向的艺术治疗特别要考量:①儿童的心理发展与绘画表达能力,如是否停留在感觉动作阶段;②艺术媒介的特性,如是否使用绘本媒介;③治疗技术的选择,如是否选择具体、简单的技术,采用操作、示范、渐进的方式。

西尔弗(Silver)的治疗方法以皮亚杰的认知发展阶段理论为基础,采用艺术活动形式促进听力损害、学习失能、认知损伤儿童的认知发展。她的绘画艺术治疗主要用于干预儿童的顺序概念、空间概念的形成,其干预方式包括观察油画着色变化顺序,观察绘画空间、黏土模型等。

（五）叙事取向的艺术治疗

运用叙事取向的艺术治疗时,艺术表达的方式是促进疗效的外化。视觉形式的外化对于难以运用语言来详细叙述的儿童来说更有帮助。治疗者把故事视为他们进行儿童表达性艺术治疗的重要部分,以儿童对生活、关心的事情以及故事的叙述,来帮助儿童将问题具体化。通过绘画和儿童语言叙述相结合的方式,治疗者能更全面地了解儿童。因此,艺术和语言都是某种形式的叙事,艺术治疗团体能通过绘画与创作、戏剧扮演与说故事,帮助儿童使用表达性艺术形式来创造故事并对他人重述。

以上艺术治疗研究者的经验提供给我们诸多有价值的表达性艺术治疗取向。实践工作中,需要注意不可僵化地理解应用,宜多角度、多层次地结合运用或予以科学合理的深化与开拓。

第二章　儿童绘画治疗

　　绘画治疗是表达性艺术治疗方法中比较经典的方法。绘画过程和绘画作品可以使儿童主动清晰地表达出自己目前的状态,并有助于儿童表达出采用其他方法难以表达的冲突和内心的忧虑(Killick & Schaverien,1997)。也正是因为这一点,成就了研究者们对儿童绘画心理发展的阶段与特点的研究,针对特殊儿童的诊断与治疗常常也比照一般儿童的发展阶段特点进行。

　　绘画不仅可以反映出个体的心理世界与生活经历,一定程度上也可以作为心理评估和诊断的参考工具,有助于治疗师调整对儿童的心理诊断进程,并有助于确定儿童的治疗目标。绘画治疗的媒材在实践中丰富多样,且常常和相关的其他表达方式结合运用,如粘贴画、塑形描画等,可以被视为绘画治疗的拓展与综合运用。绘画治疗并不仅仅局限于纸和笔的形式。绘画治疗可以针对儿童个体开展,也可以针对儿童团体或亲子团体开展。基于此,本章内容将从儿童绘画心理的发展、儿童绘画评估、绘画治疗、绘画治疗的拓展与综合应用以及绘画治疗在团体中的应用这几个方面展开。

第一节　儿童绘画心理的发展

　　儿童绘画心理的发展是一个在与外部世界交互影响的过程中形成的复杂的动态过程。正如Davis和Gardner(1993)所说,绘画是孩子的一种脆弱的天资。儿童天生会画画,只要他能拿起画笔。然而,这种天资却往往不是在平坦的道路上向前发展的。学龄前儿童表现出与思想、情感和符号世界的流动性与建设性的融洽关系……他们可以恰如其分地被描述为"创造力的黄金时代"(Gardner,1982)。学者、研究人员和艺术教育家对幼儿艺术与专业艺术家的艺术进行比较,发现幼儿和艺术家的作品有着相似之处(Davis & Gardner,1993)。但是,随着年龄的增长,孩子们"自发隐喻性言论的出现率下降"(Winner,1988)。

　　在精神分析取向研究者的实务方法中,绘画等视觉符号被视为外在的线索,这些线索隐藏着儿童内心的感受,因而艺术治疗师需要由外在的线索探索儿童的内心世界。而从认知发展的角度来看,符号则成为儿童自觉构建其世界观的组成元素。由此,我们在对绘画表达的实务理解中,可以由精神分析取向的潜意识释放这一理解角度,转变为视觉艺术是儿童有意义的自觉建构这一理解角度。这一点与表达性艺术治疗的发展研究取向是一致的。如皮亚杰对绘画的解读,认为绘画是孩子内在理解状态的外在指标;维果茨基则认为儿童绘画是"一级符号",也就是说,绘画直接表示事物或动作,突出外在符号与儿童思想过程的碰撞。

儿童绘画反映着儿童对周围世界的认识程度,儿童在不同的年龄阶段所表现出来的绘画特点与他们的心理发展程度有着密切的关系。同时,儿童绘画也构建着儿童的心理世界。

艾斯纳(1990)长期进行美术教学的课程发展,认为各年龄段儿童的绘画有不同的典型特征:儿童心智越成熟,其作品的内容就越复杂,整体性的感觉也会随之提升。同时,儿童描绘形体的能力也会受到年龄的影响:幼儿在线描和彩画中表现出不同目的,线描表现观念,彩画表现情感;学龄前儿童涂鸦的动机是从涂鸦的动作中得到运动和视觉的满足;学龄前后期和小学低年级儿童,强调象形文字的表现,随着年龄的增长,才逐渐有写实的表现,而且只集中注意于正在描绘中的形体,较少留意较大的画面,或形体在整个画面中的作用。儿童倾向于夸张的绘画风格,或是只雕塑对他们最有意义的部分。他们往往喜欢视觉上很清晰并能反映其年龄及绘画能力的形体。学龄前儿童虽然生活在不同的文化环境中,但创作的视觉形体会显得有些相似。形体、色彩、构图、儿童的人格与社会发展有关,且如果没有美术教学,儿童的绘画技巧大都于青春期停止。

关于儿童绘画的发展阶段,很多学者提出了自己的不同观点。以洛温菲尔德(Lowenfeld)为例。洛温菲尔德相信人天生具有创造力和自发性的学习能力,让儿童接触各种不同的媒材,能发挥儿童的创作潜能。儿童的美术作品反映儿童生理、心理状态,而且不同年龄结构的儿童所表现出来的特征也有差异,因此所展现的美术作品也就有所不同。

研究者也从年龄的角度对绘画心理进行阶段划分。根据对不同年龄儿童绘画作品特点的分析与归纳,可以将儿童绘画心理分为不同的发展阶段(陆雅青,2009)。这些阶段的划分虽然有相对明确的年龄界限,但并不意味着我们要僵化地予以理解。事实上,每个儿童的发展都各有其特点,从发展的阶段连续性与进展趋势上,以下划分能为我们带来比较清晰的理解。

一、涂鸦期

一般来说,儿童在2~3岁时的绘画心理阶段叫作"涂鸦期"(scribbling stage),亦称"搔画期""错画期""乱画期",是个体最初的绘画活动时期。这时的涂鸦主要是借助身体、手指和手臂的肌肉运动而产生不规则的点、线。心理学家认为,涂鸦与儿童的哭、笑等行为类似,是儿童的所有感觉经过心理和大小肌肉的活动而做的"自由表现",是对外部世界的综合形象。涂鸦可能是一种引起大人关注的行为,也可能是一种表达反抗的发泄。研究者发现,绘画可以成为儿童表达和满足心理需求的一种手段,儿童在涂鸦时常伴随撕碎或弄脏纸张的行为,呈现出快感和满足。

涂鸦期可以细分为几个发展阶段:

(1)随意涂鸦时期,出现在1.5~2岁。此时,儿童还未能完全控制自身手臂的肌肉和腕关节,主要靠调整双臂的动作来完成涂鸦。因此,涂鸦笔迹杂乱无章,甚至超出纸张边沿。

（2）控制涂鸦时期,出现在2～2.5岁。此时,儿童手眼协调,可以运用手肘关节。儿童画作中开始出现上下或左右反复类似大圆圈的轨迹,笔迹出现控制的迹象（见图2-1）。

（3）命名涂鸦时期,出现在3岁左右。此时,儿童逐渐能有意识地控制手臂和手腕,尝试画出长线条和圆圈,并逐渐显示出与自己熟悉事物的相关性,涂鸦升华为一种创造活动。儿童画作表现出封

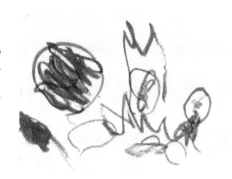

图2-1　控制涂鸦时期的儿童画作

闭性线条,儿童开始懂得将视觉经验的对象转变为心象,图画具有某些心理意义。如图2-2、图2-3为2岁6个月年龄儿童的命名作品,图2-4为2岁8个月儿童的命名作品。

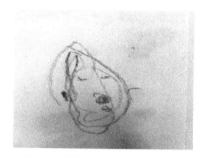

图2-2　《妈妈》(女,2岁6个月)

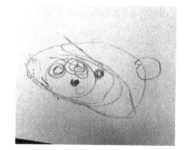

图2-3　《爸爸》(女,2岁6个月)

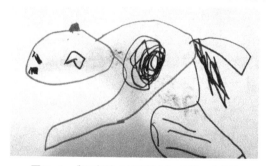

图2-4　《飞奔的小鸭子》(女,2岁8个月)

研究者通过观察儿童在涂鸦中的线条表现,推断其骨骼、肌肉的发育情况和手眼协调情况。涂鸦对儿童的心理发展具有积极意义:其一,促进儿童的感觉统合,刺激智力成长。涂鸦活动提供了造型和色彩的刺激,促进儿童视知觉的发展和感觉经验的丰富。其二,影响儿童人格的形成,涂鸦操作过程简单,经验直接,允许很大的创作自由。儿童在涂鸦中学习自我控制,抒发情感,满足想象的欲望。其三,训练儿童直觉认知,扩大语言表现。绘画是视觉语言,有利于表达可意会而不易言传的经验。

成人切记不要以"像不像"为标准来指导儿童绘画,对于儿童来说,绘画的身心整合意义远远大于其美术意义,对孩子在涂鸦过程中表现出来的"破坏性"活动,应保持宽容与接受的态度,过度的指责会使儿童失去对绘画的信心,产生自卑感。

二、样式化前期

儿童在4～6岁时的绘画心理阶段叫作"样式化前期"(preschematic stage)。观察表明,这一时期的儿童开始有意识地创造某些形象化的东西来表达对外界的感觉统合经验。但由于儿童在这个时期尚未建立起固定的表达模式,所以其绘画表现出用变化很大的符号来表现一种或同样的物体。此阶段儿童的绘画由圆的造型出发,从一些似是而非的简单几何图形逐渐演变为可辨认的物体组合。儿童画中的线条越来越流畅,画面内容随着生活经验的增多也越来越丰富。这时候的儿童常画他们所喜爱的动物,如小狗、小猫、小兔等。他们开始将自己的情绪和感觉投射到所画的拟人化的动物上,4～6岁的儿童可以通过模仿画出方形、格子或栅栏状的物体。图2-5、图2-6为4岁儿童的画作,小兔子是该时期儿童在其画作中常常出现的动物形象,如图2-5所示,该儿童展示的绘画内容是小兔子和兔妈妈采蘑菇。

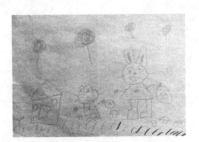

图2-5 4岁儿童画的小兔子和兔妈妈采蘑菇

图2-6的画作完成后,该儿童将其取名为《小兔子采蘑菇的乐园》。画作中出现了较多的方块、格子、栅栏等物品。

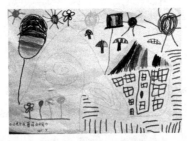

图2-6 《小兔子采蘑菇的乐园》(女,4岁)

样式化前期的儿童绘画具有多样化的特点,如果一个孩子所画的题材和样式都一成不变,则表示该孩子的情绪和心理发展可能出现了某些障碍。一般而言,不论是人物画,还是动物画,凡是被儿童越是夸张或特别关注描绘的部分,越是他印象深刻、感觉强烈的东西,也是其情感的重心。观察儿童绘画作品的细节,可以推断其心智发展水平。

一般来说,所画的细节越多,表明孩子对环境的认知愈深或愈全面,给予的情感和关注也就越多。如果将某些人或物画得过于简单,则表示其想忽略或逃避这些人或物。观察表明,绘画创造力较强的儿童往往原创性强,做事主动积极,人格具有弹性。在这一时期,如果儿童的绘画中出现未封闭的圆圈和不确定的线条,可能提示其有一些焦虑情绪。经常用长方形或方形来造型的儿童可能具有果断的个性;相反,经常用曲线来描绘事物的儿童其性格可能要柔和、温顺一些。

三、样式化期

儿童在7~8岁时的绘画心理阶段叫作"样式化期"(schematic stage)。7~8岁的儿童能用一些比较固定的符号象征来表述自己的经验,例如比较一个孩子同一时期所画的不同作品中,同类物体都有非常相似的样式,这些样式便是儿童对环境感知的心象。这一时期的儿童绘画大多出现代表地面的基底线和天空线,以及采用"展开法""平面和垂直面混合法""X光透视法""鸟瞰法"来表达他们自己的空间感知觉。图2-7为7岁10个月儿童的风景画。我们可以看到地平线的表达,云朵、草丛不同高低事物的表达,以及高山、山丘和房屋等远近事物之间的空间层次的表达。

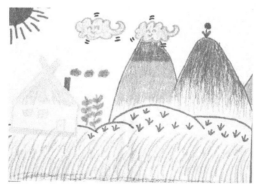

图2-7 7岁10个月儿童的风景画

一般来说,虽然儿童所画的每个人物和物体的造型都大同小异,但每个儿童所画的样式都是十分独特的,其空间的表现与智力、知觉和人格的发展有关,而绘画的用色则与其情绪、情感的成长密切相关。

绘画治疗师们发现,认知能力较强、心智能力发展较高的孩子常常会应用"X光透视法"来表现物体内部的结构,如隔着墙壁画出屋子里的人物活动。相反,如果一个孩子的画尚未到达同龄儿童的一般水平,可能提示该儿童存在智力发育迟缓;如果一个孩子把人画成"棒棒人",把房子画成又小又矮没有门窗的几何图形时,提示该孩子可能存在冷漠、敌意等情绪上的困扰。在样式化期,如果一个孩子尚未发展出自己独特的绘画样式的话,则提示其心理发展出现了停滞。

四、党群—写实萌芽期

儿童在9~11岁时的绘画心理阶段叫作"党群—写实萌芽期"(gang age-drawing realism),随着儿童社交能力的发展,这一时期孩子的自由画往往以"群"为主,会描绘较多的细节和环境,并尝试表现深度以及对其情感上有意义的物体,可能会主动地用某种颜色去描述它。图2-8《野餐会》是比较典型的群聚写实的情景反映。

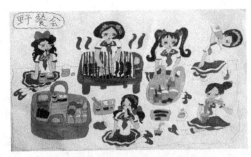

图2-8 《野餐会》

在党群—写实萌芽期,儿童若不能在图画中建立起适当的空间关系,很少创作以"群"为主题的画面,则提示孩子可能存在孤立、自闭、自卑的情绪障碍。

此外,这个阶段的孩子,基本上已经进入学校学习,接受学校的学习生活有一段时间了,孩子们表达世界的方式呈现多元化和"成人化",语言(书面语言)成为儿童表达习惯的方式之一(包括样式化期也有这个特点),我们常常可以看到儿童在画中借助语言来综合进行画面情景的表达。图2-9为9岁儿童自编的连环画,描述了儿童眼中的感恩事件。

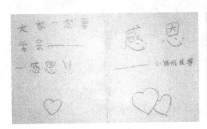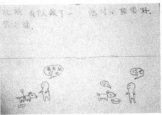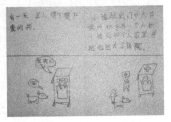

图2-9 9岁儿童自编的连环画

党群—写实萌芽期的出现提示儿童的社会性发展。在绘画治疗实务过程中,治疗师针对儿童的特点,可以有针对性地训练儿童的社会沟通能力和交往能力。在学校情境中也是如此,如在幼儿园和学校,让学生分组围在一张大桌子前进行绘画活动,让他们有分享经验和成果的机会,可以促进成员之间的学习与沟通,共同成长,克服自我中心倾向。

五、推理—拟似写实期

儿童在12～14岁的绘画心理阶段叫作"推理—拟似写实期"。这一时期的儿童正处于青春期，他们开始追求写实的表现。在人物造型方面，夸张的性别特征反映出儿童对于自己身体发育情形的不安、焦虑和期望。同时在绘画上也表现出较高的创造力。图2-10、图2-11、图2-12为12岁儿童在抗击新冠疫情期间的写实作品。

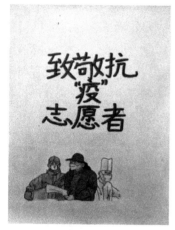

图2-10 《致敬抗"疫"志愿者》

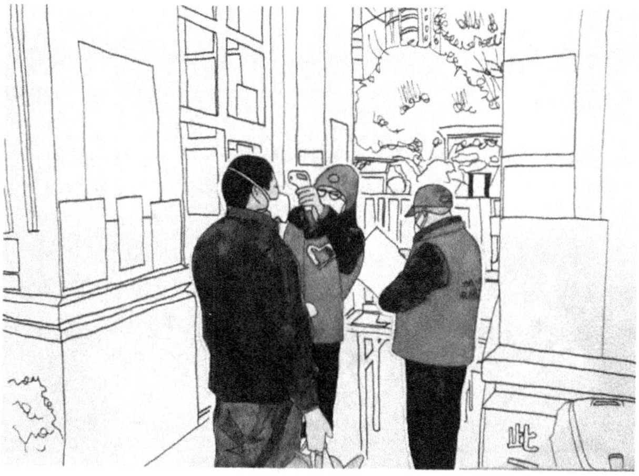

图2-11 抗疫情景写实作品

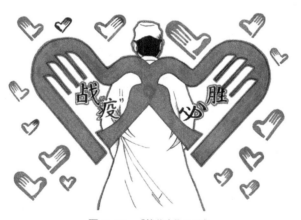

图2-12 《战"疫"必胜》

这一时期儿童的创作可以分为"视觉型"（visual type）和"触觉型"（haptic type）两种。前者通常由物体的外表去表达儿童对事物的认知，后者则依赖肌肉或物体的运动去检验事物。有观察表明，有"触觉型"倾向的儿童似乎在绘画和阅读上可能存在着较多的困难，这种情况在低智者中比较多见。

第二节　儿童绘画评估

不论艺术治疗师采用哪一种理论取向的艺术治疗,都会涉及评估诊断的方法或参考点,如精神分析理论取向对于儿童诊断的标准会谈到儿童绘画的自发性与原创性。受自然科学主流思潮的影响,研究者们也试图尽力将绘画这一评估方式标准化,并提供了很多可供参考的线索,这些也将成为下文介绍的主要内容。但需要注意的是,虽然很多实务工作者期待绘画的标准化评估,但是在评估的信度和效度方面常常会受到挑战,又或者对于"艺术"这一有着直觉性、整体性、非逻辑性等特点的独特领域,来进行科学逻辑的分析,这一过程本身就不可避免地存在一些悖论。但不管如何,研究者们的努力为实务工作者提供了很多有价值的参考,因此,本节单独对较广泛应用的绘画评估进行介绍。同时,我们在应用绘画进行心理评估和诊断的实务中,需要注意结合儿童其他方面的表现,如儿童在标准化测验中的表现以及儿童在学校、家庭中的表现。

绘画评估方法可以分为结构式的绘画评估方法和自发性的绘画评估方法两大类。类比心理测验的标准化,结构式的绘画(或半结构的绘画)评估方法更多地体现出测评的内涵,如画人测验、房—树—人测验、家庭动力绘画测验等。自发性的绘画评估方法通常被治疗师用于评估诊断中,也常常运用在后续的治疗矫正中,如涂鸦绘画可以用于测评,而涂鸦游戏的诱发线法的干预意义体现得比较强。基于这一点考虑,本节关于儿童绘画评估主要介绍画人测验、房—树—人测验、家庭动力绘画测验这几种绘画评估方法。

一、画人测验

最初的画人测验是投射测验,在测试过程中,提供纸笔等绘画工具给受测者,让其绘出人物形象,通过对作业的分析,了解受测者所投射出的情绪特征、人格特质和智力发展水平。后来,画人测验才成为衡量儿童智力水平和情绪成熟水平的测验评估工具。画人测验有画人、画自己两种测验形式,在儿童绘画治疗中常被用来作为检测工具。

(一)主要的评估工具[①]

1. 古迪纳夫—哈里斯绘人测验

美国明尼苏达州立大学的古迪纳夫(Goodenough)在1926年编制了检测儿童心理年龄的画人测验常模,后经哈里斯(Harris)的修订,形成了古迪纳夫—哈里斯绘人测验(draw a man,DAM),并成为儿童智力成熟水平的探查评估方法。该测验主要用于评估4~12岁

---

① 孙霞. 特殊儿童美术治疗. 北京:北京师范大学出版社,2011:121-122.

儿童的智力水平,测验要求被试在10~20分钟内根据自己头脑中的印象画出一个全身人像,主试根据相应的评分标准对被试所画的人像进行评估,主要从人像的整体和部分的完整性或缺失程度方面进行评定,最终将得到的分数转化为智商分数,再与智商常模进行比较,确定被试的智力水平(IQ)。评价指标包括人物形象的细节数量、身体各部位比例的正确性、线条流畅性、身体各部位整合所表现出的动作协调性等,该测验在操作上很简便。

2. 画人测验

1949年,临床心理学家玛考文(Machover)在《人物画中的人格投射》一书中提出了"画人投射测验"(draw a person test,DAP)的概念。他受心理动力派心理治疗理念的影响,开始分析画中人物映射出的画者内心,将画面背景视为画者所处的环境,关注画中人像的"冲突特征、防御机制、神经症以及病理学特征"。这使得画人测验逐渐成为衡量儿童智力水平和情绪成熟水平的测验工具。

3. 人像画人测验常模

1968年,考皮茨(Koppitz)以5~12岁儿童作为测验对象,将画人测验运用到探查儿童情感问题的评价体系中,根据临床实践设计了人像绘画测验常模,列出了三类(共38个)情绪指标,将其结合儿童在画中添加的地平线、太阳、月亮、断续的线条等内容进行综合分析,为儿童的人格诊断评估提供参考。1984年,他再次对情绪指标进行了发展和修订,将之分为5类情绪与行为类别(共29个),包括冲动指标、无安全指标、焦虑指标、胆怯指标、愤怒指标,以此了解儿童对自己的看法、儿童对自己有重要意义的人物的看法以及儿童对问题、冲突的态度。

后来的研究者们在研究了儿童绘画过程与其人格的联系后,从儿童心理发展的角度出发,把艺术理论、心理发展理论和人格理论有机地结合起来,将投射画人测验发展为心理诊断的辅助工具,如画人检测工具(human figure drawing,HFD),出现了我们今天看到的众多"画人测验技术"。

(二)儿童画人测验关注的内容

在儿童画中,"人"是儿童最喜欢画的对象,儿童画中的"人"通常会是自己的象征,画面形象的大小和色彩组织,都会带有显著的个人特征。如自卑、怯懦的儿童会把人物画得很小;有抑郁情结的儿童的画面色调相对单一;自我感觉良好的儿童通常把人物画得很大,画面色彩相对明快;等等。这些表征情绪情感的指向,以及内在的共性特征,是引起研究者们注意的焦点问题,也是画人测验分析的主要内容。诊断分析的内容通常有六个方面:作画过程中的行为与态度;整体印象;画面内容;发展成熟度;性格与情绪;神经生理学。

在画人测验中,受测儿童对施测者发出的绘画指令和任务要求做出的反应及使用材料时的状态也可以作为发现问题和了解状态的情绪指标。儿童画人时,是否自信而仔细、合不合群、有没有机械的重复等,都可以反映他们的状态。所以,作画时的行为观察也成了画人测验的组成部分。

(三)画人测验的实施流程

工具:铅笔、橡皮和几张纸。

指导语:"请你在纸上画一个完整的人给我好吗?""你会画人吗? 画一个给我看看。"引导儿童随意画一个人,但必须是完整的人。

提问:由于儿童通常先画的人物都是他们最在意的人或是自己,可以直接通过提问让儿童自己对"形象"内容进行解释,从而了解他们的对应状态。例如,治疗者可以用访谈的形式进行相应的询问:"你画的是谁呀?""他几岁了?""这个人正在想什么或做什么?""心情怎样?"等等,由此展开整体观察和对画面的分析评估。

作用:由于儿童画出的人物内容可以反映其自身的身体和精神特征状态,儿童的绘制过程和作品结果可以为治疗者提供相应的情绪指标,治疗师在此基础上进行整体的综合判断,因此,画人测验曾被用于辅助评价诊断儿童抑郁症、焦虑症和狂躁症等心理问题。但目前各式画人测验得出的研究指征尚不具有独立诊断的功能,只能用来作为判断儿童心理与行为问题的辅助工具。使用者应避免只以单一的一张绘图解释儿童行为,应结合多种手段和辅助检测多角度运用。

二、"房一树一人"测验

"房一树一人"(house-tree-person,HTP)测验原是巴克(Buck)和哈莫(Hammer)开发出的智力测验工具,后来用于获取个体人格特点和人际关系方面的信息,其任务是让儿童画出用一间房子、一棵树和一个人组成的画面,通过人物和环境的关系,探查儿童的人格特质、人际关系、认同感及其情感状态。巴克认为,HTP测验能激发儿童有意识的联想和无意识的联想。[①]目前已发展出种类繁多的HTP测验方法,展开形式上也出现了许多变通,如多元HTP、加框的多面HTP、德田的Syn-HTP等,延伸出更多具有针对性的绘画检测方式。不仅涉及受测者的人格特征,还具有一定的创造性,因而可以呈现一些智力性表征。有的心理治疗师也曾将其内容单列出来,作为局部探查的手段。例如,瑞士的心理医生利希(Koch)把树作为探究儿童内心状态的投射手段加以运用,让儿童进行单色或彩绘"画树"活动,探查儿童的潜意识领域,加深"树"的意象化含义,形成别具特色的"画树法"等。

在HTP投射测验中,受测者描绘的内容是一种内在意象的反映,是借助绘画的形式把潜藏在画面背后的心理现象呈现出来。由于HTP法所涉及的潜意识内容较为全面和丰富,因而为治疗师分析受测者的心理状况提供了重要的素材依据;又由于"房一树一人"测验无须绘画技巧,利于儿童简便操作,能将人内心"意象"进行自由联想,因而深受心理咨询从业人员的欢迎,并已由早期的测验功能演变为一种临床绘画心理疗法。各类HTP测验方法在临床上的运用略有差别,但无外乎都以"房一树一人"为最基本的符号媒介,且呈现出动态化的特点,其应用范围和临床意义更为明显。例如,治疗师借助综合分析受测者的多组

---

① 玛考尔蒂. 儿童绘画与心理治疗——解读儿童画. 李甦,李晓庆,译. 北京:中国轻工业出版社,2005:7.

HTP,可以全面了解受测者的整体状态,提高对被治疗者的洞察力。

(一)关注的内容

房屋、树、人这三个意象形象构成了"房—树—人"绘画图像的主要表现,这三个意象形象及其之间的关系是"房—树—人"绘画试图探查儿童之心理投射的分析重心。房子和家庭息息相关,常常投射反映出儿童的家庭或家庭成员的相关信息,或者存有以及面临的问题。所以,房子被认为象征着儿童对自己生活环境的感受,房子的形成、形象与状态也反映着画者与外界的关系和现状。

画者所画的"人"常常反映出画者目前的形象和状态。借由人物在画中的位置、形态、着装、肢体和表情等,以及人物与人物之间的关系、人物与房屋等其他部件之间的关系,可以了解儿童的人格特点、人际关系、对外界的认同感、情感状态、动机或期待等。

"树"是具有个体成长意义的象征,常常可用来代表作画者的"精神自我",会呈现更深层次的自我投射现象,可以由此显示个体人格的特质和潜意识,因此,"树"可以显示儿童的心理发展,反射出他们对外界的感受。树枝结构能够展现儿童人格的组织现状,反映儿童对外界环境的感知度,也体现了儿童的能力与需求,是儿童对内在驱动力协调程度的反映。树干常被看作反映儿童基本力量和心理发展的潜在状态,可以呈现儿童的自我控制状态,过去儿童经受的创痛或不快可能会显现在树干的表现中,树干出现疤痕或创伤可以在一定程度上作为参考的线索,体现了儿童内在的生命成长。

实务工作者在分析和研究儿童的"房—树—人"画作时,应该对儿童画作的细节、比例、透视、颜色使用(包括图画中背景所使用的颜色)及其所画的形象进行评价。儿童画作有一个发展变化的过程,如儿童画中人物的比例,低龄儿童如两三岁的孩子,常常将头画得较大,四肢相对较小,画树木可能树冠较小,而树干较长。此外,通过对应比较"房—树—人"图像心理表征列表,可以了解此类测验关注分析的大致内容,对实务工作者具有一定的参考意义。以下是关于"房—树—人"样本特点的归纳,作为对HTP测验方法探查内容的参照而不是范本展示,以便大家对HTP测验方法有一个直观的认识和相应的思考。

1. 儿童作画时的表现

画作力度大,非常重地画出线条——冲动,焦虑,武断,攻击性。

画作力度小,非常轻地画出线条——适应性较差,矛盾,胆小,缺乏安全感。

有决断力、有决心、不犹豫的笔画——有安全感,坚持,适应性较好。

线条断续、弯曲线——慢吞吞,依赖性较重。

锯齿状线条——暴戾,情绪化,可能伴随适应困扰,有攻击性。

长长的笔画——能控制的行为或有控制的行为,稳定的情绪。

短暂而没有连续的笔画——冲动、激烈的倾向,焦虑。

素描类涂画的笔画——焦虑,胆小,不能确定,犹豫不决。

缓和地涂擦——弹性的调适。

过度地涂擦——犹豫不决,不安,焦虑。

形象或画面画得很大——攻击性,好动,情绪化,率直。

形象或画面画得很小——自卑,没有安全感,退缩依赖,自我概念较弱、退化,抑郁情绪。

画在纸张的中央——正常,有安全感。

画在纸张的上方——缺乏洞察力,自我期许较高,可能提示有较高的欲望。

画在纸张的下方——没有安全感,不能适应,抑郁,沮丧。

画在边缘——不够安全和自信,有依赖性,害怕独立,适应性差。

2. 画作完成后的意象

房

(1)烟囱

强调——过分关注家庭给予的心理上温馨的需求,权力的反应。

省略——消极被动,缺乏心理上的温暖,对家庭温暖的需求。

(2)冒烟的方向

由左至右——比较保守。

由右至左——较悲观、消沉,有压力,违拗、反抗,有创造性。

(以上方向的分析均以右利手为例,如果儿童是左利手,则反之)

向左右两边——精神上有问题。

单一线条——缺乏家庭关怀。

大量过多的烟——儿童在家时,内心紧张、焦虑、愤怒。

(3)屋顶:明显地交错画——强烈的是非与道德心,伴随着纠结或罪恶感。

(4)门

缺少门——冷淡、退缩、自我封闭、被隔离感。

很大的门——害羞、人际关系较差。

非常大的门——过度依赖别人、社交上需要给他人留下深刻印象。

非常小的门——害羞、拘束,拒绝。

画出旁门——逃避心态,多重关系。

(5)窗户

缺窗户和许多窗户——退缩、妄想、封闭、隔离和敌意;相对开放的、期待和环境接触,人际交往的欠缺与渴望。

非常小的窗户——害羞,不易接近,较孤僻,有较强的防御性。

有窗帘的窗户——期待有漂亮的家或较沉默,阻隔,不安,有较强的防御性。

树

(1)树根的特征

似鹰爪——有控制欲,紧张,焦虑。

画在纸边——没有安全感,需要稳定的生活环境,有依赖性。

(2)树干

强调涂鸦线条——焦虑。

模糊胆怯——消极,不自信。

漩涡似图案或疤——曾经有非常难过的事件发生或创伤经历。

瘦长的树干——适应能力较差,生活较不稳定。

风吹倒似的树干——承受生活压力,紧张,挫折。

苹果树——对依赖感的需求,期望他人的关爱和肯定,丰收,现实感。

很大的树——富有力量(如生命力),不服从和对权威的违抗。

人

头很大(两三岁儿童画作中较常见)——充满幻想,攻击性,自大自负。

很小的头和很短的手臂——适应生活困难。

脸部特征省略——很差的适应能力,自我概念(对人物的概念)模糊,忽略,逃避。

强调嘴——较为依赖和不成熟。

省略脖子——适应能力较差,不灵活。

不对称的身体——脑部受伤,攻击性,违拗。

省略身体——学业成就低,适应能力差。

性器官显现——外显性的攻击,严重的病理。

双腿并拢——情绪上的困扰。

倾斜——攻击性,激动,较差的成就或学业表现。

(二)实施流程

工具:铅笔、橡皮和几张纸。

1. 分别画房子,画树,画人

传统的"房—树—人"测试让作画者分别画出"房子""树""人"三张画。

(1)画房子

画房子的纸横放。

画房子时给的指导语是:"请画一个房子。"

如果作画者问:"画一个真实的房子,还是想象的房子?"

可回答:"你想怎么画就怎么画。"

(2)画树

画树的纸竖放。

画树时给的指导语是:"请画一棵树。"

如果作画者问:"画一棵自然界的树,还是想象的树?"

可回答:"你想怎么画就怎么画。"

(3)画人

画人的纸竖放。

指导语:"请你画一个人。"有时可以加上一个限定条件:"请不要画火柴人或漫画。"

火柴人是指好像用火柴棍搭出来的抽象人:头呈圆形,身体由直线组成。漫画人物则是变形或高度抽象的人物形象。从这两种人物形象中无法得到具体或真实的信息。

如果作画者问:"画一个什么样的人?"指导人一般回答:"你想画什么样的人都可以。"

如果作画者问:"画谁?"指导人一般回答:"你想画谁都可以。"

2. 把房子、树、人画在一张纸上

把"房子""树""人"画在一张纸上又称动态"房—树—人"图。

进行动态"房—树—人"图测试时纸张横放。

指导语:"请你在纸上分别画出房子、树和人,尝试去画一个完整的人,不要画漫画或火柴人。""我们来画一个人,给他一个家,再画棵树好吗? 你希望是怎样的一棵树呢……""如果有房子、人和树,你想先画谁……"

提问:"这个房子有窗吗? 它的顶是怎样的?""你画的是哪一种树,它会长成什么样……""这人是谁啊? 他在干什么……他怎样了?"由此帮助受测者展开绘画表达。

该评估方法的操作形式很多,对工具的要求却并不严格,作画者只要有笔、橡皮和几张纸就可以了。对受测者而言,只要他们分别画出房子、树和人等图形就可以。

治疗师可以结合儿童画面呈现的形象对儿童进行相应的人格预评估,如儿童的人格特质、人际关系、适应性以及情感状态等。这个过程需要与儿童进行适当的沟通对话。首先,可以从整体的角度分析房子、树、人三者的比例、位置、关联等所反映的含义,倾听儿童对三者以及三者关联的叙述或解释。其次,分析画面意象的细节,包括房子的位置、大小、数量、样式、颜色、构造等,树的位置、大小、形状、构造、颜色、数量等,人的性别、数量、外表等。不一样的因素组合起来,反映的人格特征需要进行多维度的分析和理解。在拓展性的投射技术运用中,治疗师会用指导语让儿童开始绘画过程。

三、家庭动力绘画测验

Appel(1931)首先描述了家庭绘画,他认为在解释人际关系方面,家庭绘画测验显然优于简单的画人测验。赫尔斯(Hulse)提出以家庭为单位进行绘画检测,哈莫、雷日尼科夫(Reznikoff)、考皮茨等也开始使用家庭绘画测验(draw a family test)讨论儿童绘画。在此背景下,Burns 和 Kaufman(1970)在家庭的主题中引入了家庭成员所从事的活动这一变量,设计出以家庭为单位的动态家庭绘画(kinetic family drawings,KFD),也称家庭动力绘画。他们认为儿童透过家庭绘画的内容、位置、人物大小以及建构整个绘画的过程,都能传达出有关家庭动力的信息。通过儿童画出全家成员在一起的活动内容,了解画面呈现的家庭成员关系,借助画面中人物之间的动态情况,了解儿童与家庭成员之间的心理互动情况,通过对画面呈现的互动关系和动作、样式与符号象征意义的分析,了解儿童与家庭成员之间的互动状态,使家庭动力绘画成为了解家庭结构和人员互动的检测工具。该方法常用来评估儿童在家庭关系中的心理状态,了解其情绪冲突和困扰的形成原因,探寻儿童心灵深处的问题症结和不易言说的问题。

家庭动力绘画(KFD)在各国的临床运用中较为普遍,是投射绘画测验中相对信度较高的一种,在解释人际关系方面,家庭动力绘画测验显然优于简单的画人测验。McPhee

(1975)指出,KFD的形式表现反映了正常儿童的行为表现,尚不能据此判断儿童的情绪困扰问题。1978年,麦克葛利尔(McGreor)以家庭动力绘画为研究主题的博士论文《动态家庭绘画文本的效度研究》,对家庭动力绘画的效用进行了深入的分析探讨,对其揭示儿童家庭关系的作用给予了肯定。

李洪伟和吴迪(2016)认为家庭动力图是绘画心理分析在家庭问题上的应用。家庭动力图可以考察作画者对家庭的态度、亲子关系、父母的婚姻关系以及作画者的人格特质、与同龄朋友之间的互动,甚至家庭成员的教育程度等。但家庭动力图只能说明作画者作画时的家庭互动状况,而不是一种永久的心理状况,特别是儿童的家庭动力绘画,会随着家庭成员互动关系的改变而改变。董钰萍(2013)将以家庭绘画为主题的绘画测验作为测评工具,探讨了绘画投射技术在学前儿童家庭系统现状研究中的应用。可见,家庭动力绘画在了解儿童家庭环境对其的影响以及家庭成员之间关系方面有重要的参考价值。

(一)关注的内容

Knoff和Prout(1985)将家庭动力绘画(KFD)看作家庭画的一种变化,通过分析绘画中人物的动作、样式、象征符号、身体特征,了解儿童的感受、知觉及其在家中的角色、影响和与家庭成员互动等方面。Burns和Kaufman(1972)也认为绘画中的形式、动作和关系三者是形成动力的要素。因此,画中关注的主要内容是:人物动态和表现、绘画样式、人在画中的关系。家庭动力绘画测验主要根据画中的样式、画中符号的象征性、人物的动态、人物的身体特征、整个作品的结构布局这五项指标对当事人进行诊断评估(范琼芳,2006)。

1. 画中的样式

画中的内容是不是以区隔式(分离式,即将纸张区分成不同的区块,或者格子式的画法)的形式表现的?画在纸边吗?笔画重重地涂画人物吗?

2. 画中符号的象征

可以借由弗洛伊德精神分析派的象征主义观点进行画作的探讨吗?(如日常生活用品或玩具、太阳、花木或者动物等的象征意义)

3. 人物的动态

家庭的每个成员在做什么?在从事什么活动?有互动的动作吗?可以确认吗?

4. 人物的身体特征

每一个家庭成员的身体姿势、四肢如手臂的伸展特征如何?是举起来的还是垂下的?是放在身体的前面还是后面的?身体的哪个部分是被省略的?画纸上擦拭的频率如何?家庭中有被省略的成员吗?

5. 整个作品的结构布局

家庭成员在图画中的位置分布如何?他们的互动情况如何?彼此之间的关系如何?家庭成员之间的空间远近、距离大小、阻隔等表现如何?

范睿榛(2006)对Burns和Kaufman(1970)研究的KFD五个指标进行了拓展,编制出了适合亚洲儿童绘画表现评定的量表——家庭动力绘画实验性评量表。该量表中的五个评分方向为：人物之间互动关系和动作、人物间距与障碍物、图画样式、人物特征、象征符号表现。

（1）人物之间互动关系和动作

人物之间的关联和互动关系。

人物的活动场所（如室内和室外）以及活动的内容。

（2）人物间距与障碍物

在家庭动力绘画中，画纸上人物与人物之间的相对位置、距离以及人物之间的障碍物。

（3）图画样式

所画人物在画中的构成方式，也就是构图。例如：

区画的结构——儿童用线条将所画人物区隔开，放在不同的区隔空间里。

圈画的结构——儿童画出物体或者线条将人物包围起来。

所画人物排成一线形的绘画。

所画人物按年龄长幼排列。

省略人物。

（4）人物特征

次序——最先画的人物、最后画的人物以及整幅画中占最大比例和最小比例的人物。

人物大小——人物大于画纸的1/4或小于画纸的1/6。

人物特征——透明式画法（透视法，即身体可以透过人物穿的衣服看清楚）、人物手臂较长或较短，家庭成员身体被省略或被涂黑的表现方式。

（5）象征符号表现——绘画中出现的特殊象征符号（如太阳、桌子等）

治疗师可以从以上几个方面来关注儿童的绘画内容，并在和儿童的交流互动中进行印证核实，以此探索儿童心理层面的意义，了解儿童的自我概念、人格特征、人际关系等。

（二）实施流程

工具：一张空白A4纸、一支笔、一块橡皮。

首先给儿童一张空白的A4纸，可以直接摆在儿童的面前，把笔放在中央。

指导语："请画出你家庭中的每个成员，包括你自己，他们正在做的某件事情或从事的某项活动。""请画一张有全家人的画，要画出家人都在干什么。"要求画完整个人。鼓励儿童尽可能按真实的样子去表现家人，而不要用教师教的简笔人物去表现，如"他们长什么样，是长发还是短发？可不可以画出家人的特征？"等等。

要求让儿童独立完成作品的绘制。治疗师陪伴，可以通过语言或肢体行为给予支持和鼓励。儿童画完后，根据其作画的先后顺序进行询问，了解画中人物的动作、绘画方式和对图形符号的解释，并对其解释进行测验计分，也可以使用坐标网格，测量画中人物与其他人物的距离、人物大小等，作为判断的依据。

提问：

（1）请告诉我你画了你的哪些家人？

（2）请叙述一下画中每个人的称谓以及和你的关系。

（3）你第一个画的是谁？请给出你画的家人的顺序并给其编号。

（4）请叙述一下这幅画中的情景是何时发生的，是个什么情景？

（5）请介绍一下每个家庭成员正在从事的活动，你自己正在做什么？这个人是谁，他在做什么，他在想什么？这个人和其他人的相处怎么样？你对这个人的感觉如何？你最喜欢和谁在一起？

（6）你画的这些物品是什么？

第三节 儿童绘画治疗方法

本节关于儿童绘画治疗方法主要针对儿童心理治疗领域的几种比较典型的方法展开，包括涂鸦游戏法、风景构成法、儿童曼陀罗绘画等。

一、涂鸦游戏法

（一）缘起与简介

涂鸦游戏法（squiggle-drawing game）是在不进行任何思考之下，信手画出线条，再根据线条偶然形成的某种意向绘制出图画的一种方法，简称涂鸦法。涂鸦法一般有scribble（涂鸦法）和squiggle（交替涂鸦法）两种说法。

涂鸦法是在儿童绘画和发展心理学中常用的术语，在绘画疗法中南姆伯格（Naumberg）将其作为引导出自发性绘画表达的一种有效手段，让受访者用铅笔（蜡笔、签字笔等也可）在画纸上涂鸦绘画。指导语1："不用仔细思考要画什么，试试看就在纸上随便画画。"指导语2："看出什么图形的话，告诉我一下。"或者"这是个发现东西的游戏，你能看到里面藏了些什么吗？"如果儿童一时找不到，可以让他的画纸换个方向再看看。询问显现（投影）出来的东西，让儿童在能够看出图形的地方涂上颜色。画完之后，围绕这幅画和儿童进行具有治疗性质的谈话。

交替涂鸦法是Winnicott（1971）创立的一种儿童的治疗性面谈绘画游戏，该游戏要求儿童与治疗师交替在一张白纸上画某种符号，再由对方将该符号发展成为一幅画。Winnicott（1971）认为这种游戏是与儿童接近的一种方法。这种方法可以让儿童使用语言以外的形式来表现内心的不安和关切，同时也使治疗师通过这种交互式游戏温和地与儿童建立治疗同盟，减少儿童在治疗中的被侵袭性。此外，还可以通过让家长观察孩子的画并与治疗师讨论画的含义，从而增加家长在治疗过程中的参与感。

Gardner（1982）进一步发展了一种治疗师与儿童一边相互说故事一边一起做游戏的技

巧来帮助儿童将潜意识意识化。这种方法尤其适合那些有心理问题、十分抗拒直接讨论他们的问题与感受的儿童。对于那些运用一般性的口语沟通方式来诊断与评估儿童的心理问题有困难,或者儿童不容易理解治疗师提出的问题的时候也适合运用这一方法来进行评估。这一方法以评估为基础,评估和治疗相结合,对儿童进行临床的矫正或治疗。

(二)操作方法

涂鸦法的具体操作方法是:治疗师(A)和被试者(B)都有一张纸和一支笔。A任意画一条直线或曲线,B则以此为基础将它变成一幅图画,并根据这幅画自编一个故事;A围绕这个故事向B提出几个问题,请B回答。接着,角色互换。B先画一条任意线,A以此为基础绘画,并编出一个故事,由B向A提问,A做出回答。如此循环,直至达到治疗师评估、引导与治疗的目的。这个过程治疗师应做好临床对话和绘画记录。

需要注意的事项有:

(1)首先,由治疗师开始画任意线,然后,让儿童以任意线来画第一幅画,以便儿童发展他自己的第一个故事,了解儿童心中重点关注的什么,或者最先浮现的意识是什么。而治疗师从儿童所给予的任意线中接下来完成一个图形,或许能画出一个对儿童有意义的隐喻。

(2)对于治疗师和儿童来说,绘画的技巧如何并不重要,重要的是两者相互的交互作用,以及对投射的主题材料的分享和探索。治疗师如果画得不漂亮也绝不是一个缺点,这种情况或许能让孩子轻松些,因为他不会觉得自己不如别人。

(3)治疗师要保持以儿童为中心的气氛,保持随意和轻松,扮演平等、合作和交互作用的游戏伙伴角色,治疗师不需要指导什么,只需对儿童所画的图画和故事的内容、结构进行适当的引导。

(4)治疗师协助儿童以一种转换主题(displaced theme)的形式来表达其感受、思想和关注点。例如,治疗师可以启发:"我们刚刚画完了一座房子,是否可以画一个人呢?"等等。治疗师也可以通过分析自己所画的图画和讲述的故事,表达对儿童绘画与故事及其内心世界矛盾与困扰的了解和共情,探索和发展出可能帮助解决故事中出现的问题的方法。

(5)治疗师可以参考的图画和故事类型如下:首先是镜描故事(mirror story)。这是指治疗师故意重复孩子的故事,但在主角、情境或行为上稍微做出一些改变。这类故事有助于共情的发展,以及有助于儿童从他人视角再次审视自己身上类似的故事。其次是建议性的故事。这类故事以儿童发展相关的学科规律为依据,如心理学、社会学等,故事的展开将促进治疗师与儿童讨论有关信任、情绪、人际关系、挫折、学习、价值观等主题。再次是解说性的故事。围绕孩子目前的问题,借故事给予象征性的解释让儿童绘制图画、讲述故事。这类故事的主要目的是经由图画的象征了解孩子的内心世界,让孩子以图画和游戏的形式说出自己的一些状况、想法、情绪或心理困扰。

(6)引导儿童讲故事的主题和方式方面的参考。治疗师在主题的选择方面,可以参考儿童心理发展过程中常见的主题或常见的图画来引导出故事主题,包括关于被抛弃和分离、关于手足之间争斗、小女孩希望成为男生或者对小男孩的嫉妒、对于好的或坏的事情的原因的探究、有关人物或事物的象征、关于行动事件的象征、关于冲动或感受的象征,等等。为了鼓励孩子开口讲故事,可以用"很久很久以前……"这样的开头语来进行导引,这将有助于孩子展开想象的空间,引导出故事的开始、发展历程和结局。如果有必要,也可以让孩子选择不同的媒材多画几幅画,以便引导儿童进行不同的联想。

(三)具体分类

(1)框格涂鸦法

框格涂鸦法是指治疗师先在画纸上用马克笔画上黑色的格子,再由儿童在格子里进行描画,然后让儿童在没有格子的空白画纸上再画一幅图。画纸上画格子,是一个未成形的图案,而格子的框架能给儿童带来安全稳定的感觉,这样的图案能增强儿童描画的积极性。相较于一张白纸,画了格子的画纸是有层次的画面,这使得缺乏描画意欲的综合失调症患儿也能比较容易地作画。此外,有格子时的绘画和没有格子时的绘画相对照,其描画内容、形态水平都会呈现出一些不同。一般而言,有格子的画面常常会表现出隐藏在内心的欲望、意向、攻击性、幻想、实质性等内容,而没有格子的画面则多表现出外在的、防御性的、虚假的或虚荣的、困于现实的形象。

框格涂鸦法的应用,让涂鸦描画有了表现儿童人格两面性的可能性。因为这一点,框格涂鸦法被应用到多种绘画治疗中。这也促使涂鸦法在实践操作中开始使用框格法,即先在画面上画上格子,然后再进行涂鸦,接着,让儿童再用没有格子的画纸进行涂鸦,这样就会得到儿童的两幅作品,将两幅作品进行对照,有利于治疗师或研究者探讨儿童的人格特征。后来也有研究者在应用框格涂鸦法时,提出不只是用马克笔画黑色的格子,还可以让儿童选择自己喜欢的颜色来画格子。

(2)交替描绘故事统合法(MSSM法)

MSSM法结合交替涂鸦法发展而来,实践应用中包括两部分内容,一是交替涂鸦法的应用,二是故事串联的应用。其操作程序为:让儿童把画面分为6~8个小格。画面被分成小格后,治疗师与儿童通过划拳等方式决定涂鸦绘画的先后顺序,然后开始交替涂鸦,并由对方对涂鸦的线条画面进行投射表达,这里是交替涂鸦法的运用。接着,上色之后,画面的最后一格暂时保持空白,引导儿童就所画的图画讲一个故事,由治疗师记录在最后的空格里。儿童就画面讲故事的行为,能起到把投射出的潜意识的内容用意识的丝线串起来,并将其固着到意识中的作用。

(3)诱发线法

诱发线法相较于涂鸦法,其干预意图更强。涂鸦法常常使用不带有任何意图而绘出的线条,而诱发线法的线条是能激起儿童描画兴致的线条。什么样的线条能激发儿童描画的兴致呢?这是一个需要在治疗互动中不断探讨的话题。如诱发线可以是暗示无表情的眼和嘴的线条,也可以是暗示笑、悲、怒等表情的线条,还可以运用重构法,把在诱发线法中得到的作品进行剪切,然后做拼贴,重新贴在画纸上或空白纸上。诱发线条的探索和使用需要治疗师跟随儿童的节奏和具体状况进行。因为诱发线法的有意识干预性更强，在促进儿童的描画行为方面就相对较易；又因为其给予儿童的线条刺激有较明确的目的，故对儿童的诊断和研究也变得相对较容易。

（4）契机法

契机法是介于涂鸦法与诱发线法之间的另一种方法。契机法由治疗师在画纸上画出简单的线条，再由儿童添加线条以完成作品。这种方法的操作和涂鸦法的操作比较接近，不同的是，契机法所用的线条比涂鸦法更为简单。

此外，康耀南（2011）提出的涂鸦操作流程稍有不同，其操作程序大致如下：

（1）媒材的准备：两支不同颜色的笔、一张白纸。

（2）儿童闭上眼睛，用非利手（如左手）在纸上进行涂鸦。

（3）转动图纸，"发现"第一个具体形象后，用利手（如右手）拿另一支笔，将它画出来。

（4）写上涂鸦画的主题，完成作品。

二、风景构成法

（一）缘起和简介

风景构成法（landscape montage technique，LMT）是由日本研究者中井久夫1970年创立的艺术疗法，被认为是投射法的一种，它通过绘画探究自我表现。目前的研究主要针对精神疾病患者。考虑到低龄儿童还不太能理解什么是风景，大致可以适用于年龄6岁以上的儿童。风景构成法之前的绘画研究侧重对精神分裂症患者心理现状的探讨，着重于精神分裂症患者的特异性和异常性，风景构成法试着从心理上接近精神分裂症患者。也就是说，风景构成法不仅仅是对无意识的接近，而且通过表现让控制无意识成为可能，由此了解患者的信息，感受患者心中难以用语言来表达的内容。中井久夫发明的技法，一方面可以作为测试法，另一方面在描绘风景主题的时候，也能起到充分的治疗作用，而且还能够表现出病理学方面的信息。

（二）操作方法

材料：A4纸、签字笔、24色蜡笔，可以灵活些，不需要太死板。

签字笔的优势是上色后能从反面观察被遮盖的线条；用签字笔后最好不用橡皮擦涂改，这会给儿童带来心理压力，但能够保护风景构成法"构成"的作用。

加画框很重要，治疗师需要当着儿童的面加画框。针对儿童的问题，可以回答"你自己决定"。给予儿童拒绝绘画或拒绝描绘部分风景项目的权利。画好素描后，上色之前可以花点时间和儿童一起观赏素描画。儿童可以自己决定风景上色的顺序，允许拒绝上色或拒绝部分上色。完成后，一边欣赏，一边针对风景提问，提问时可以发挥自由联想，不要提侵入性很强的问题。在画纸背面写上作画日期和姓名。签名是此时此地绘画者存在的证明，而完成的作品象征着此时此地的作画者自身。风景构成法在绘画时间上一般没有限制。

指导语：

A.从现在开始,请把我一个一个告诉你的以下景物在画框中画出来,最后形成一张整体的风景画,画得好坏没有关系。如果我说的某个景物你不喜欢,也可以选择不画。

1.河流;2.山;3.田地;4.道路(大景群);5.家;6.树;7.太阳;8.人(中景群);9.花;10.有生命的东西;11.石头(近景群);12.附加物(如果想添加或修改任何景物,请随意)。

B.下面请给你的画上色,顺序没有关系,请自由进行。

C.这个风景中如果有你存在,你会在什么位置?

D.其他问题。提问(季节、时间、天气、河流的方向、人和房子及田地的关系、人在做什么);联想;支持。

……

E.结束:请在画框的外侧或画纸的反面用签字笔写上绘画时间及姓名。

(三)分析参考

风景构成法的关键在于提供了一个沟通渠道,通过这个渠道,治疗师和儿童交换信息。因此,风景构成过程是一个媒介,这与沙盘、心理剧等其他表达性艺术治疗的方式是一致的,可使治疗者了解描绘者在风景构成图中,对由二度空间进入三度空间的距离与整合性、空间的表现性质与色彩效果的概念的理解。因为精神异常的被治疗者其空间构成具有相当的特异性,因此风景构成过程中的表现就具有特殊的意义。[①]

1. 河流

将河流设定为开始描画的第一绘画项目是风景构成法的重要特点。这是因为创立者中井久夫觉得从山峦开始构图太过死板,这种做法也被解释成是为了使风景构成变得困难而有意设定的。另外,从首先由河流划定空间的径深和方向性这一点来看,最先画河流是想由河流来做空间上的分割,通常以河流为界将图纸分割为两个部分。被治疗者也将直面两个重要的课题:一是如何将纸面即投射画布分割成两个世界;二是如何表现远近感。描画河流使整个投射画面完全变样,具有相当强烈的冲击力。

河流象征无意识性的人生道路、能量的流动。此外,或更重要的是,当被治疗者的自我充分不断地在精神负荷状态中表现出来的时候,或者当被治疗者有意识抵抗、防卫意识产生的时候,被治疗者需要把世界进行分割,如果不分割成两个(或许更多)的话,就会发生使被治疗者内心世界出现更大问题的倾向。而且通过河流,绘画者的视点(绘画远近法的视点)基本上能被确定下来。随着周边事物的扩展,人物就能感受到"自己就存在于此"的定位感觉,所谓远近感觉,是指描绘风景时一定要把自己作为一种感觉定位下来。如果河流没有表现出远近感,那么后面其他项目想继续从这些视点画下去是极其困难的,在继续作画的过程中将不得不移动视点,在这个过程中就可能体察出绘画者自我参与的强度以及专注于自己内在问题的姿态、方式和方向性。

---

① 皆藤章.风景构成法:一种独具特色的绘画心理治疗.吉沅洪,等译.北京:中国轻工业出版社,2011:26-27.

2. 山

山是在与河流的关系中画出来的，一般画成远景，即出现在河流的上方。而在精神分裂症患者中经常见到的是项目罗列，项目间的关联性不被确认，在画完河流之后，并不移动视点，结构比较混乱。

3. 田地

河流确定的视点场，随山峦移动，又随田地再次移动，这种视点场的移动过程，可以传达出绘画者不安定的内在状态。

4. 道路(大景群)

道路连接着河流、山、田地，但也有并不完全相连接、稍微断开的画法。作为风景构成法的观察点之一，河流经常象征无意识性，道路象征有意识性的人生道路。另外，从两者的关系来看，河流和道路平行的现象在小学四年级学生的画中会逐渐减少，相反，河流和道路直达并相交的现象在这个年级段会变得最多。关于这一点，可以说是河流与道路缔结了新的关系，其实就是缔结了意识和无意识的新关系，也就是说自我在本质上达到了统一。

5. 太阳与人物像

太阳是生命力或力量的象征，有着神灵生命的意涵。部分研究指出，画太阳的比率随着年龄的增长而逐渐减少，但是作为附加物被画出来的情况最多。

6. 花、有生命的东西、石头

花是活力、希望、生命的象征，隐含被治疗者的生命感及情感，代表着被治疗者能深入参与周遭环境的人、事、物。一般情况下绘画者的生命感、情感等经常被影射到花上，这与色彩问题有关联。有生命的东西比如动物是被治疗者对外的能源管道，也是生命感的表达、个体潜意识的内在能源的表现，常常与冲动性的表现相关。石头具有自我强化和保护的意识，也与障碍有关。

三、儿童曼陀罗绘画

(一)缘起与简介

"曼陀罗"(mandala)一词来自古老的语言——梵文，又译曼荼罗、曼佗罗、慢怛罗、满拏罗等，意译有坛、坛场、坛城、轮圆具足、聚集等，有"圆圈""中心"和"轮子"的意思，是一个包含着某种内容和意义的圆，起源于佛教。荣格认为，圆象征人的心灵追求圆满的需要，他将曼陀罗绘画应用于心理治疗，创造了曼陀罗绘画疗法，由荣格的研究成果可见曼陀罗圆形的象征意义是跨越宗教、种族的。就其表现形式而言，曼陀罗绘画就是指在一个"圆"里面进行绘画创作。目前，曼陀罗绘画法已在心理咨询与治疗领域得到了广泛的认可和应用。

曼陀罗绘画是自性的象征，它像是个体心灵的一面镜子，为潜意识提供了表达的通道，调和了意识和潜意识之间的冲突，统整了个体的心灵，引领个体走向美好的未来。曼陀罗绘画可以静心减压、缓解焦虑，提升专注力和创造力，改善自我和他人的关系，还可以辅助治疗身心疾病。曼陀罗圆形的外围是一层圆形或方形的结界(simabandha),结界的功能是为了避免圆轮随性扩张到无法控制,也为了防止外力介入扰乱原有的秩序,于是在最外围加上圆形或方形以维护曼陀罗圣域空间的完整性(蔡东照,2007)。因而,曼陀罗绘画可以帮助个体减少心理紊乱、重建内心的秩序,实现心灵的有序、平衡与完整,同时曼陀罗绘画还具有保护、定位、凝聚、整合等功能。荣格将曼陀罗圆形称为"神秘的圆形图腾",认为曼陀罗绘画具有整合和稳定自我的功能,有着强大的力量(何长珠,2017)。

在儿童心理治疗领域,曼陀罗绘画也得到了普遍应用。曼陀罗绘画符合儿童的心理发展水平,能够有效减轻儿童的心理困扰。当儿童的自我从无意识中分离出来,开始说"我"的时候,曼陀罗图形经常会出现在他们的艺术作品中。英国心理分析师福德汉姆(Fordham)在进行儿童咨询时发现,3岁多的儿童会通过自发绘制曼陀罗图形来减少心理的焦虑和恐惧。与一般的艺术形式相比较,曼陀罗的结构严谨而且神圣,具有更强的维持心理平衡和恢复心理秩序的功能。

从绘画形式上看,曼陀罗绘画可以分为结构式曼陀罗绘画和非结构式曼陀罗绘画。结构式曼陀罗绘画是指给预先设计好的曼陀罗图形涂色,这些图形具有一定的对称性和重复性,涂色的过程可以将绘画者带入一种专注、放松或冥想的状态;非结构式曼陀罗绘画是指在圆里面进行自由绘画,绘画者可结合自身的喜好进行任何图案的创作。结构式曼陀罗绘画如巴特菲德(Bartfeld)的《五分钟曼陀罗彩绘减压》(2011)。非结构式曼陀罗绘画主要以荣格的观念为基础,荣格认为曼陀罗绘画自由创作才是产生心理变化的活跃要素。曼陀罗绘画是个体心灵能量的自由流动,它就像个体心灵的一面镜子,能够照见个体的灵魂和潜意识,因此,非结构式曼陀罗绘画更符合个体心灵的运行规律(陈灿锐、高艳红,2006)。

儿童曼陀罗绘画分为彩绘曼陀罗绘画和自发曼陀罗绘画两种。彩绘曼陀罗绘画即结构性曼陀罗绘画,是儿童在给定的某种模板中进行涂色,以表达内心世界的曼陀罗绘画方式。彩绘曼陀罗绘画通常是在圆圈里面进行,以对称、重复、中心明确为特点,彩绘曼陀罗让儿童按照一定的模板和要求来进行绘画,虽然会对儿童具有一定的限制作用,但却让儿童在保持专注的情况下,有边界、有节制地展现其内心世界,具有激活和稳固儿童自性原动力的功能;自发曼陀罗绘画即非结构性曼陀罗绘画。在儿童曼陀罗绘画治疗过程中,治疗师可以让儿童自由挑选自己喜欢的模板进行彩绘曼陀罗创作或进行自发曼陀罗创作。

(二)曼陀罗绘画的操作及常见形式

1. 曼陀罗绘画的操作

(1)准备——启动阶段

在准备阶段,主要目的是通过准备的过程,让儿童安静下来,能够更好地进入绘画阶段。这个阶段治疗师要为儿童准备好曼陀罗绘画工具。

曼陀罗绘画的材料:

笔类:铅笔、钢笔、彩色、铅笔、水彩笔、蜡笔、油画棒、毛笔、油画笔。

纸类:素描纸、速写本、水粉纸。

颜色:水彩、水粉、颜料盒调色板、喷壶。

辅助工具:画板、画架、钉子(或胶带、画夹)、橡皮、圆规、尺子、量角器、抹布、曼陀罗模板等。

根据儿童的认知,选择适合他的内容,或引导儿童绘制。可以给儿童讲故事开启曼陀罗绘画,尽量不被人打扰,可以选择一首儿童喜欢的音乐播放(纯音乐/瑜伽音乐)。

当儿童面对曼陀罗绘画有困难,或没有能力通过涂色、绘制的形式制作曼陀罗绘画作品时,治疗师可以考虑用其他的方法替代,可以结合其他心理技术优势,帮助儿童参与曼陀罗绘画创作。以下列举几种。

①沙画曼陀罗与沙盘曼陀罗

为儿童准备好曼陀罗绘画工具,画有大圆的白色或黑色纸张,各种粉彩、食盐、一次性杯子、锤子。让儿童把各种粉彩碾碎,然后放在装有食盐的杯子里混合,自制出各种色彩的沙(这个制作过程可以起到帮助儿童宣泄的作用,儿童在自制沙的过程中看到各种彩色沙会十分快乐,有一种成就感),用纸旋转后做成漏斗,用来装沙创作。

沙盘游戏中的沙子、水和沙具是儿童喜闻乐见的物品,也是具有自我疗愈功能的有效工具。将曼陀罗疗法和沙盘游戏结合起来,能有效弥补部分儿童不喜欢涂画或者没有能力涂画的不足。可以为边界感稍差的儿童增加一个圆形的铁质盒子,为能力较强的儿童画一片圆形的区域,有时也可以鼓励儿童利用现有材料自制一个曼陀罗大圆,作为他们曼陀罗绘画作品的边界。随后,儿童通过抚弄沙子、摆放沙具的方式,创作曼陀罗绘画作品。这种方法不仅降低了制作曼陀罗绘画作品的难度,而且丰富了作品,使更多的儿童参与到制作和体悟曼陀罗绘画的过程中。比如,有的儿童钟爱沙子,他会制作出纯沙的"流沙"曼陀罗;有的儿童能利用身边的各种物品,如彩笔制作"彩虹"曼陀罗绘画;还有的儿童能利用各种沙具的重复摆放、叠加使用来创作曼陀罗绘画作品,见图2-13。

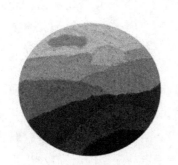

图2-13 沙画曼陀罗绘画赏析

②曼陀罗疗法与园艺疗法相结合

在儿童进行植物种植和接触自然植物的过程中,有时因为修剪枝叶、风雨天气或者换季等原因,会有枝叶、花瓣凋落的情况,可以让儿童一起积攒树叶、落花、树枝甚至果实等,作为曼陀罗绘画的制作材料。然后在曼陀罗的大圆中,通过拼摆、粘贴的方式制作传统曼陀罗绘画或创作主题曼陀罗绘画。最后,塑封保存。这样不仅让凋落的园艺材料重新焕发生命力,也让儿童在自我探索的过程中,感受到生命价值的不同存在形式(见图2-14)。

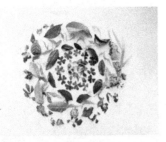

图2-14 园艺曼陀罗绘画赏析

③曼陀罗疗法与舞动疗法相结合

身体知道答案,身体是心灵最直接、最原始的表达。在将曼陀罗疗法与舞动疗法相结合的尝试中,鼓励儿童利用部分肢体,比如手指(剪刀手)、手掌、拳头、前臂、胳膊、脚、腿乃至整个身体表达自我,通过站、坐、躺等体位的变换,以及"弯曲—伸直""合拢—打开""狭窄—宽阔""上—下"等对立动作,形成曼陀罗绘画作品。在节庆活动或者演出时,还可以将服装、道具运用其中,不仅能使儿童体验到曼陀罗绘画的多变和创意,还能缓解他们演出前的紧张和焦虑情绪。

(2)专注——绘画阶段

在此阶段治疗师可以营造自由、受保护的气氛,让儿童投入曼陀罗绘画的创作中。儿童可以把心中所有的情绪、意识、想法、故事等都画下来,如创作时可以让儿童把大大的圆看成一面神奇的镜子,冥想镜子所显现的自我意象,然后把所见的形象画出来。

(3)完成——想象阶段

画完之后,治疗师可以与儿童一起欣赏作品,让儿童讲述作品中发生的故事,进行联想,给作品命名;也可以用表演或舞蹈的形式,与儿童一起把曼陀罗绘画的故事进一步表达出来。

2. 对话

对话是指将曼陀罗绘画放到自己的面前,去欣赏曼陀罗绘画或者试着走进其中的世界,用内心和它对话,或者你也可以通过曼陀罗绘画自问下面这几个问题:

(1)请描述一下画面的内容。

(2)你在绘画前、中、后分别有什么不同的心理变化?

(3)此刻你看到曼陀罗绘画会是什么样的心情,为什么?

(4)这幅曼陀罗绘画会让你联想到什么?

(5)通过曼陀罗绘画你会领悟到什么?

(6)给你的曼陀罗绘画取一个什么名字?

(7)画完之后,你希望曼陀罗绘画以什么方式存在,为什么?(如果你的内在没有明确的表述曼陀罗绘画的存在方式,建议先将曼陀罗绘画完整地保留下来)

儿童曼陀罗绘画重视自发性与合作性,其表达方式不局限于绘画的形式,可以用软陶、插画、拼图、音乐、舞蹈等多种艺术形式来表达。鼓励儿童尝试用各种绘画工具和材料来进行曼陀罗绘画创作。

3. 曼陀罗绘画常见形式列举

(1)自发曼陀罗绘画

自发曼陀罗绘画作为一种非结构式曼陀罗绘画方法,是在无预定主题和无预设绘画内容的情况下,引导儿童在曼陀罗画纸上表达自己的所感所思,无论是抽象的涂鸦,还是具体的想象都可以。儿童的经历、日常生活事件或情境、内心的幻想或愿望常常在他们的自发曼陀罗绘画中得到体现。在引导儿童作画时,首先让儿童关注画纸上的圆,然后请儿童在圆中自由地绘画,想画什么都是可以。可以给儿童示例说:你可以画具体的人、事、物等形象,也可以单纯地涂颜色。儿童理解指导语后,就可以开始作画了。

(2)主题曼陀罗绘画

主题曼陀罗绘画是指给儿童一个相应的主题,如与情绪相关的主题、与人际相关的主题、与自我相关的主题、与学习生活相关的主题等,引导儿童根据相应的主题进行曼陀罗绘画的创作。以下是一些示例。

①情绪曼陀罗绘画

情绪曼陀罗绘画是指引导儿童描绘自己在某种情绪(如开心)时的状态或感受等。如果是积极情绪,引导儿童了解自己的兴趣、爱好,强化积极情绪对自身的影响;如果是消极情绪,引导儿童理解创伤、减少焦虑或恐惧,以减轻儿童的困扰。治疗师也可以结合对话或角色交换等引导方法进行绘画活动的处理。

②关系曼陀罗绘画

关系曼陀罗绘画要求儿童在曼陀罗画纸上描绘如家庭关系、朋友关系、同学关系等的状况或感受。如全家福曼陀罗绘画要求儿童在圆中按照自己的想法描绘家庭成员;友谊曼陀罗绘画则要求儿童在圆中按照自己的想法描绘与朋友之间的状况等。关系曼陀罗绘画可以在一定程度上反映儿童的认同关系、社会性发展水平以及儿童对生活环境的认知发展状况。

③自我曼陀罗绘画

自我曼陀罗绘画要求儿童在曼陀罗画纸上描绘对自己的认识、感受,或是对自我状况进行描绘。自我曼陀罗绘画可以是具象的描绘,也可以是抽象的描绘。自我曼陀罗绘画常常会提示儿童自我意识的发展状况、儿童对自我的认知和评价、儿童自我发展的困惑或困境等。

(三)对曼陀罗绘画作品的理解

在临床治疗中,如何来理解儿童曼陀罗绘画,陈灿锐和高艳红(2016)认为,在分析曼陀罗绘画作品的过程中,分析师需要充分发挥各种心理功能。分析师首先需要使用直觉(N)功能把握住作品的主题;其次使用情感(F)功能身临其境地去体会绘画者所表达的情感;再次使用感觉(S)功能把握住作品中的某些细节,通过典型和突出的细节来支持与验证这些情绪,避免投射和反移情的干扰;最后使用思维(T)功能将主题、情感、细节用相关理论进行逻辑分析。

对曼陀罗绘画作品的理解具体可以从三个方面来进行操作:多维度理解、开放式的态度以及使用分析系统。

1. 多维度理解

洛温菲尔德提出,对一幅儿童画应从七个维度来进行分析。洛温菲尔德的评估维度比较全面并且符合心理发展的需要,在分析儿童曼陀罗绘画作品时值得借鉴。

(1)情感的成长:儿童能够越来越自由地表达自我经验并且包容自己。情感宣泄的程度包括:①定型的重复;②纯粹客观的报告或概论;③偶然的包括自我或自我的替身;④包括自我经验。

（2）智慧的成长：儿童在绘画过程中，对事物细节的刻画能力越强，思维越发缜密。

（3）生理的成长：视觉和行动的配合促成了生理的成长，从控制线条、身体和表现的技巧可见。

（4）知觉的成长：触觉、运动觉、空间知觉等能力得到发展。

（5）社会的成长：意识到自己与他人作品的差异，能更好地理解别人。

（6）美感的成长：对空间、线条、肌理、色彩、情感和思想等进行表达，和谐统一。

（7）创造的成长：能够自由地表达自己，探索的欲望不断增强。

在儿童心理治疗的过程中，治疗师切记不能在对儿童的曼陀罗绘画作品进行理性分析或解读后，告诉儿童或家长它具体是什么意义，因为治疗师无法仅靠简单的绘画作品就可以准确无误地理解一个人的内心世界，真正的治愈是由内而发的领悟。

2. 开放式的态度

对儿童的曼陀罗绘画作品，不论采用哪种理论视角分析，都应持开放的心态。因此，在根据经验或理论得出推论之后，治疗师应该多问一下自己：这幅曼陀罗绘画作品还有什么细节没有被关注到？ 这是唯一的解释吗？

荣格分析师 Bertoria（2001）在《垂死儿童之画——基于荣格学派对死亡的理解》一书中，根据她的经验提出的20个问题可以帮助治疗师开拓思路理解曼陀罗绘画作品。

（1）这幅作品的核心点在哪儿或哪里是我第一眼关注的地方？

（2）作品中有什么地方显得突兀？

（3）作品中是否有任何屏蔽，比如墙或围栏？

（4）作品中缺失了什么因素？

（5）作品的中心或中央是什么？

（6）作品中有没有比例不协调的地方？

（7）作品中是否有横跨顶部或处于底部的线条？

（8）作品中是否有边缘线？

（9）作品中是否有修改的部分？ 如果有，效果如何？

（10）作品中是否有阴影部分？

（11）作品中都有什么颜色，忽略了什么颜色，什么颜色不协调？

（12）作品中有无表现出与季节相冲突的部分？

（13）作品中背景部分是否显得压迫？

（14）作品中是否出现文字？

（15）作品中是否有重复的事物？

（16）作品中物体的运动轨迹是什么，如果它们移动的话后果如何？

（17）作品中是否有抽象的意象？

（18）作品中的意象是填充的还是仅有轮廓？

（19）作品中有什么意象或象征与死亡、疾病、未来自我的看法相关？

(20)看这幅作品时所引发的情绪是什么？

3. 使用分析系统

关于在临床中如何运用曼陀罗绘画来分析与评估绘画者的心理,陈灿锐和高艳红(2016)根据荣格学派儿童的自性理论、儿童的绘画阶段理论,结合曼陀罗绘画的原则提出了儿童曼陀罗绘画的测评系统。该系统的英文名为"The Evaluation System of Children Mandala Drawing",简称SCMD,围绕自我—情结—自性轴,对儿童的心理发展及心理健康状况进行系统评估。SCMD的四个主要部分是自我、情结、自性及自我—自性。具体而言,自我层面是从自我力量和自我发展两个方面来评估儿童的自我功能;情结层面着重评估儿童的情绪表达、平衡情绪的能力及现实事件;自性层面则以评估儿童的自性阶段及自性水平为主,最后在此基础上,综合评估儿童自我与自性之间的关系。

SCMD包括四幅限定主题的儿童曼陀罗绘画:自发曼陀罗绘画、全家福曼陀罗绘画、双级情感曼陀罗绘画、曼陀罗六阶段彩绘。这四幅曼陀罗绘画作品分别对应儿童的自我力量、自我认同及发展、情绪平衡(情结)和自性阶段四个部分。限于篇幅,下面以自发曼陀罗绘画为例介绍其运用过程。

自发曼陀罗绘画分析参考的量化指标如下。

A. 丰富程度:指儿童绘画时,画面的色彩是否丰富。它反映了儿童的生活态度及心理的丰富程度,某种程度上也反映了儿童的注意广度。自发曼陀罗绘画以儿童所使用颜色的数量作为指标。调查发现,幼儿园小班的儿童所使用的数量为4.2种,中班为6.9种,大班为7.1种;小学一二年级为4.6种,三四年级为4.8种,五、六年级为4.4种。

B. 控制力:指儿童为达成目标而排除各种外界干扰的能力,体现在儿童能否根据绘画要求集中注意力认真绘画。它是注意指向及维持功能的主要指标。控制力分为四种程度,依次为随便乱涂、笔触粗糙、笔触有规律、细腻生动。

C. 象征水平:指儿童表达绘画作品时的抽象程度。它是现实与幻想之间协调的结果,是注意灵活性的重要指标,也是儿童创造力的体现。象征水平分为五种程度,依次为单纯颜色、单个意象、多个意象组成场景、初步抽象、高级抽象。

D. 现实性:指作品是否以积极适应社会作为主要内容。它表现了儿童对外界的态度,是儿童自我功能的指标。现实功能分为五种程度,依次为没有意义的色块、有意义的色块、幻想的内容、现实的内容、积极现实。

E. 一致性:指儿童绘画中核心意象的颜色与彩绘曼陀罗中央颜色的一致性程度。它体现出儿童自我对自性的认同程度。一致性分为四种程度,依次为颜色与中心相反、颜色与中心同象、颜色与中心相同、结构相同。

F. 感应性:指儿童绘画中是否自发出现象征自性的意象。它反映自性原动力能顺畅地为自我所用。感应性分为三种程度,依次为画面出现障碍因素、动力顺畅出现自性意象、自发曼陀罗结构。

G. 名称:曼陀罗的名称来自儿童的幻想,它的背后与原型意象相关。在曼陀罗绘画分析中,它常常与主题相关,具有高度的概括性。

H. 心情:反映儿童在没有任何限制的情况下,对自己所表达出来的真实状态的接纳程度,是自我接纳的指标。心情分为五种程度,依次为不开心、一般、开心、矛盾心情、幽默。

自发曼陀罗绘画内容评估的参考线索如下:

自发曼陀罗绘画内容的评估可以参考两条线索。其一是意象的象征性分析;其二是意象的互动和转化。

首先,曼陀罗常常使用意象的方式来表达绘画者的内心世界,而意象常常是绘画者的无意识和意识融合的体现。因此,要了解儿童曼陀罗绘画作品的内容,对其进行意象的象征性分析自然便成了治疗师进行评估分析的线索之一。在儿童的绘画作品中,自然、动物、游戏、太空、玩具等是经常出现的内容。对这些内容的探讨可以为治疗师提供参考,如太阳常常意味着温暖、光明和安全感,可能与儿童自性的保护和指引功能相关;七彩云霞或彩虹可能与儿童自性的分化与整合功能相关;云朵可能代表儿童对自然的好奇,而乌云、浓云密布则可能提示儿童处于困扰的状况,或有某种情绪方面的困扰;动物是儿童画常常出现的内容,很多情境下是儿童自我意象的表达,如儿童用熊猫来表示自己。在与自然有关的绘画活动中,很多孩子都喜欢画花草河湖或大海等。儿童的生活经验对其绘画内容有很大的影响,如观看《托马斯小火车》动漫的儿童,可能会在他的画作中出现小火车的形象。

其次,对儿童曼陀罗绘画内容的分析评估也可以绕过对意象的分析,直接就儿童画作中的意象进行互动对话或转化。对意象的分析常常会有一定的风险,这是因为治疗师在对意象进行分析的时候,并不能完全避免自身主观经验和成见的渗入。如果治疗师可以直接借用意象和隐喻与儿童进行互动,引导儿童意象的转化,则可以避免对意象分析的失误,如儿童的曼陀罗绘画作品中描绘了浓烟下的兔子,治疗师可以引导提问:"兔子的心情是怎样的?""他想要怎么做?""兔子会逃脱出来吗?""有谁可以帮他?"治疗师也可以引导儿童添加新的意象,或进行不同意象间的互动,以此来评估儿童的心理发展状况,以及儿童心理发展面临的挑战。

第四节 绘画治疗的拓展与综合应用

经典的绘画往往是指纸笔形式的绘画,随着绘画治疗方法的不断发展和艺术治疗师们的不断探索,绘画治疗已经不仅仅局限于纸笔的运用,多种材料的拼贴、粘贴等成为绘画治疗的拓展形式。本节将就粘贴画和黏土制作这两种绘画治疗的拓展形式进行介绍,继而对绘画治疗的综合应用进行介绍。

一、粘贴画疗法

(一)缘起与简介

粘贴画(collage)来自法语"coller"一词,本意是用胶水或糨糊粘贴。粘贴画疗法是日本医科大学的杉浦京子教授和森古宽之教授在1989年首先倡导的一种心理治疗方法。它是指从报刊、广告、宣传册、画册等材料中选择、裁剪画像,再在纸板上进行作品创作的过程。它具有方便、简单、易操作而又有实效的特点,已被广泛应用到心理临床、学校教育、行为矫正等领域。

粘贴画创作和心理咨询的过程具有相同的特征。在心理咨询过程中,被治疗者面对自己混乱的思想、感情及行为,需要从纷乱的状态向统一的状态进行整理。粘贴画创作行为也同样如此,先将完整的报刊、广告、宣传册、画册等页面上的图片剪下来,再根据个人意愿选择拼贴图片纸进行统合,以达到统一的状态。与其他的艺术治疗方法类似,制作、创造的行为本身就是自我治愈的过程。在这一过程中,治疗师的职责是促进被治疗者的自由表现,并接受被治疗者创作的作品,同时也保证被治疗者有拒绝治疗的自由和权利。

粘贴画疗法用于辅助心理评估的时候,并没有特别的固定的实施方法,治疗师要在治疗实践当中不断地总结经验。粘贴画疗法虽然简单,但也不是完全没有危险,只有在确保安全的前提下才能发挥这种疗法的治疗效果。

在应用粘贴画疗法时应该把注意力放在作品本身产生的背景上,而不是对作品的解释分析上,还应注意保护被治疗者的隐私,在作品的保管和处理上要慎重,避免失去被治疗者的信赖。

(二)粘贴画疗法与沙盘游戏疗法的关联和区分

粘贴画疗法以沙盘游戏疗法为出发点,两者在治疗要因上有许多相通之处。沙盘游戏疗法中由沙盘而产生的心理性退行现象相当于粘贴画疗法中将杂志的书页剪开后再粘贴成画的过程。同时,在粘贴画疗法当中,剪刀的破坏性功能和胶水的结合性功能相辅相成,这种分散再进行统一的过程是粘贴画疗法的主要治疗要素。此外,和沙盘游戏疗法一样,粘贴画疗法的治疗要因还包括自我表现、内心世界的自我意识、对自我表现和美的意识的满足、沟通的媒介作用、心理诊断的材料,以及团体制作时的相互影响作用。

在自我表现和美的意识的满足上,因为粘贴画疗法的材料是杂志书页上的图片和文字,这些作品体现了专业摄影师和插图设计师的审美观。从这个意义上说,粘贴画不论是谁的作品,不论制作人员绘画水平的高低都有欣赏价值。和其他治疗方法相比,在粘贴画疗法中被治疗者更易得到自我表现和美的意识的满足感,这也是治疗要因当中的重要一点。粘贴画这种艺术表现形式的一个特性是能促进被治疗者的外向性,促进儿童对外界环境的想象性适应。

如果被治疗者是无法自由使用剪刀的儿童,则可以让他们采用手撕、粘贴纸粘贴等方法。应用粘贴画疗法进行心理诊断和治疗的经典操作方法主要是借由对作品的解释进行心理评估与治疗,又或者可以结合相关的梦境进行分析和诊疗。其理论基础包括荣格分析心理学等精神分析学各学派的见解。具体的分析维度可以包括对作品的理解、作品的统合性、作品的主题、作品所呈现的空间表象、象征性解释等。同时,粘贴所特有的剪切方法、粘贴方法、色彩等也是治疗师可以分析的维度。还有部分研究者提出可以应用设定判定轴的方法,在粘贴作品中设定过去、现在、未来的时间轴以及天、地的空间轴等,治疗疗效的达成涉及被治疗者不断地舍弃旧的不适用的轴、设定新的合理的轴等因素。

对于年幼儿童,粘贴画疗法在咨询或治疗的前几次即可以直接应用;对于年龄稍长的儿童,粘贴画疗法可以在几次言语式面谈沟通之后再导入。相对于沙盘游戏疗法,粘贴画疗法有一个优势,即作品可以作为实物保存。而沙盘游戏疗法等的局限是每次的作品都会被还原成制作前的状态。粘贴画疗法从作品形成上来看容易实施,作品易于保存整理,在治疗过程结束的时候也可以将作品排列整理进行回顾。粘贴画疗法的评估一般是根据儿童状态的恢复和现实适应能力的提高来做出评定,最后,治疗师和儿童或儿童监护人达成共识后,即可结束治疗。

(三)操作方法

粘贴画的操作可以分为自由粘贴和限制性粘贴两种。自由粘贴没有特定的预设,儿童可以自由地发挥创作。限制性粘贴根据治疗的具体目标和需要,设定具体的主题、特定的粘贴程序等。普通的粘贴制作会涉及材料的选择,选择何种材料进行粘贴可以显现出粘贴创作者的意图,这一点也可以作为治疗师进行评估的维度。儿童用胶水或双面胶粘贴一般没有什么难度,粘贴画疗法中的重点在于儿童如何选择和组织材料并进行创造性地表现。

1. 粘贴材料的准备

粘贴材料的准备包括粘贴素材的准备、粘贴底板的准备和其他相关材料如糨糊、胶水、胶棒、双面胶、剪刀的准备,以及一些清洁整理工具如纸巾、垃圾箱等的准备。

(1)素材的选择

①纸张类

纸张类包括报纸、杂志、说明书、广告册、商业宣传手册、明信片、旧书、照片等可以剪切的图画和文字,尽可能覆盖多个领域(职场、生活类如运动、综艺、时装、风景、家庭生活等)。还可根据发展阶段的需要,提供从婴幼儿到成年人的各类杂志。

②综合材料

各种颜料、彩纸、细绳、纱线、碎布、羽毛、彩色沙子、珠子、亮片、贝壳、面纸等。这些材料的质地和颜色对儿童有着极大的吸引力,能够带给儿童感官体验,有助于儿童表达情绪和情感。

治疗师通过儿童对粘贴素材的选择可以了解其思想情感。另外,治疗师根据儿童选择和使用这些材料的难易程度、制作粘贴画的方式,可以了解其身体和精神状态。

（2）底板准备

①纸质底板

粘贴画纸质底板大小没有严格规定,可以视当事人的要求而定,也可以根据实践和当事人的兴致来调整,多用图画纸、制图纸、复印纸等。建议来访一个小时的儿童可以使用8开大小的底板。

②其他材质底板

木板、泡沫托盘、塑料板、瓷砖等也可以作为底板使用。

2. 实施操作过程

（1）导入阶段

当治疗师和儿童确立了治疗关系后,便可以引导儿童参与到粘贴画疗法中来。如果儿童沉默寡言,或是表达能力有限,又或是无法用语言表达自己的内心世界,治疗师均可以引入粘贴画疗法。作为导入阶段的一个共同要求,治疗师需要为儿童营造出自由的气氛,和儿童建立起互相信赖的关系。

①杂志图案剪贴法

儿童自由选取素材,进行剪切和粘贴,称为杂志图案粘贴法。儿童将自己喜欢的或认为比较合适的人物、动物、植物、食品、花鸟鱼虫、山水等插图、照片剪下,或者是对有颜色的纸片、空白部分等进行裁剪,然后进行粘贴,使其成为有各种不同图案、形状和色彩的素材。

参考指导语:"我们来试试制作粘贴画。你看,我们这里有很多的杂志、报纸等材料,让我们把自己喜欢的图片剪下来粘贴在这张底板上制作成图画。""我们来剪贴图片,进行拼贴,制作粘贴画吧。"治疗师可以同时制作自己的作品。

面对能力弱的儿童,则需要在治疗师的引导和一定的辅助下操作完成。

②粘贴图案备用法

治疗师事先选取可以使用的素材并剪切下来放到盒子里,以备儿童选用的方法,称为粘贴图案备用法。儿童从备用的粘贴图案中随意进行选择、粘贴、构图,形成作品。治疗师可以将从各种杂志和广告纸中剪切下来的图样,放在诸如A4纸大小、4～5厘米高的盒子里以备儿童使用。治疗师也可以针对特定的儿童,事先搜集其可能感兴趣的图片放入盒子。同时,为儿童准备安全剪刀、胶水以及底板等。

参考指导语:"这里有很多图样,让我们把图样贴到底板上,做粘贴画吧。"如果儿童有需要,也可以用剪刀对备好的图案进行再次剪切。选择备用图案进行粘贴相对于剪贴要简单很多,因此在制作时间上可以适当调整,如不超过10分钟等。

粘贴图案备用法由治疗师代为选择素材,对儿童问题的针对性可以比较强,对于不便使用剪刀的儿童也具有较好的优势,但与此同时,儿童的表达范围也会受到一定的限制。

3. 粘贴阶段

儿童用糨糊、胶水、胶棒、胶带等,将剪下的纸张根据自己的意图粘贴起来。如果是儿童集体制作,则组内成员剪下的纸张,粘成一幅团体拼贴画。儿童个体制作时间可以控制在3～10分钟,集体制作时间可以控制在15～30分钟。

4. 创作完成阶段

粘贴完成后,可以让儿童用蜡笔、粉彩、水彩笔等在画面上进行补充或添加,也可以添加一些符号文字,让儿童完善自己的表达。粘贴完成之后,试着让儿童给自己的作品起一个名字。

一般而言,在40分钟至1个小时的治疗时间当中,最初的10分钟左右的时间和最后的10分钟左右的时间用来进行语言交流,其他的时间用来制作。粘贴画制作完成之后,治疗师和儿童可以一边欣赏作品一边进行分享和探索交流,治疗师不需要对作品进行解释。如果是儿童团体的粘贴画,则儿童可以分享在团体创作过程中发生的事情、当时的心理感受和感想等。

(四)粘贴画疗法的拓展应用

粘贴画疗法可以有很多其他的拓展应用方法或者说变通方法,如母子共同制作的亲子粘贴画法、两人共同使用一本粘贴画本的交换粘贴画法、多种媒材混合粘贴画法等。以下主要介绍两类。

1. 多种媒材混合粘贴画法

从粘贴画使用材料来看,可以采用多种媒材混合进行。

(1)混合媒材粘贴。可以让儿童综合运用马克笔、墨水或者油性彩色粉笔在杂志插图或者图片上涂画,将有色的或透明的玻璃纸罩在图片上让儿童画画,可以实现一种若隐若现的效果。

(2)自然媒材粘贴

自然媒材如树叶、树皮、花朵、蛋壳、小石头、种子、水果核等都可以应用到粘贴绘画中。制作时还可以把预先准备好的植物或香氛粘贴或涂在厚纸板上,以调用或刺激儿童的嗅觉等多种感官。自然媒材粘贴的胶水需要有良好的黏性。

(3)浸润揉捏粘贴

粘贴过程还可以将面纸弄湿或加入色彩、压条等进行粘贴。将面纸用颜色浸湿,可以达到一些非常有趣的效果,如流动性和浸蚀性等,还可以通过揉皱面纸或其他纸张以表现特殊的纹理和颜色。

(五)粘贴画活动示范[①]

1. 脸谱粘贴

材料:杂志、剪刀、胶水、美工纸。

目标:探讨自尊和自我意识。

程序:从杂志上剪下人的面部的一部分,然后用胶水在纸板上拼贴出一张独特的脸谱。

讨论:当事人可讨论对自己外表的满意度以及外表对他们的情绪、态度和社交生活的影响。

---

① 布查尔特.艺术治疗实践方案.孟沛欣,韩斌,译.北京:世界图书出版公司,2006:95-100.

2. 目录粘贴(需求与愿望)

材料:目录、美工纸、胶水、剪刀。

目标:了解愿望、需要和目标。

程序:给出各类商品目录,让当事人剪出他们想要的或感到需要的商品。将图片粘贴在底板纸上。

讨论:要求当事人描述他们选择的图片并解释其意义,探讨其实现愿望、需要和目标的方法。

3. 情感词语粘贴

材料:杂志、剪刀、胶水、马克笔、美工纸。

目标:探索情绪、问题解决。

程序:团体领导者从杂志上剪下一系列煽动性的词(如愤怒、激动、无畏),让每个成员从中挑选一个或几个贴在自己的纸上。如果他们愿意,可以解释这些词或用自己喜欢的方式进行安排。

讨论:主要讨论所选词的意义,以此探索情绪及问题解决。

4. 制作冰棍拼贴图

材料:冰棒棍(普通的或有色的)、胶水、美工纸。

目标:探讨人格、问题解决、注意力调节、抽象思维。

程序:给当事人一大把冰棒棍,将其置于纸上,形成图案,图案可以是写实或抽象的,普通冰棒棍可根据需要涂上颜色。

讨论:主要讨论已经完成的作品的意义,以及冰棒棍摆放的位置。观察其制作的是两维作品贴图,还是更有立体感的作品,可能反映冒险或顺从的人格差异以及问题解决、注意力调节和抽象思维等。

5. 生活经验拼贴

材料:各种废旧杂志、剪刀、胶水、美工纸。

目标:探索目标、自尊,对当事人生活中重要的人或事的想法,探讨对生活的满意度。

程序:当事人从杂志上剪下或撕下他认为有意义的图片,如找寻那些与他们生活相关的图片,或者能象征他们生活的不同方面的图片。当事人可剪下图像、词语、字母、广告等,将图片按照重要程度或时间顺序粘贴在一张大的白色纸上。

讨论:选择的图片的初衷或意义,在纸上安排图片的方式、图片的大小和意义。以此探讨当事人对生活目标的探索,以及对他们生活中重要的人或事的想法,或者联结自尊、对生活的满意度,以及向积极方面转变的方法等。

6. 植物创意拼贴

以春、夏、秋、冬四个季节的植物为拼贴材料,以自然和爱为主题,让当事人尝试使用各种植物组成部分,对各种材料进行触摸、推动、拉扯、撕剪、挤压。这是与自然的亲密接触,能够促进当事人对周围事物的观察和对自然的适应。每次活动时间可以根据当事人的兴趣灵活安排10~30分钟。比如,当事人采摘收集各类树叶,准备素描纸、彩色铅笔,让当事人进行树叶拓印;准备素描纸、双面胶或固体胶、圆头剪刀、各类树叶,让当事人将树叶拼贴成各种美丽的花朵;准备素描纸、双面胶或固体胶、圆头剪刀、各类树叶,让当事人给妈妈或老师设计漂亮的裙子,或者让当事人给小动物装点衣物或身体的某个部分(如尾巴)等。

二、黏土创作法

黏土创作法是借助不同性能的黏土作为创作的媒材,来实施儿童游戏或儿童的创造性表达。

(一)黏土的疗愈特性

黏土应用到儿童心理治疗中,其疗愈性能的发挥和黏土本身的特性紧密相关。黏土是含有一定水分的媒材,它的质感柔软,可以很轻易地将其分离,同时又可以很轻易地将其进行重组和混合,因此,黏土的可塑性非常强。泥土的黏性是特有的,黏土在创作过程中,通常有两种黏接方法:一种是湿接法,在用黏土塑好的各种物件还没有变干定型之前,将不同的物件进行拼贴;另一种是干接法,即在黏土中加入较多的水后调成泥浆,在已经变干的坯体间的接口处进行涂抹或填塞,利用泥浆的黏度把不同的物件接合起来。黏土可以通过增减水的多少来调节其黏性,可以反复使用和改造,即使是做好的黏土作品也可以进行增减和修改,这是黏土可修复性的体现。

黏土的可塑性、黏性和可修复性能带给人很独特的感受:柔软、包容,坚硬、刚强、变化、圆融……黏土的触觉感受可以带给人心灵抚慰。治疗师可以帮助儿童从触觉的接触开始,进行尝试和感受。用于治疗的黏土创作技术在应用过程中特别强调土质的触觉性能和塑形特点,注重黏土的亲和力特性。儿童表达性艺术治疗中采用黏土创作法,可以利用黏土的材料特性和创作过程来关照、发现、探索儿童的身心特性,化解他们的内在冲突,促进儿童身心发展。

(二)黏土创作技术的实施方法

黏土创作技术的实施方法大致有两类:黏土游戏法和黏土联想法。[①]

1. 黏土游戏法

利用黏土的材料属性进行游戏表现,通过不同土质的应用游戏,发挥儿童的自我治疗力,黏土游戏具备游戏和艺术的双重属性。可根据不同儿童对各类黏土的接纳度、敏感度安排"玩土游戏"。从泥的性能方面和使用黏土的手段切入,引导治疗。

(1)宣泄。利用黏土的特殊性,治疗师可引导儿童对黏土进行戳、揉、压、挤、摔、打、敲、踩、踢、撕、扯等方法进行操作。把内心不良情绪(压抑和愤懑)、情感和期望宣泄释放出来。宣泄的方式有两种,一种是引导儿童直接把泥块假想成不良的情绪加以发泄;另一种是先协助儿童用泥塑的形式把自己的不满情绪表达出来,再把做好的泥塑破坏掉。操作时注意发泄的适度与控制性,避免一些危险因素的发生,结束后可与儿童探讨感受。

---

① 孙霞. 特殊儿童的美术治疗. 北京:北京大学出版社,2011:229-232.

（2）双手挤泥。引导儿童双手挤泥来提高身体和大脑的协调性，带动手臂肌肉的运动、唤起触觉机能的参与。此方法简单直接，可以在治疗师的参与下进行。操作方法如下：①给儿童一块较软、大小适度的黏土；②告诉儿童把黏土尽量全部握在手中，然后用五指往里挤压，尽量用最大力气捏紧拳头，使泥浆从指缝中挤出；③伸开手掌，看看谁手上留下的泥浆最少；④手上泥浆最少的为赢家。

（3）闭目捏塑。闭眼可以增加游戏的神秘性，也可以避免外界的视觉干扰，集中精力，以更加平静的心境与手中的黏土进行沟通和对话，驱除心中的杂念，以捏塑的方式把内心的恐惧、经验或想象表达出来。部分儿童在操作时可能会因为闭眼带来的不确定性，而导致有些心理慌张，治疗师需要注意引导儿童放松。操作方法如下：

①给儿童一团硬度适中的黏土，让他们闭上眼睛，告诉他们可以随意地揉、搓、挤、压、捏，可以用一些辅助工具来改造手中泥块原有的形状，捏塑成自己想要的形象。

②睁开眼睛，将捏塑出来的形象放置在桌上，引导儿童进行仔细观察，或者远观，问问当事人看到了什么，看看自己捏塑的是一个动物，还是一个人像。

③再次闭上眼睛，让儿童把自己从泥塑中看到的形体进一步塑造，使形象更加具体化，直到当事人感到满意为止。

（4）盘筑游戏。将黏土搓成（粗细均匀的）泥条，用泥条做出各种作品。盘筑时可改变泥条的长度、方向或增加一些装饰性泥条进行美感修饰，或进行编制等。泥条盘筑的作品可以保留原始的肌理效果。操作方法如下：

根据预想作品大小，搓一泥球并均匀地压成泥片作底，然后根据作品大小确定泥条的粗细。具体方法为：取一团泥，先捏成粗长条的形状放在案板上，双手五指岔开，用力均匀地轻轻前后滚动，由掌心到指尖反复操作，随着泥条的伸长由粗变细，双手逐渐向两侧移动，可根据需要来控制泥条的粗细和长短，搓泥条的过程中，有时用力不均把泥条压扁，可以将压扁的泥条拧成麻花状，继续在案上搓动，即可复原。注意搓好的泥条要用塑料布或湿布包好，防止变得干燥而失去黏性。

接下来，开始在做底的泥片上盘筑，边盘筑边把内侧抹平黏牢，中间也可以加一些装饰性泥条。盘筑到一定程度时需要等待一段时间，待泥条稍干后有一定的支撑力再继续盘筑，直到达到需要的高度。

盘筑游戏可以延伸为亲子盘筑游戏，就是通过母子相互配合共同完成一件盘筑作品。可以是家长完成搓泥条部分，再协助小孩用泥条盘筑。也可以是家长和孩子同步进行，以此促进亲子感情交流，消除家长与子女的隔阂。

（5）黏土拼贴。利用不同泥色、不同泥质的泥条和泥片排列或组合成想要的形象。

治疗师事先把各种不同的黏土放置在儿童容易取到的陶艺桌上，将儿童带到治疗室，试着引导他们去触摸黏土，并说出自己的感受。然后，治疗师让儿童挑选自己最喜欢的一种或几种黏土，并选择一块平板或立体的容器作为底面，指导儿童在底面上进行拼贴，拼贴的内容根据儿童的能力和需求而定。在拼贴的过程中，治疗师要随时关注儿童的状况和情绪变化，在关键时刻有必要给儿童提供一定的引导或帮助。拼贴完成后，儿童放置好拼贴完成的作品,治疗师和儿童一起讨论制作的感受和作品画面的内容。

2. 黏土联想法

黏土联想法是以黏土材料的形状为出发点,利用黏土制作中的偶发性、即兴性和可变性,引导儿童通过形状带来的知觉感受进行联想的表达和交流,促进儿童整体感知和思维运作。联想的过程也是儿童投射性表达的实现过程,它有利于治疗师引导儿童改善对外在事物的认识和联系,推进治疗程序。

治疗师通过启发或引导儿童进行发现和探索,可以促进儿童在黏土游戏中感受潜伏在内心深处的情感,或引导儿童由模糊的意识状态逐步走向清晰的意识状态,儿童新的创作或更高层次的创作是他们这一转变的体现,这也是借由黏土进行联想的治疗目的所在。

（1）形状的联想

儿童关注黏土的形状改变,当一些有特殊意义的形状出现时,治疗师要能敏锐地抓住这种模棱两可的形状帮助儿童进行观看或感受,治疗师可以引导或询问儿童的生活经验中类似或相关联的内容,如石头和隔离的联想、警示牌和危险的联想等。

（2）肌理的联想

肌理是材料的组织和质感特征。肌理的触感常常能唤起儿童对情感或经历的回忆。黏土创作中从泥浆到泥巴、从泥巴到干燥的坯体,再加上不同的创作方法,在这一过程中,儿童能产生不同的肌理感和质感,其引发的联想与儿童的内在感受密切相连,如幼儿对母亲的依恋,生活中留下的厌恶感受等。

肌理的呈现方法很多,可以通过控制水分、利用泥的干湿度来制作肌理,如龟裂、泥浆等,或者借助工具来制作肌理,如锯条、纱网、粗绳索等凹凸不平的材料。操作方法如下:①镶嵌出点、线、面等不同图形;②把两种以上不同材质或不同的泥掺在一起揉搓形成胶泥,从而产生细腻或粗犷的肌理;③在干燥的坯体上用刻刀进行雕刻;④在湿坯上堆贴碎泥片,形成生动活泼、富有变化的肌理;⑤用石头、植物等不同材质的物体在泥巴上印压产生肌理。

（3）关系的联想

儿童创作的不同的黏土物件之间常常存在某种关联,如坏人和警察的黏土形象的先后出现,母亲和孩子黏土形象的先后出现等。治疗师可以借由不同的形象物件,引导儿童进行联想,或者以叙事或说故事的方式帮助儿童展开联想。如果在儿童团体中使用黏土,儿童成员的不同作品也是引发儿童进行联想的可参考的线索。

治疗过程中,不同材质的选择需要根据儿童的能力、知觉特点、关注方式等因素进行综合考虑,使黏土在儿童治疗中发挥其独有的优势。

三、综合表达与制作技术

综合表达与制作技术是结合多种手工材料作为绘画的替代媒材来进行的艺术治疗方法。治疗师引导儿童在多种媒材的制作、黏合、描绘等操作过程中,增强儿童的自我意识,训练儿童的自控能力,抒发和调节儿童的情绪情感,协助儿童进行表达。综合制作技术如果运用在团体中,其特点是通过制作中的合作形式培养儿童的合作意识,并以作品为沟通媒介,推进治疗目标的实现。

综合制作技术可采用的形式很多,取材范围也很广,治疗师可以就地取材,结合儿童的问题特性进行应用。以下介绍两类:一类是彩绘类,即选用现成的各类模具如面具等,然后在模具上通过彩绘、粘贴或加工的方式,完成整个塑形创作;另一类是塑形类,儿童直接选择材料随机制作,如采用缝补、添加填充物等手工方式进行创作。

(一)彩绘类

利用模具设定界线,在不干扰儿童创作意愿的同时,为治疗师实施探查或干预提供了范围和界线。

(1)材料:主要有模型材料和装饰材料两种。模型材料多为硬质纸类、泥土类、泡沫材料、木头等各类立体形状的模型;装饰材料多为水粉、油彩、油漆、丙烯等具有覆盖作用的颜料和各类彩色贴纸、毛线、布条等。

(2)方法:先根据儿童的意向和需求,选择模型材料的形状,让儿童根据自己的需要选择色彩进行绘制或装饰粘贴,完成制作后,请儿童给作品命名,以此了解儿童的情感和情绪,探查儿童最为关注的人或物。治疗师可以随时运用作品切入与儿童的交流,推进与之相关的治疗内容。此类型列举两例如下。

- **例1:彩绘面具**

媒材:各类素色面具模型(可以购买,也可以自行制作),具有覆盖性的色彩涂料(水粉、丙烯等)。

粘贴类素材:适合低龄或重度障碍儿童的彩色纸、彩色布片等。让儿童自由选择喜欢的面具类型,随后进行相应的修饰,完成后给其命名,互换赠送并借此展开交流,如团体成员互相赠送面具,借此探讨感受。

讨论/目标:探讨与他人的互动关系。

- **例2:黏土创作(家庭雕塑)**

材料:使用白色黏土或面粉、广告颜料、图画。

目标:探讨家庭关系、家人互动与成长。

程序:将广告颜料融入白色黏土或面粉中,经由约20分钟的搓揉、按摩、加水,完成小组的彩色黏土块之后开始塑造个人的家庭雕塑,雕塑的时间约为20分钟,然后进行作品命名及拍照(以便利个人保存)。成员在团体小组中分享及彼此反馈,诠释家庭雕塑中蕴含的意图。

讨论分享程序可以让成员先在团体小组中分享及彼此反馈,之后征求自愿分享的人进行团体分享,最后统整团体的心得与反馈。

(二)塑形类

(1)材料:包括可选用的素材和制作工具。素材可以是各色不同材质的布、弹性材料、废旧物品、细绳、纱线、碎布、羽毛填充物等,制作工具有剪刀、针线、扣子、胶水等。

（2）方法：先让儿童选择喜欢的材质，治疗师依照儿童的要求，协助儿童一起完成三维基本型的制作，由儿童自己通过缝补、粘贴等方式完成最后的成形制作后，再进行填充和命名。在共同制作的过程中，治疗师可以通过询问儿童的意图，了解儿童的问题和需求，在完成后借助作品展开深入的心理干预。该方法很适合针对心理问题的干预治疗。

活动列举：无主题暖身活动。

媒材：硬纸板、油彩、粉彩、黏土。

程序：由儿童自己决定主题（如人、树等），把纸折成需要的形状，用黏土压在纸上做造型，完成后用色彩进行彩绘和整体装饰，画中形象一定要加上边框。

讨论/目标：讨论儿童选择的作品主题（其关注内容），探讨作品的形状、色彩和整体构图的处理，探索儿童投射于其中的意义。

（三）适合特殊儿童的综合制作技术种类

以下结合有关研究者的观点介绍三类适合特殊儿童的综合制作技术：木偶娃娃类、建筑类和容器类。

1. 木偶娃娃类

木偶娃娃的应用意义不仅在于它们在制作过程中可以发挥儿童的创造性，而且有助于儿童使用木偶娃娃表现和改善他们的人际交往关系。因此，木偶娃娃常用于儿童的心理干预，其材料和方法都较为繁多，但效用相近。

木偶娃娃在帮助特殊儿童学会如何与别人交往方面具有重要作用，儿童可以把木偶娃娃当成自己以外的某个人，呈现儿童的人际关系。如果儿童把木偶娃娃做成自己的样子，那么这个木偶娃娃对于表现儿童自我或者儿童希望成为的人而言，都具有重要的表达和引导意义。木偶娃娃的类型可以多样，以下介绍几种。

（1）毛毡娃娃：把两层毛毡钉到一起，留一个开口，然后填充碎料。在填充之前，可以用马克笔或者其他可以粘在上面的东西进行装饰，或者等填充好之后，再进行装饰。治疗师也可以事先为儿童把毛毡剪切好，这样，这个过程对于某些儿童来说更简单，更容易操作完成。

毛毡娃娃做得和真人差不多大小，则可以更真实地代表另外一个可以交流的人。当然，真人大小的娃娃也可以用布或者纸来做，纸张的选择要注意有一定的厚度和韧性。先帮助儿童把身体的轮廓画在布或纸上，然后沿着轮廓剪出两片同样的布或纸片，接着用缝纫机把两片布缝到一起（纸张可以粘贴），留一个开口，然后往里面填充材料。也可以借用多种材料粘上丝线、珠子、金属片和布片等来装饰，最后完成。

（2）袜子娃娃：在袜子中填充材料，然后利用纽扣、纱线、布头等进行装饰，制作成布娃娃。布娃娃的四肢可以用布头来做，也可以粘上泡沫材料来做娃娃的手脚。

如果用长筒袜做娃娃，则可以做出非常有表现力的面部。制作时，用长筒袜做出大致的头、手、脚后，可将棉絮填充进去，用细线或者其他东西来做头发、夹子，再用针缝出五官，完成制作。也可以通过绘制和粘缝珠子、贝壳之类的小东西进行装饰，还可以直接用布片做娃娃的衣服。

(3)缠线娃娃:缠线娃娃的制作是重复性地围着某个东西缠绕纱线或布条来制作娃娃。如用两条布片重叠,在中间打结,然后缠绕成头部;用几根长度足够的双股线做四肢;在脖子部位打个结,反复在两条布条上面缠绕丝线或布条来做身体,在适当的地方分开来做两条腿;在做两条胳膊的双股线上也要缠绕丝线或布条;可以做进一步装饰,如在头上粘一些小东西做五官,用丝线做娃娃的头发,用布条做娃娃的衣服等。

(4)木偶娃娃:木偶是可以套在手上活动的布娃娃,有舞动和说唱的表演功能。上文提到的毛毡娃娃等,如果不填充材料,可以让儿童将手或手指伸进去,进行活动表演或说唱,毛毡娃娃也就成了木偶娃娃。

其他还有一些方法如石膏木偶:把气球吹到希望的大小后扎紧,用橡皮膏或石膏绷带在气球上贴三层左右,用硬纸做一个环,同样贴上橡皮膏或石膏绷带做成脖子,等整个材料都凝固后就可以把气球弄破,完成头部制作。五官可以直接粘上一些珠子或贝壳来做成,也可以用颜料描画出来,再用布料和丝线做头发和衣服。

2. 建筑类

建筑类用到的材料非常多样,多为木片、橡胶填料、纤维、烟斗通条、铁丝、雪糕棒、压舌板、细绳子、泡沫塑料杯、瓦片,以及各种板材,如盒子、装蛋箱、纸巾芯或者厕纸芯等。建筑类的内容可以非常多样化,因而具体操作方法也多种多样。一般而言,可以用钉子、胶水、胶带等将材料组合起来,然后用颜料或热胶喷枪来做装饰(如粘贝壳、有机玻璃等),或者用布、丝带等做装饰,或者在立体形状上做拼贴。比较复杂的建筑塑形可分阶段、分时段进行。

建筑类作品具有生动的三维立体形象,对于特殊儿童,如神经损伤的儿童和注意力缺失的儿童而言,他们常常可以持续很久而乐此不疲,因而这种方法对这样的儿童常常可以起到良好的成效。有些特殊儿童在制作平面的东西时很难集中精力,但在建构立体的东西时却不会这样。对于这类儿童,一次只注意一个小东西的制作要容易一些,可以用连续推进的方案协助他们完成构造,避免出现混乱。

3. 容器类

容器类活动适合慢性心理疾病儿童和有创伤经历的儿童等。容器类材料可选择性也非常丰富,如废旧的盒子、硬卡纸、毡、漆、木片、瓷砖、管、墙纸、铁丝、杂志插图、泡沫塑料以及其他废料等。治疗师引导儿童用粘贴纸盒的方法建盒子、房子或其他容器,让儿童自主地在每个盒子中放入一件东西,可以是具有某种意义的象征物,也可以是画有符号或图案的纸片,或者是写有文字的纸条等。儿童可以给盒子涂色。治疗师可以根据实际情况,让儿童从中选出可以先打开的盒子,切入或推进相关治疗,还可以将容器做成产生声音的乐器,如在一些容器中放上大米、种子、钉子或者小卵石等,然后涂上颜色,让儿童拿在手上摇晃发声,或者是利用各种小棒敲击发声,空容器也可以用来敲击,治疗师可由此进行深入的了解、引导和沟通。

第五节 绘画治疗在团体中的应用

人本取向的团体绘画治疗认为,团体心理治疗能够产生治疗效果的因素有分享经验、建立希望、减少孤独、宣泄、团体凝聚力和人际的学习,治疗师的角色也着力于团体动力的发展。团体的绘画治疗过程鼓励成员进行表达和参与,增加互动和凝聚力,使成员获得归属感与新的见解,尝试处理自我挫败的行为,以及练习新的行为。

一、团体绘画治疗的发展脉络

随着艺术治疗专业的萌芽和成长,与心理咨询相关的许多理念和操作方法逐渐融入艺术治疗的实践中。20世纪五六十年代,团体动力理念在心理咨询领域应用的发展带给了艺术治疗师们新的思考。如利布曼(Liebman)将其对42位艺术治疗师进行的调查研究结果汇集成册,形成了一本关于团体艺术游戏与框架的小册子,为团体艺术治疗领导者选择与实施活动提供参考。1983年,麦克尼利(McNeily)提出艺术治疗的团体分析理念,认为艺术治疗师不需要对个人图画及情感等做出评论,艺术团体的沟通互动比对个人作品的解释更为重要。同时,他也提出艺术治疗师需要忍受治疗过程中的不确定性,从而让团体得以持续发展,团体成员在彼此分享中,逐渐呈现出想要探究和处理的主题或内容。对沟通和人际关系的重视也是这一时期很多艺术治疗师的特点,如格林伍德(Greenwood)和莱顿(Layton)强调以沟通为本的绘画治疗团体。他们让团体成员在团体绘画活动过程中,经由艺术媒材进行心理投射,并在艺术活动和团体的互动过程中产生内在觉察和统合。研究者沃勒(Waller)将团体的重心转移到了人际关系这一焦点上,强调团体成员间的互动,重视责任、自由、选择和处理此时此刻的经验,并出版了团体互动绘画治疗的相关专著,其中对沟通和人际关系的重视体现出人文取向的存在主义哲学理念。20世纪90年代以后,绘画治疗在发展过程中结合了心理学、哲学、美学与艺术学等各种不同的理论模式和心理治疗方法,因而发展出多元的理论模式与方法。

二、团体绘画治疗的理念

艺术治疗师需要建立一个安全信任的环境,让团体成员得以通过沟通,分享内心的感受,促进成员对他人和自己的了解与觉察,增强成员间的互动,并使成员在创作中自由表达,从而升华和领悟情感,整合或解决问题。

(一)营造愉快轻松的团体氛围

团体绘画治疗具有操作简便、易被接受和消除防御心理等特点,治疗师依托艺术创作,能与成员建立良好的互信关系,从而达到降低成员质疑、抵抗等心理效果。同时,绘画治疗过程中,成员之间往往会互帮互助,进而在团队中形成融洽和谐的学习及生活氛围。其操作简便,随意性强,特别适合语言表达能力欠缺的儿童。儿童在绘画时,往往会全身心地投入其中,各种浅层及深层的想法都将展现在画中。这样,治疗师就可以全方位地了解儿童的内心世界,并通过进一步的互动交流,彻底消除与儿童的沟通障碍,进而找准问题根源,并找到解决问题的办法。

(二)推动团体成员开展自我探索

认识自我、了解自我,是融入团体的基础,开展自我探索则是认识自我、了解自我的基础。绘画的过程,是绘画者表达内心想法、发泄各种情绪的过程,也是个体自我探索的过程。绘画的治疗功能,可以使儿童准确地认识自我,鼓励其积极地进行自我探索,并有助于其对自身重新定位。治疗师可以借助绘画,帮助儿童排解心中的困惑,有意识地给予其鼓励和引导,进而达到提高儿童自信心、激发儿童潜力、增强儿童心理素质等效果。

(三)培养团体成员交往能力

团体绘画治疗过程中,儿童相互观察、仿同学习,能有效地促进相互信任、团结协作,进而达到培育儿童同理心、普同感和尊重他人、善于接受他人观点等的目的。这在一定程度上也能较为有效地提高儿童的社会交往能力。

三、团体绘画治疗的实施

以团体的形式开展绘画治疗,则会涉及团体计划书制订、团体招募和团体评估等工作。绘画治疗团体计划书从内容上看,常常包括团体名称、团体目标、团体性质、领导者、团体对象、时间、地点等。绘画治疗团体从团体动力的运行和推进来看,可以分为团体的开始阶段、转换阶段、高效率工作阶段和团体结束这四个阶段。也有研究者认为团体绘画治疗的实施可以分为三个阶段。第一阶段:建立安全、信任的团体气氛,培养团体成员之间的良好关系,协助成员轻松、开放地投入绘画表达。第二阶段:协助成员表达及松弛情绪,调节成员内心的冲突和矛盾,增进成员的自我了解及自我接纳,升华情感;体察人际关系的特点,促进建立良好的人际关系,增进相互的了解与适应。第三阶段:协助成员整理总结经验、思想、情感和行为,圆满地结束活动。团体绘画治疗的开展过程中,治疗师的观察重点是成员的参与度、反应程度和反应特点以及成员间或画作所体现的区隔性、成员与画面版图的关联、成员的顺从性或协调性等。

团体绘画过程中,成员间往往会呈现不同的互动特点,治疗师作为团体的引导者,需要运用团体心理咨询的技能和技巧进行具体的引导。领导者可以参考以下的思考维度:绘画活动是如何开始的?哪位成员最先开始?有谁的意见被采纳了?有谁的意见被忽略了?成员们是分小组工作还是同时工作?有成员被排除在团体之外吗?成员的作品具体区分在哪里?有人对其他人的绘画进行跟随、添加或删减了吗?成员中最活跃的参与者是谁?绘画过程中,成员是享受的还是感觉到焦虑或有威胁性的? 等等。

以下根据团体活动的进展,结合几个常见的绘画活动进行团体绘画治疗程序和相关策略的介绍。

(1)团体的热身活动。热身活动有助于儿童形成团体凝聚力,激发儿童参与团体绘画的热情,促进儿童彼此形成良好的信任关系,有利于儿童放松肢体与心理,为接下来运用绘画进行自我表达做好身心准备,也为团体绘画历程的顺利开展打下基础。

热身绘画活动可以采用线条涂鸦法,让孩子用签字笔在纸上随意涂鸦,把画面分割,然后在分割出来的不同区域填涂颜色。线条涂鸦活动游戏性强,可以促治疗师和孩子快速热身,以轻松开放的姿态投入艺术表达活动中。

(2)团体的主题活动。主题活动的顺利开展是每次团体绘画治疗目标达成的关键。以下阐述几个常用的团体绘画主题活动:

①自我意识(认识)类活动。如采用交互投射故事法,治疗师把一张纸用签字笔画框并分成6块,在每一块上任意画线条,然后由儿童随意涂鸦,最后让儿童将所绘的图编成故事。该活动能促进儿童对自我的了解和认识,并可促进儿童的自我接纳。

②人际交往类活动。采用传画法,让每个孩子在纸上自由作画,限时2分钟,时间到将图画纸往左传,在他人的纸上继续作画2分钟,直到小组成员全部轮完。这个过程可以让孩子体察人际交往的关系,促进良好的人际适应性,增强团队的向心力。

③情绪探索类活动。如让儿童根据自己近期的情绪,选用不同颜色的油画棒在纸上涂画。也可以事先准备一张画有圆形图形的纸,让儿童在圆圈内按照情绪的不同比例,选用不同的颜色进行涂画。治疗师可以和儿童就情绪的具体类型、类型的多寡、不同情绪的比例、情绪背后发生的事情等维度进行互动。

④家庭建设类活动。如以家庭为单位的描身画法,邀请妈妈(或爸爸)一起参与,请妈妈躺在一张大长方形纸上,由孩子描绘妈妈的身形,然后让孩子在纸上随意创作。这个过程可以促进家庭关系的建设,在互动中提高妈妈和孩子的自我觉察能力,从而增进家庭成员的相互了解,改善家庭关系。

(3)团体的结束。团体的结束方式有很多,如每人一张画纸,把纸对折,请儿童在一半的纸上画出一种最能代表自己的动物或者植物。然后把纸往左传,请每个小组成员在另一半纸上写下这位儿童的优点和特色。可以请儿童把所有的画进行整理,大家一起欣赏,也可以让儿童谈谈自己的收获和感想。

四、团体绘画示例

(一)团体粘贴画

材料:每人准备几本画报、剪刀、素描纸或美工纸。

目标:体验选择的意义,自我探索。

程序:

(1)4人一个小组,4~6组。

(2)在5分钟内把自己想要的画撕下,然后把剩余画报放在桌子中间做交换。

(3)选择同伴放在桌子中央的画报,将自己需要的那一页撕下。成员也可以在别的小组寻找自己需要的那一页撕下。

(4)确定手里选择的图片张数,超过20张的进行筛选,只留下20张,其余放在桌子中间,不足者可以拿足20张,也可以不选。

(5)可以再到桌子中间挑选自己喜欢的图片,但必须用自己手中的图片做交换,保留20张作为基数。

分享与讨论:分享选择的过程、选择的过程与你生活的关系以及对选择过程的感想。

创作:创作自己的作品,按自己喜欢的方式将图片粘贴在一张大的素描纸或美工纸上。团体领导者可以设定主题创作或自由创作。

(二)团体涂鸦

材料:蜡笔、素描纸。

目标:自我探索,体验在人生的历程中受到的他人的影响。

程序:

(1)用绘画进行暖身。左手涂鸦,右手涂鸦。将涂鸦作品进行分享,建立连接,形成小组。

(2)小组成员轮流涂鸦。让成员先在自己的图画纸上做记号——▶将空白图画纸向右传给下1位成员进行1分钟的自由涂鸦——▶再向右传给下1位成员进行1分钟的自由涂鸦——▶直到每一位成员均进行1分钟的自由涂鸦(每组人数以6人为佳)——▶交给原作者。

在被乱涂鸦的作品中寻找自己想要的主题,进行10分钟的个人统整画,并将其命名,诠释图意。

讨论:成员先在团体小组中分享及彼此反馈,之后征求自愿分享的人进行团体分享,最后统整团体的心得与反馈。

(三)团体曼陀罗绘画

团体曼陀罗绘画可以很好地用于儿童人际关系中,人数可以是两人或多人。可以在咨询室由咨询师和儿童一起画,也可以作为亲子治疗或家庭治疗方式之一,由儿童与其父母一起画。

1. 双人曼陀罗绘画

双人曼陀罗绘画是指两个人在大圆里一起绘制作品,可以是在咨询室中,由咨询师与儿童一起画,也可以作为家庭作业,由儿童和父母一方一起画。在儿童心理咨询与治疗中,双人曼陀罗绘画用于理解儿童的人际交往模式、启发儿童进一步思考。

双人曼陀罗绘画分为双人主题曼陀罗绘画和双人自发曼陀罗绘画。

(1)双人主题曼陀罗绘画

双人主题曼陀罗绘画中主题的设定是基于咨询师带有目的性地想去理解儿童心灵的

某个具体内容,因此它具有很多主题,如"我的校园生活""疫情防控期间我的生活""我的网络课堂"等。

（2）双人自发曼陀罗绘画

双人自发曼陀罗绘画是双人曼陀罗绘画的重要形式。它有两种形式,双方可以在绘画前及绘画过程中一起交流;也可以在绘画前及绘画过程中不交流,之后分享感受。

2. 多人团体曼陀罗绘画

多人团体曼陀罗绘画是指由三人及三人以上的成员共同创造一幅曼陀罗绘画作品。在心理咨询中,心理分析师可把多人曼陀罗绘画作为家庭作业,让儿童与其父母一起绘制曼陀罗绘画。家庭成员一起绘制的多人团体曼陀罗绘画有助于增强家庭成员之间的沟通与交流,同时也能帮助咨询师更好地理解家庭成员间的团体动力关系。与双人曼陀罗绘画一样,多人团体曼陀罗绘画也分为多人团队主题曼陀罗绘画和多人团队自发曼陀罗绘画。对于儿童曼陀罗绘画治疗而言,它常常被运用于家庭治疗、学校团体心理辅导中。治疗师类似于团体领导者的角色。

附录：绘画治疗常见的类型与形式

一、常见类型①

按咨询目标可以分为六类。

1. 探索个人内心的技术，用于放松和摆脱控制

(1)涂鸦、即兴作画或自由绘画；

(2)无主题绘画或自由命名绘画；

(3)在湿纸上喷淋绘画或淋墨绘画；

(4)材料探索，包括各种金属、塑料、土、织物、木材等；

(5)颜色探索，对比色、协调色、混合色、黑白灰过渡色等；

(6)完成绘画，在未完成的画面上继续绘画。

2. 促进和谐关系的技术，用于团体与个体治疗

(1)辅以语言对话的绘画；

(2)两人组/三人组/多人组集体绘画；

(3)团体完成绘画；

(4)配有观察员的团体绘画。

3. 表现内在情感的技术，用于查找情绪，管理情绪

(1)用颜色画情绪；

(2)往事回测绘画或情结再体验绘画；

(3)"即时即景"心情绘画；

(4)幻想绘画或梦境绘画；

(5)画出你的三个/多个愿望；

(6)用歌曲、乐曲、诗歌、散文启动的意象绘画。

4. 推动自我认知的技术，用平面材料或三维材料表达当下的自我状态

(1)画"我是_____"；

(2)画"我正在做_____"；

(3)画"我拥有_____"；

(4)画人；

(5)画男人/女人；

(6)自画像；

(7)画"自我"的意象。

5. 促进人际关系的技术

(1)画团体的成员；

---

① 孟沛欣. 艺术疗法——超越言语的交流. 北京：化学工业出版社，2009：118-119.

(2)画家庭成员；

(3)画你的搭档；

(4)团体共同完成一幅人像；

(5)画一幅"全家福"；

(6)画家庭成员在做事；

(7)团体共同完成一幅壁画；

(8)画团体成员的动态图。

6. 了解社会关系网图的技术

(1)房—树—人；

(2)元素(土地、空气、火、水)绘画系列；

(3)杂志拼贴或装配；

(4)社会原子图。

在实际操作这六个类别的技术时，存在重叠或交叉的活动，

二、常见形式[①]

(一)无主题的绘画

1. 随意画(涂鸦)

材料：A4纸、马克笔、蜡笔或者2B铅笔等。

程序：让儿童在纸上随意画线条或者涂鸦，告诉他们只要将手臂在画面上随意移动即可，鼓励他们放松并在其中寻找乐趣，在他觉得画完时停止。画完后请儿童从各个角度观看，看是否出现他们觉得熟悉的或能够吸引他们的形状，将这部分的颜色画得突出些，然后给这幅画起个名字。

目的：这个活动对建立良好的治疗关系很有价值，这是用图像自由表达的有趣而安全的方式，可以让儿童表达那些不愿与他人分享的内心自我。儿童在这样一种自由的方式中体验绘画，要求儿童主动检查画中的项目或符号象征，并且用它们将整个画面与自己的思想和情感联系起来。

2. 自由画

材料：纸、2B铅笔、钢笔、蜡笔、颜料、彩色笔、记号笔等。

程序：与涂鸦不同的是，自由画不是靠手臂的随意移动来画，而是鼓励儿童自由表达，想画什么就画什么，不要刻意"设计"图画。

目的：结果常可以显示儿童的当前问题、防御机制和优势。

3. 闭眼画

材料：A4纸、马克笔、油画棒等。

---

① 陶琳瑾.儿童艺术治疗.南京：江苏教育出版社，2010：209-217.

程序:治疗师让儿童闭上眼睛,在纸上随意画画(也可以按一定主题绘画)。

目的:这个活动可以排除儿童对他人评价的担忧,放松心情,自由地表达自己。对那些追求完美的人尤其有帮助,因为谁都知道,在闭着眼睛的情况下,要画到完美是不可能的。

4. 续笔画

材料:纸、2B铅笔、蜡笔、颜料、彩色笔、记号笔等。

程序:鼓励儿童在已有形状的基础上完成绘画,使其成为一个完整的图案。

目的:这种方法可用于团体咨询,以此鼓励成员表达自我;或者在个体咨询中作为一种鼓励儿童表达自己思想和情感的方式。

5. 对话线条画

材料:A4纸、2B铅笔、马克笔、油画棒等。

程序:治疗师与儿童不使用语言或面部表情沟通,只使用画笔在纸上运行的线条轨迹或形状进行对话。如果是在团体中,也可要求团体成员两人一组,进行画线条的"对话",首先行动的一方绘出某种趋势的线条,另一方按照自己的感受,也用线条与对方进行互动式的"对话",这是一个无语言的状态,整个过程以观察为主,在此基础上决定自己绘画的方式、线条和趋势。

目的:这个活动可以帮助儿童从日常生活中惯常的思维方式、交流方式中跳出来,以非语言的方式与对方交流,从而熟悉非语言的交流和表达方式。

6. 用非利手画画

材料:A4纸、马克笔、蜡笔等。

程序:治疗师要求儿童用非利手画画。

目的:这个活动跟"闭眼画"类似,可以降低儿童在初次接受绘画治疗时的威胁感和紧张感,因为他们很清楚自己处于不利地位,这样的绘画体验不要求他们创造出完美的图画,而强调绘画的游戏感。这种方法也可用来启动儿童曾经历过的不适感、排斥感、丧失感,如探讨生病、失去亲人或朋友的体验。

7. 听音乐画画

材料:各种旋律的音乐磁带或唱片、纸、彩色笔、马克笔。

程序:依次播放活泼、阴郁、轻柔的歌曲,在播放音乐的同时要求儿童画出对这段音乐的体验。

目的:主要讨论音乐唤起的感受及记忆,目标包括问题和关注的主题的表达。

(二)有主题的绘画

1. 情感类词语

材料:A4纸、2B铅笔、钢笔、蜡笔、颜料、记号笔、彩色笔等。

程序:治疗师规定一个表示"情感"的词(如爱、恨、愤怒),儿童用画来描绘这个词,儿童也可自己想出某个词。

目的:展示儿童的内心情感,并打开讨论的缺口。

2. 情感面具

材料:纸、颜料、鸡蛋、硬纸盒以及各种废料。

程序:治疗师让儿童选择一种情感,做一个面具来表达这一情感。

目的:这项活动为儿童提供了讨论和体验重要情感的机会,也为儿童在生活中唤起重要情感体验提供了线索。

3. 画此时此刻的感受

材料:A4纸、马克笔、油画棒、蜡笔等。

程序:治疗师让儿童画出此时此刻的感受。

目的:探讨个体的自我意识,探索问题和情感。

4. 让画中人说话

材料:A4纸、马克笔、油画棒、蜡笔等。

程序:治疗师让儿童联想起对自己的一位重要的人,将大概形象画出来,然后想象自己就是这个人。治疗师引导儿童从重要他人"在想什么""想对你说什么"等问题入手,帮助儿童站在"重要他人"的角色里体验并将体验说出来。

目的:这个技术与"角色扮演"或"空椅子"技术的作用类似,可以分为"替重要他人说话"和"与重要他人对话"两种方式,帮助儿童宣泄情绪,梳理与重要他人之间的关系;还可以通过从对方的立场看问题来达到态度的改变;也可以提高自我意识程度,使行为改变成为可能。

5. 画担忧

材料:A4纸、马克笔等。

程序:要求儿童画出他们的担忧和关注的方面。

目的:分担儿童的问题,探讨应对方法。

6. 画焦虑

材料:A4纸、马克笔、油画棒等。

程序:要求儿童将一张纸对折,在一边画出让他们感到焦虑的时刻,在另一边画出他们如何处理焦虑感。

目的:主要讨论减轻压力和解决问题的技巧。

7. 画恐惧

材料:A4纸、马克笔、油画棒等。

程序:要求儿童画出令他们感到恐惧的事物。

目的:探讨恐惧与焦虑,集中在恐惧的来源、恐惧的现实性以及克服恐惧的方法上。

8. 画愤怒

材料:A4纸、马克笔等。

程序:要求儿童用形状、线条、色彩画出愤怒(看起来或感觉起来像什么),还可以让他们画出让其感到愤怒的状况。

目的:主要讨论儿童表达愤怒的差异和控制愤怒的方法。可以讨论当愤怒不能够表达出来时出现的躯体症状,如焦虑或头疼。

9. 画出怨恨的人

材料:A4纸、马克笔、油画棒等。

程序:治疗师要求被治疗者闭上眼睛,回忆一个曾经怨恨过的人,将这个人的形象用线条或颜色表示出来,在绘画技术上仅仅做到在被治疗者自己觉得看起来像那个怨恨的人就可以了,当然,画得像一些更好。然后,由治疗师引导被治疗者对着画中的人物说出"我恨你,因为我小的时候你打我""我心里很怨恨你,因为你当着我朋友的面出我的丑""我恨死你了,因为你一直都酗酒,还没等我长大你就死了,那时我多么需要你"等诸如此类的发泄的话。这时,治疗师同时将这幅画撕碎或毁掉,直到被治疗者感觉将内心的怨恨释放了出去。

目的:这是一个象征性的手法,将过去的情绪唤起,并提取到当下来处理,即让那个痛恨的人在内心"死去",使被治疗者内心的愤怒得到宣泄,再回到生活中的时候就会发现纠缠已久的旧日怨恨情绪已经消失。

10. 画出伤痛事件

材料:A4纸、马克笔、油画棒等。

程序:治疗师要求被治疗者回忆让其伤痛的某次事件的场景,将场景画出来,然后鼓励被治疗者回到当时情绪中,重新体验那一刻的心境。尽量具体化、细节化,使描述的细节将被治疗者过去的经验带到当下。

目的:有创伤后应激障碍、未完成事件、未解决冲突等背景的被治疗者很可能正在受着某些剧烈情绪的折磨,如恐慌、困顿、挣扎等,这个技术使他们回溯旧日情景时有身临其境的体验,将这种体验带到当下来处理,给被治疗者提供了与过去做一个了结的机会。

第三章　儿童游戏治疗

玩游戏是儿童的天性,也是适合儿童年龄特点的活动形式。游戏是儿童的学习方式和基本生活方式,是儿童的语言。儿童在游戏中成长,在游戏中不断发展自我生命的力量,游戏因此也就成了儿童教育的重要手段。儿童游戏治疗是借由游戏的过程对儿童心理进行教育辅导、咨询和治疗的方法。

第一节　儿童游戏治疗概述

一、儿童游戏

(一)游戏的定义及功能

1. 游戏的定义

游戏是儿童的"语言"和早期特有的学习方式,也是儿童社会化最重要的途径。游戏对于儿童成长的意义,是任何其他活动不能代替的。游戏不仅能促进儿童身体、认知、语言以及社会能力的发展,也能增进儿童的心理健康。

游戏容易观察,但不容易下定义。关于游戏的定义在心理学界至今未达到一定的共识。总结起来,对游戏的定义主要有三个较大的取向。[①]

(1)游戏是与生俱来的一种倾向,只要所表现出来的行为具有一些共同的属性,则这些行为就可以称为游戏。这些共同的属性包括:是内在引发的行为;重视过程而非目的;不同于探索行为;并非工具性行为;不具有外在强制性的规则,是主动参与的。

(2)游戏是一种行为。以游戏的属性来定义游戏,仍然不能让我们明确游戏的操作性定义。因此,有些学者尝试找出游戏的"行为特征",只要是符合此特征的行为都可以算是游戏。

(3)游戏是一种情境。从刺激和反应的关系来看,将游戏视为一种反应,存在困难,有些学者尝试从刺激的角度来定义游戏,亦即在何种情境下,游戏会自然而然地出现,如果能够找出这些情境的特性,则在进行游戏的研究时,只要安排出符合这些特性的情境,就一定能够观察到游戏,然后才能探讨是在何种刺激情境之下会出现游戏行为。这些情境特性有两个方面:一是能让儿童感觉到熟悉的人和物存在且这些人和物能够引起儿童的兴趣;二

---

① 梁培勇.游戏治疗:理论与实务.2版.新北:心理出版社股份有限公司,2006:7-9.

是在情境中所发生的人际互动(尤其是成人和儿童间的互动),可以让儿童感觉到安全且可以控制。

除上述三大取向之外,许多心理学家按强调的重点不同,对游戏提出了他们各自的看法和定义。

(1)游戏过程中充满了欢乐。游戏和欢笑、快乐几乎密不可分,甚至可以把它们画上等号,许多心理学家都强调没有欢乐的过程就没有游戏。

(2)游戏是主动参与而非被动参加。一方面,游戏是儿童自发而非被迫产生的行为,一群儿童在一起,就会自然而然地玩起来;另一方面,我们也很难强迫儿童去玩一个他没有意愿参加的游戏。

(3)没有时间上的限制。游戏的过程是随性的,参与游戏的玩伴想要继续玩下去就可以继续玩下去,不必在乎时间会花掉多少。当大家准备开始玩游戏时,若有一个玩伴的父母来叫他回家,可能大家连玩都没有玩,就一窝蜂地回各自的家了。

(4)没有特别标明的学习目标。在游戏过程中,儿童会"自然而然"地学到一些东西。一旦一个活动的过程被贴上"学习"的标签,则该活动就是一个学习的过程,而非游戏的过程。一旦儿童以为是"学习"的时候,过去与学习过程有关的负面经验可能会影响学习的效果。反之,儿童过去的游戏经验都是正面的居多,在心态上不会紧张;即使儿童并不觉得是在学习,而事实上在这样的状态下,他已经学到了一些东西。

(5)不会有输赢的心理负担。许多游戏的过程都会以分出胜负作为最后的结束,游戏虽然有胜负的形式,但却不会造成游戏者出现输赢的心理负担。一旦儿童在意输赢,就无法轻松愉快地享受游戏过程了,也就不认为是在玩游戏了。

(6)控制感。在游戏的世界中,任何现实世界的东西,都可以想象成自己所希望的内容,儿童在参与游戏的过程中仿佛游戏世界里的主宰者,掌握着游戏世界中的各种变化,随着自己内在的心情起伏决定游戏的大千世界,从而增加儿童接受真实世界挑战的可能性。

2. 游戏的功能

(1)促进儿童身体发展

游戏可以帮助儿童身体的生长发育,促进身体的发展。游戏使儿童身体的各项器官得到锻炼,促进骨骼肌肉的成熟,锻炼运动技能和技巧,还有利于内脏和神经系统的发育。此外,游戏的愉快体验对儿童身体健康发展、情绪的愉快发展也有很重要的作用。

(2)促进儿童认知发展

游戏可以丰富、巩固儿童的知识,儿童在游戏中对游戏材料的摆弄、操作,有利于丰富、巩固对有关物体的性质及物体与物体之间关系的认识,儿童在与游戏伙伴共同游戏的过程中,有利于获得对人与人之间关系的认识。同时,由于游戏来源于儿童的生活,游戏内容本身就携带有丰富的信息,儿童游戏的过程也是丰富和巩固知识的过程。游戏有助于儿童注意力、观察力、判断力的培养。在游戏中,儿童会不断地移动、触摸、聆听、观察,这些感官刺激有助于儿童各项能力的发展。此外,游戏,特别是想象游戏,给儿童以想象、探索和创造的自由。在儿童的学习能力发展中起着重要的作用,还可以激发儿童的创造力和思考力。

儿童的创造力在游戏中表现得十分明显。

（3）促进儿童社会性发展

儿童在游戏中既有现实伙伴之间的交往，也有角色之间的交往，正是在这些交往中儿童的社会性得以发展。儿童在分工与合作的过程中，逐渐学会了与人相处的技巧，学会了如何尊重他人。游戏帮助儿童掌握与同伴交往的方式。游戏是儿童对社会生活的再现，它具有群体性。儿童只有通过自己和同伴的共同努力，才能把感兴趣的现实事件反映出来。在这个过程中，儿童会克服自我中心的局限，理解同伴的情绪，接受或给予同伴必要的支持，建立相互信任和亲密的同伴关系。这些，都会帮助儿童学会合作互助，从而提高交往能力。

儿童在虚构的游戏情境中，会用自己独特的方式，表达对现实生活的认识和理解。如在角色游戏中，儿童通过各种角色的扮演，可体验到社会成员的思想感情，如妈妈对孩子的细微照顾、医生对病人的关心、顾客对别人劳动成果的尊重，等等。这种思想感情，有助于儿童从他人角度去思考问题，是儿童建立良好人际关系的基础；有助于消除儿童"以自我为中心"的倾向，把自己融入周围生活之中。

游戏都有自己的规则，儿童在游戏中需要遵守规则才能有机会继续游戏。儿童还会在游戏中逐渐学会如何制订规则，甚至他们会根据自身的理解修改规则，这样会让儿童对规则有更进一步的了解，有利于儿童理解并更好地适应社会各项规则。在协商角色和遵守扮演规则中，假装游戏为儿童提供了学习妥协的机会；儿童的游戏越复杂，他们就越随和，且表现出更多的亲社会行为和较少的攻击、退缩行为。

（4）促进儿童情感发展，培养儿童的自信心

游戏是儿童表达情感的一种重要方法，如沙盘游戏有利于儿童情感的发展，能够帮助儿童面对情绪问题。在试验性的、安全的"箱"的情境中，以及治疗师的专注支持下，儿童可以学习面对焦虑和各种冲突，可以在游戏时全神贯注、无拘无束，显露出自己的真正本性。由此可见，沙盘游戏不仅有助于儿童克服情绪的紧张，在游戏中放松身心，解决问题，还有助于儿童释放和消除愤怒情绪，在游戏中学会移情，获得愉快的情绪体验。

在游戏中，儿童可以尽情地按照自己的意愿来进行各种角色扮演，当"爸爸""妈妈""医生"或者"警察"，满足现实生活中不能实现的愿望，从而得到快乐。在游戏中，儿童会自动调整自己的性格，进行多样化的尝试和冒险，如好动的儿童可能会克制自己的冲动，扮演安静的角色；内向胆怯的孩子，会在游戏中去做一些现实生活中需要胆量和冒险的事情；顺从的孩子可能会表现出叛逆和创新……当儿童面对沙盘游戏时，几乎总是会在游戏中显得积极、主动。游戏的评判没有了生活或学习中的评价压力，这种特别的体验，会使儿童获得成功的感受和喜悦，有利于培养儿童的自信心。

（5）促进儿童语言的发展

儿童游戏是促进儿童语言发展的重要途径之一。儿童在轻松、快乐的游戏中可以自由地表达自己的想法和愿望。游戏为儿童提供了大量表达、运用和练习语言实践的机会，在语言游戏中，儿童通过有节奏的吟唱、富有想象力的续编或改编故事等，培养对语言韵律的

感知能力,并从语音、语义等多方面去理解语言。在表演游戏中,儿童按自己的理解来扮演各种角色,创造了一个真实交往的环境,同伴间不断发生的社会交往为语言的学习提供了支撑。在角色游戏中,儿童可以扮演自己喜欢的任何角色,与角色进行对话和交流,正是在频繁地使用各种语言的过程中,儿童与同伴交流的字词句由简单到复杂。在规则游戏中,儿童通过领会教师的语言来理解游戏的规则,这一切都促进了儿童语言的发展。

(二)关于儿童游戏在心理治疗中的作用[①]

游戏理论家对儿童游戏在心理治疗中的作用进行了阐述,主要有以下四个学说。

(1)净化说

净化说认为,儿童在日常生活和学习中常常会产生不安和紧张的情绪,但他们的不安、紧张和被压抑的情绪以及内心的矛盾和冲突,通过游戏可以得到消解和净化。净化也是精神分析学的重要概念之一,主要是指通过宣泄,以达到思想、观念的安定和调控。

(2)补偿说

补偿说的主要观点是儿童在日常生活中具有某种痛苦、苦恼以及失败的焦虑,儿童用游戏作为补偿失败和达成愿望的手段,以此作为解决的办法。

净化说和补偿说的共同之处在于都认为游戏对儿童的紧张、压抑和焦虑等负面情绪具有宣泄作用,同时也能较好地调节心理。

(3)自我表现说

自我表现说指出,儿童的游戏不仅仅具有消极的净化和矫治作用,还具有积极的创造作用。游戏能给儿童提供自我创造的机会,他们在日常生活和学校学习中的某种不能保证或不能实现的成功感和创造欲望,可以在游戏中获得满足。儿童经常想显示自己具有保护自身的力量,但在现实生活中,他们往往是被保护的对象,因此他们的愿望可以通过游戏实现。与此同时,儿童游戏有其自身的规则,不被大人操纵,他们可以通过游戏把自我的欲望创造性地表现出来。游戏为儿童架起了从非现实到现实的桥梁,对他们的心理发展有积极作用。

(4)儿童动力说

儿童动力说认为,游戏活动是儿童在自我身心发展与环境互动中一种动力学关系的体现。通过游戏,儿童能更好地学习新知识,促进自我的发展,同时控制情绪。在智力、积极情绪得到促进时,儿童的行为可从不适应逐渐走向适应。

游戏对于儿童而言,恰如语言对于成人——它是儿童表达情感、探索关系、描述经历及表达愿望的媒介。游戏能够成为治疗的手段之一,其原因可能在于它在很大程度上解决了儿童心理治疗或咨询中的两大技术难题——如何更好地了解儿童的内心世界? 如何使儿童主动地参与到心理治疗中来?

心理咨询和治疗作为一项帮助成人缓解心理问题的专业方法,在适用于儿童时常常收

---

① 徐光兴.儿童游戏疗法心理案例集.上海:上海教育出版社,2007:5-6.

效甚微,甚至无法实施。因为在对儿童进行心理治疗的过程中,儿童往往缺少成年人心理治疗和咨询的某些重要因素,比如对心理不适的觉知、主动求助的愿望、希望咨询的动机等。同时,有效的成人心理咨询与治疗往往以语言交流为媒介展开,接受治疗的一方当事人必须具备一定的语言认知,能用语言形式将内心深处的矛盾和苦恼表达出来,而儿童限于认知能力,常常很难理解治疗师的话,也不能准确清晰地表达自己的经历和体验。因此,使用一种非语言媒介的方法适合对儿童进行心理辅导。

如果把玩具作为儿童的词汇,那么游戏就是儿童的语言。若儿童被迫将自己的认知转换为口语化的媒介时,不可避免地受到诸多语言发展方面的制约。而当儿童自发地参与游戏过程时,能够比用语言更直接地进行自我表达,通过游戏,儿童可以自然、自发地表达许多他们还不能用语言清楚表达的感觉和经验。

此外,由于儿童心理活动的有意性水平较低,不愿参与无兴趣的和活动性低的活动,游戏作为治疗的手段可以增加儿童的兴趣度与参与度。当儿童在治疗中产生阻抗时,游戏的自发性、非强迫性可以让他们自己决定是否继续游戏。同时,游戏没有成人的评判与批判,使得儿童能够自在地犯错误而不必担心失败或来自成人的嘲笑。游戏还鼓励幻想和运用想象力,使得儿童能在虚构的世界中满足和表现控制性的需求,通过真实而强大起来的自我去建立自信,解决生活中的具体困难。正如Landreth(1991)强调的,当游戏被儿童视为他们的自然沟通媒介时,游戏效果才会真正地显现出来,在儿童玩出自己的经验和感受的过程中,已经潜在地发生着自我治疗的功效。

二、游戏治疗的概念

游戏不仅是儿童的天职,同时还可以作为心理治疗的一种手段。虽然我们每个人都很熟悉游戏活动,但是要给游戏治疗下一个确切的定义,却是一件比较困难的事情。一些学者认为游戏本身就可以达到治疗的效果,另一些派别则不同意这样的观点,他们认为游戏治疗就如同谈话疗法一样,真正产生效果的是治疗者使用的心理学方法,认为游戏与游戏治疗是两个概念。邱学青(1996)比较了治疗中的游戏行为和游戏中的游戏行为,发现两者之间存在不同的特性。游戏和游戏治疗的区别主要体现在以下方面。

从地位看,游戏中儿童的地位是主动的,游戏治疗中儿童的地位有一定的被动性;从目的看,游戏中儿童只是享受过程,不追求目的,游戏治疗则希望达到一定目的;从情绪的体验看,游戏充满快乐,游戏治疗释放情绪、放松;从时间上看,游戏是自由的,游戏治疗是有限制的。由此可见,游戏与游戏治疗的区别在于,它们在儿童发展中的作用是不同的。游戏治疗主要是面对有问题的儿童,通过治疗帮助儿童解决心理上的困扰,促进他们向着正常的方向发展。

(一)什么是游戏治疗

游戏治疗是治疗者们借助游戏这种治疗工具进行的一种心理治疗方法,它以游戏作为诊断和治疗的中介,由受过培训的游戏治疗师帮助儿童预防或解决某些心理问题,从而让其获得更好的成长和发展。游戏的特性使得游戏治疗有助于治疗师与儿童建立治疗关系，获得儿童的想法和感受，从而帮助儿童康复和成长。游戏治疗并非某一学派的特有方法。

关于游戏治疗的概念界定，学术界至今尚未达成共识。早期的游戏治疗侧重于游戏对儿童真实生活的投射和宣泄。一些心理治疗工作者把游戏环境看作为儿童被抑制的情绪情感提供自由表达的场所。如 Schaefer 和 Reid（1986）把游戏治疗界定为"游戏治疗师以游戏手段来矫正儿童心理行为障碍的一种治疗方法，通过比喻、象征等方式，使儿童自然地进行心理投射和升华，让儿童能够释放紧张情绪，以缓和他们在情绪方面受到的困扰"。

Landreth（1991）认为游戏治疗是"一个儿童与一个受过训练的游戏师之间的动力人际关系。治疗师依照游戏治疗的程序，为儿童提供选择过的游戏材料，并催化一份安全关系的发展、演变，儿童借由自然的沟通媒材——游戏，来达到表达和探索自我（感觉、思想、经验和行为）的目标"。

国际游戏治疗协会（Play Therapy International，PTI）则将游戏治疗界定为：将理论模式系统性地运用，以在其中建立一个人际交往的过程，受过训练的治疗师运用游戏的治疗性力量去协助个案预防或解决心理社会困境以及得到最大的成长和发展。

美国游戏治疗协会（American Play Therapy，APT）对游戏治疗的界定是：游戏治疗是受过培训的游戏治疗师运用游戏的治疗作用，帮助被治疗者预防或解决某些心理问题，以实现其更好的成长和发展。游戏治疗是通过运用系统的治疗模式，从而建立良好的人际关系的过程。

近年来，随着游戏治疗的应用和发展，心理学界对游戏治疗的认识也出现了变化，学者们越来越推崇通过游戏来给儿童创设一种温和、信任及完全自由的环境，让儿童在游戏中察觉自身存在的问题，挖掘自己的潜力，从而发生内心世界的变化。如何长珠（2017）认为，游戏治疗是游戏治疗师在游戏室的环境中，提供一种安全、信任、容许和责任的态度，与儿童发展出一种正向的关系，并借由儿童在自由选择玩具和角色扮演的活动中，达到治疗上支持和重整的结果。

由此可见，游戏治疗是结合游戏的形式以达到治疗目标的一种心理服务工作。在儿童心理咨询与治疗中，凡是运用游戏作为沟通媒介的似乎都可以称为游戏治疗。由于治疗师的理论取向不同，因此游戏治疗的流派也各不相同，如个人中心游戏治疗、认知—行为游戏治疗、格式塔游戏治疗、心理动力游戏治疗等。虽然各学派强调的重点不同，但通过游戏治疗达到宣泄、净化、改善以及重整内在人格结构的基本理念是一致的。我们可以将游戏治疗界定为心理治疗方法的一种，是以心理咨询理论为基础，以游戏为媒介对有发展需要、心理困扰或行为障碍的儿童提供帮助的一种方法。其操作程序包括进行观察、测量、分析和实施矫治或疏导。

（二）游戏治疗与游戏教学

在教育教学情境中，游戏是教师常用的一种教学方法和手段。教师在儿童教育课堂应用游戏教学的方法，能促进儿童对教学知识技能的掌握，同时，对于维护儿童的心理健康，促进儿童的心理发展也具有积极的影响。从这个角度来说,游戏教学和游戏治疗有交织关系。但是,游戏治疗作为一种专业的心理治疗方法,与游戏教学仍然存在以下差别。

(1)从活动目标来看,游戏治疗的目标主要在于解决儿童的心理困扰,如帮助儿童表达并宣泄他们不良的情绪情感体验,矫正儿童的问题行为或挑战性行为。游戏教学的目标主要在于促进儿童认知的发展,教师借由游戏的方式教会儿童某个道理、某种思维方式,或是教会儿童解决某种智能问题,掌握某种行为技能。

(2)从背景理论来看,游戏治疗以心理咨询和治疗的理论为基础,治疗师在治疗过程中需要运用共情、具体化、澄清、面质等面谈的心理技术,以及游戏治疗特有的引导、评估和推进技术,以促进儿童心理问题的解决。游戏教学作为一种教学方式,其理论背景主要以教育心理学、认知心理学、课程与教学等学科理论为指导,强调儿童内在信息的加工过程,并体现尊师重教、教学相长等教育教学特性。

(3)从评估的角度来看,治疗师对儿童的评估侧重于对儿童心理问题的发生及发展进行评估,治疗师通过儿童在游戏过程中的心理表达、心理测评来解读儿童的内心世界。游戏教学重视儿童对认知类知识的掌握和社会经验的内化,其评估常用学科知识测试、教育评估的方式进行,以评估儿童是否具备掌握适应社会的知识基础和基本素质。

(4)从活动的生成性与预成来看,游戏治疗师给予儿童充分的尊重、温暖和理解,儿童有较大的游戏自主权,可以自己决定做什么游戏、以什么方式进行游戏、是否停止或继续游戏等。因此,游戏治疗过程中有很大的即兴生成的特点。但是,游戏教学却往往由教师进行预先的设计和规范,教学目标体系有较严格的系统和逻辑,教学过程中虽然也有生成性的特点,但总体而言,其预成性还是比较强的,这也利于学校教育目标的达成。

第二节　儿童游戏治疗的理论与发展

一、儿童游戏治疗的理论

(一)精神分析学派的游戏治疗理论

精神分析学派的游戏治疗是20世纪游戏理论和游戏治疗的最初形式。游戏治疗的发展起源于精神分析学派的治疗师们努力将其理论运用于儿童身上(兰杰斯,1994)。精神分析学派强调童年早期的生活经验对一个人一生发展的重要影响,认为游戏是儿童缓解日常生活中的焦虑或挫折的一种手段,这种观点奠定了游戏治疗的基础。

不同的精神分析学派的治疗师对游戏在治疗中的作用的观点并不是一致的。Freud(1946)认为游戏的重要意义在于建构良好的咨访关系。她认为游戏本身并不能起到治疗的作用,儿童游戏的主要功能是用来帮助治疗师与儿童之间建立起一种正向的情感联结,以便进入儿童内在的世界,当儿童与治疗师的关系越来越好时,治疗过程的重点就由游戏渐渐转向语言的沟通。强调在游戏治疗中加入积极的指导和干预,重视家庭和当前的外界现实对儿童的影响,最终目标是关注儿童健康人格的发展,所以她的分析治疗常被称为教育性游戏治疗。Klein(1963)更强调游戏在揭示儿童潜意识中的重要意义。她用游戏和玩具鼓励儿童表达幻想,然后根据儿童的表现加以解释,通过解释,使儿童的一些无意识层面的体验变成有意识的体验,从而帮助儿童释放或宣泄困扰他们的情绪问题。也因为如此,她把游戏治疗室中环境的创设、玩具的投放视为游戏治疗的重要技术,她对分析性环境的创设、运用精神分析的手段以及纯精神分析的解释,与克莱因与弗洛伊德有明显的区别,她的儿童游戏治疗方式也被称为"分析性游戏治疗"。

(二)人本主义学派的游戏治疗理论

人本主义学派的游戏治疗强调良好的环境与人的自我潜能的发展。阿克斯莱茵(Axline)是该学派儿童游戏治疗的代表人物,他将罗杰斯(Rogers)提出的针对成人、以被治疗者为中心的非指导性治疗进行修改并应用到儿童的游戏治疗中,形成了非指导性游戏治疗或称儿童中心游戏治疗。

人本主义学派的游戏治疗师并不重视对游戏的安排,而是强调为儿童提供一个无条件接纳、无条件包容的环境,和儿童之间建立良好的关系。游戏治疗师要听从儿童的指引,关注儿童的力量,感受儿童的情感,相信儿童成长变化的潜力。阿克斯莱茵认为以游戏为中介,儿童能感受到治疗师的真诚、无条件的积极关注和共情的作用,儿童有能力自我成长并指导自己的行为。阿克斯莱茵提出了非指导性游戏的八条原则。[①]

(1)游戏治疗师必须和儿童建立友善的关系。

(2)游戏治疗师必须接受儿童真实的一面。

(3)游戏治疗师在和儿童相处时要具有宽容的态度,让儿童能够自由自在地表达自己的感受。

(4)游戏治疗师要能敏锐地辨识出儿童表现出来的感受,并以能够让儿童领悟的方式把这些感受反馈给儿童。

(5)游戏治疗师必须尊重儿童,承认儿童拥有能够把握机会解决自身问题的能力。

(6)游戏治疗师不要总想着用某种方法来指导儿童的行动或谈话,而应该是伴随儿童的行为进行因势利导。

(7)游戏治疗师要知道治疗是一个循序渐进的过程,对治疗进度不能太着急。

(8)游戏治疗师应该做出一些必要的限制,这些限制的目的是让儿童知道他在治疗中应该担负的责任。

综上,以儿童为中心的人本主义学派的游戏治疗的核心就是相信每个儿童具有自我发

---

① 转引自梁培勇. 游戏治疗:理论与实务. 2版. 新北:心理出版社股份有限公司,2013:114-115.

展的力量。只要治疗者为他们创设适宜的条件,营造自由和舒畅的气氛,无条件地关注、接受并理解他们,那么儿童就能获得自信,拥有自主选择以及发现并解决问题的能力。

(三)认知—行为学派的游戏治疗理论

认知—行为学派的游戏治疗主张让儿童积极主动地参与游戏,通过各种介入手段来帮助儿童提升对问题的了解,并教给儿童必要的技能。认知—行为游戏治疗这个概念由科内尔(Corneille)在1993年提出后,得到快速实践,其主要目标是通过游戏治疗来界定并调整那些与该儿童症状有关的偏差想法。

认知—行为游戏治疗有以下特质。

(1)认知—行为游戏治疗是结构的、引导的和目标导向的。

(2)认知—行为游戏治疗的焦点是儿童的想法、感受、幻想和环境。

(3)经由游戏,直接处理孩子的问题。

(4)发展更具适应性的行为。

(5)运用实验证明各种有效的技巧和模式。

(6)允许实验的处理。

在认知—行为学派游戏治疗师看来,儿童经由游戏表达自己的过程可以使儿童学习自主选择、自我引导和自我负责,这不仅能使儿童感受到自我设计的乐趣以及自己的选择被接纳的愉悦感觉,还有助于儿童自律性及自信心的培养。

认知—行为游戏治疗是一种对儿童有效的治疗方法,但是由于每一个儿童在实际生活情境中出现问题的个别差异性,常常给治疗计划的制订和完善带来了一定的困难。考虑到这一点,可以把游戏治疗作为一种辅助的学校或家庭的介入手段,可以帮助成人尤其是父母,协助儿童将治疗中所获得的知识和技能应用于他们的日常生活中。儿童在表露出了不良行为问题后,教给他们正确的和可以学习和模仿的新的行为、技巧是十分必要的,这样才能保证他们主动地朝着正常的方向发展。

(四)格式塔学派的游戏治疗理论

格式塔学派的游戏治疗是人本主义、过程导向的治疗模式,其重点在于有机体整体的健康及整合功能的运作,集合了感官、身体、情感以及智力。格式塔学派的游戏治疗融合了精神分析心理学、人本主义心理学、格式塔心理学、现象学、身体治疗和行为主义理论,强调采用实验行为主义的方法学来处理当事人主观知觉的世界和此时此地的体验。

格式塔学派的游戏治疗是协助儿童借助治疗性的各种体验来获得自我觉察能力,从环境支持转为自我支持,并充分利用自我资源,成为一个统整之人。格式塔学派的游戏治疗的基本目标如下。

(1)建立良好的治疗关系。治疗师以非评判性的、尊重的态度对待儿童,为儿童提供一种全新的体验,这种关系本身就具有治疗作用。

(2)探索自我的疆界,保持良好的接触,突破自我设限和已知的领域。

(3)整合自我内在的各种倾向,充分接触自我与他人。

(4)帮助儿童发展出坚定的自我感觉。引入不同的体验来加强儿童的自我意识,为其情绪表达提供所必需的自我支持。

(5)引导儿童更好地自我觉察,为儿童提供各种各样的体验。

从操作方式上讲,格式塔学派的游戏治疗指的是采用一些投射性技术,使儿童以一种非威胁性的、有趣的方式表达内心深处的情感体验。

二、儿童游戏治疗的发展趋势

(一)游戏治疗理论的发展趋势

游戏的经典意义在于它是解决与儿童沟通的辅助手段,这一点一直以来受到持精神分析学派的心理治疗师和研究者们的关注。随着心理学理论的发展,以及游戏治疗的应用拓展,游戏治疗的理论逐渐呈现出整合与折中的特点。人本主义心理学、格式塔心理学、认知—行为主义心理学、文化心理学、后现代心理学等不同心理学派的发展对游戏治疗的理念或多或少产生了影响。在此背景下,游戏治疗实践者们在游戏治疗中也由关注儿童的潜意识扩展到关注儿童的认知能力、可观察的行为、儿童家庭、同伴和社会协调系统、游戏中文化因素的应用和影响等。

(二)游戏治疗功能的发展趋势

从临床治疗向预防和发展性教育扩展是当代儿童游戏治疗在功能方面的发展趋势。这一点和心理治疗的积极心理学(或正向心理学)取向的发展有关。积极心理学是相对消极心理学而言的一种心理治疗取向,它认为心理治疗者眼中不应当只看到被治疗者的问题,还要看到(或更要看到)被治疗者的特点、优势、潜能,等等。与此相对应,心理治疗方法的价值不仅仅在于治疗,还在于可以运用这些方法来提升和促进被治疗者的发展。

同样,儿童游戏治疗的理论和实践者们也不再仅仅将关注点放在游戏治疗的治愈功能上,而是越来越重视游戏治疗的发展性功能和预防性功能,游戏治疗日益彰显出它的预防和教育功能。游戏治疗不再局限于心理治疗场所,而是逐渐深入和扩展到临床以外的广泛领域,例如学校、家庭、社区、人事培训机构,等等,这一点正是游戏治疗功能拓展的体现。

(三)游戏治疗模式的发展趋势

传统的游戏治疗模式主要分为指导性游戏治疗和非指导性游戏治疗两种。指导性游戏治疗强调游戏治疗师的指导和解释的作用。治疗师在治疗前对儿童心理问题进行评估和诊断,继而针对儿童的心理问题设计不同的游戏方案以帮助儿童表达情绪、矫正行为、习得技能等。指导性游戏治疗理念认为,有心理问题或处于心理困境中的儿童是缺乏自我发现能力的,因而,这些儿童需要游戏治疗师而不是游戏伙伴。治疗师的角色在于积极创设游戏环境,解除儿童的防御机制,力图引出他们潜意识领域的问题,从而使压抑的情绪和情感得到释放,并进而获得心理行为的指导和矫正。非指导性游戏治疗很大程度上是人本主义心理学理念在治疗中的实践和体现。这一游戏治疗方式强调充分相信儿童的内在能力,相信儿童有能力进行自我指导并走向成熟。游戏治疗过程中,游戏治疗师可以将指导和责任赋予儿童,主张由儿童主导治疗过程而无须事先选择治疗方案,因为儿童是有能力进行自我发展的。非指导性游戏治疗中,治疗师的任务是与儿童建立起一个温馨而友好的关系,营造一个宽容、信任和尊重的氛围,引导儿童自由地表达。

指导性游戏治疗和非指导性游戏治疗各有自己的优势,同时也都有着各自的不足。指导性游戏治疗中,大多数治疗师把游戏看作治疗的一种技术部分,重在使用医疗模式和行为矫正的相关理念,强调的是疾病、问题、矫正和训练;非指导性游戏治疗则没有强调儿童的生态环境,儿童可能被排斥在常规的社会生活情境之外。因此,有些学者提出了协作性游戏治疗,把儿童看作生态系统的一部分,而非孤立的个体。在协作性游戏治疗中,儿童和治疗师之间形成共同合作的关系,儿童通过相互建构以促进心理问题的解决和心理的积极发展。

(四)游戏治疗的变革

1. 短期游戏治疗的兴起

传统游戏治疗主要基于心理分析学派的理论发展而来,治疗师认为游戏治疗是一个长期、渐进的过程,不能过多干涉治疗进程,需要给儿童充分的时间,让他们自然而然地玩出他们的心境、困惑和日常生活中遭遇的挫折,并从中自我解除精神困扰。治疗师相信一旦某些经验被处理后,儿童的适应力就会提升,因而更有能力来应对和解决心理挫折和创伤。传统游戏治疗遵循接受原则和循序渐进原则,不厌其烦地和儿童保持平静、稳定和友好的关系,因而这种治疗方式周期长,聚焦心理问题的效率较低。为了适应现代社会的需求,在短时间内帮助儿童解决心理方面的问题,短期游戏治疗兴起。

短期游戏治疗吸收了儿童游戏治疗和当代短程治疗方式的优势,治疗技术上提出了更高的要求,在保留游戏治疗原则的同时,很大程度上缩短了疗程。这种方法可以解决很大范围内的各种问题,包括恐惧症、悲伤反应、创伤事件、孤独症、注意缺陷、多动障碍等。这是对心理治疗程序的革新,满足了人们因社会生活节奏加快而要求缩短治疗周期的需求,是游戏治疗方法和现代心理治疗理论的一次全新整合,具有广泛的发展前景。

2. 团体游戏治疗和沙盘游戏治疗的快速发展

团体游戏治疗是团体治疗与游戏治疗的一种自然、有机的结合。团体游戏治疗学家Landreth(1991)认为:"所谓团体游戏治疗,是指儿童与治疗师之间的一种动力性人际关系,游戏治疗师能提供精心选择的游戏素材,营造出安全的团体气氛,借由儿童自然的沟通媒介,实现其自身的完全表达和揭露自我(感情、观念、经验和行为)。"团体作为儿童生活的缩影,可以使儿童有机会在团体中进行观察学习,发展敏锐的人际觉察能力,体验团体的安全感和归属感,提升儿童的自我概念和自我价值感。Landreth(1991)的研究提示,儿童在团体治疗关系中,能够经历和发现其同辈也有相同或类似的问题,会降低因孤独感而形成的阻隔。团体有助于儿童自我归属感的形成,尝试在真实生活中使用新的人际交往技巧,学习与他人建立关系的更有效方式。团体游戏治疗能提供儿童最接近家庭的结构与接纳性,从有效的治疗关系和精心设计的互动游戏情景中获得自我学习与自我改变。当前,国外团体游戏治疗已较成熟并被广泛用于治疗儿童的许多心理和行为问题,诸如儿童精神分裂症、多动症、焦虑症、恐惧症、遗尿症、孤独症、抑郁症、选择性失语症、退缩行为、攻击行为、性虐待与家庭暴力行为、学习困难等,具有很大的应用价值。

沙盘游戏是在威尔斯(Wells)的"地板游戏"和洛温菲尔德的"世界技术"基础上,由卡尔夫(Kalff)创造性地吸收荣格分析心理学以及东方文化的精髓,于20世纪60年代创立的。作为游戏治疗的一种形式,沙盘游戏的基本要素有沙、沙盘以及各种与现实生活极其相近的玩具模型。其形式是接受治疗的儿童在沙箱中自由摆放各类玩具模型,进行自我表现并进而达到自我宣泄的目的。游戏治疗师根据对儿童在沙箱中摆放出来的作品的观察,运用投射原理来理解其内心世界。沙盘游戏疗法是一种独特的治疗方法,也是一种有效挖掘人类潜意识的技术,有些治疗师深信沙盘游戏比其他治疗方法更占优势,沙盘游戏疗法已日益受到国内外心理学家的关注。本章第五节将对沙盘游戏治疗法做全面介绍。

3. 家庭、团体、个体游戏治疗的融合。

家庭是一个特殊的团体,对儿童的成长起着非常重要的作用。家庭治疗在诊断和治疗中采用的是系统论的观点。儿童游戏治疗的近期变化之一是采用系统性的观点,将家庭治疗、团体治疗和个体游戏治疗联结起来。游戏不仅关注为儿童提供集中的一对一的与一个亲密的成人接触的机会,也包括儿童与父母及其他亲密的人一起参与的个体和团体的活动。诸如家庭木偶对话、家庭雕塑、家庭绘画一类的游戏治疗技术,都是在治疗过程中将家庭置于游戏情景中。有学者将游戏与家庭治疗和成人教育方法相结合,也有人将游戏融入家庭讨论,使孩子也能加入其中。

第三节　游戏治疗的准备

在对儿童进行游戏治疗时,无论治疗者的倾向如何,采取何种治疗模式,都需要具备一定的物质条件和心理环境,以保证游戏治疗的顺利开展。

一、游戏治疗的空间与时间

(一)游戏治疗的适宜空间

一般情况下,需要为儿童治疗专门建立一个设备齐全的游戏活动室。有条件的学校可以选择一个相对比较安静宽敞的房间(最好设在非教学区,远离办公集中的区域,学生或家长进出具有一定的隐蔽性);不具备条件的学校,心理辅导教师也可以在学校的心理辅导活动室开辟出一块地方建立一个小型的游戏辅导区域。游戏治疗室内四壁与装饰色彩应力求柔和,不宜太刺激,光线明亮。治疗室的面积一般以25~30平方米较为适宜,最好不超过40平方米,若治疗室太小,儿童的活动受限制;若治疗室太大,则可能使儿童产生恐惧与不安的心理,同时应注意提供亲子互动的空间。治疗室布置应该尽量突出自由、轻松、愉快、安全的气氛。除了游戏治疗空间的设置之外,还可以依据游戏治疗的需要,在治疗室内设沙盘区、角色扮演区、布偶剧场、手工操作区、图画区以及愤怒发泄区等。此外,在治疗室中,最好还要有水槽,方便儿童玩水、用水稀释颜料作画、洗手、玩沙等,这是游戏治疗获得成功的前提和保障。

(二)游戏治疗的适宜时间

与一般的心理辅导一样,游戏治疗也需要有时间的设置,一般来说,一次游戏治疗40分钟到1个小时为宜,一周安排一至两次,剩余10分钟用于记录游戏内容和整理治疗室。可以先进行15~20分钟的以儿童为中心的咨询,在后面的10~20分钟可以开展指导性的咨询或其他游戏内容安排,辅导教师可以根据具体情况灵活调整。有时儿童经常会因为喜欢游戏治疗而不愿意结束游戏,因此,在必要时,游戏治疗师需要温和地提示儿童时间到了,也可以在游戏开始前进行设置,并在游戏结束前10分钟提醒。如果用一种友好而真诚的态度,儿童一般会从一开始就愿意合作并在快结束时把东西整理整齐,在儿童偶尔拖延或要解决很重要的问题时,游戏治疗师可以适当放宽限制。但如果拖延成了一种习惯,每次都延时,游戏治疗师则必须温和而严肃地提醒儿童时间限制。

游戏治疗所需的疗程,根据每一个儿童的不同情况而有所不同。一般而言,轻微适应不良的儿童需4~6周的时间,对伴有心理困扰的儿童则需16周或更长的时间。

(三)建立必要的规则

为了保证游戏能顺利进行,游戏治疗中有时还应有一些必要的规则或限制,使儿童明确自己的责任。如儿童发生故意破坏游戏材料、故意破坏游戏室、攻击其他游戏参加者等行为,就需要他停止游戏,将他带出游戏室;有时儿童会请求带玩具回家,在这种情况下,通常游戏治疗师不能允许儿童带走玩具,但如果有必要的话可以借给他们。又如,游戏结束后,应保持环境的整洁,应让儿童收拾好玩具材料再离开游戏室等。建立这些规则,都需要儿童在自由活动中自觉地掌握和遵守。制订规则时要注意保证让儿童能有充足的时间充分表现自己,不能因催促或时间不够而使儿童产生焦虑,进而影响游戏的顺利开展。

二、游戏治疗中媒材的准备

开展游戏治疗的具体媒材是指游戏中会用到的玩具和游戏材料。游戏治疗师引导儿童参与治疗前,需要准备好媒材,并对准备的材料进行有针对性的选择,不仅要结合儿童的问题特性、心理发展特点进行选择,也要考虑媒材本身的一些特性如坚固性、耐用性、安全性、审美感等。媒材要便于操作,有利于和儿童之间交流和表达的开展,有利于鼓励儿童的创造性和情感的释放与宣泄。出于经济性和生活经验熟悉度考虑,治疗师可以收集儿童的废弃玩具或自制玩具等。

治疗师在游戏治疗过程中可以借助的具体玩具和游戏材料非常丰富。从广义看,游戏的开展可以和绘画、音乐、绘本治疗的内容相结合,因此,关于游戏治疗媒材的介绍也会涉及相关的领域。如象征性游戏治疗可以应用毛绒玩具、布偶、积木等玩具;自然媒介的游戏治疗可以应用植物、泥或沙、安全性液体如水或油、食物等物品;艺术类游戏治疗可以应用涂鸦画游戏、指画游戏、拓画游戏等;语言类游戏治疗可以包括说故事、角色扮演、放松想象等游戏。

玩偶或布偶类媒材中,缩微的人物类玩偶往往很受儿童的喜爱,如家庭玩偶(人物可包括爷爷、奶奶、爸爸、妈妈、男孩、女孩等);房子以及相应尺寸的家具(如沙发、床、桌子、餐具等);与战斗游戏有关的玩偶(如军队、战士、医药箱等);动物玩偶(如熊猫、猴子、怪兽等);学龄前女孩常常喜欢玩过家家的游戏,男孩们常常喜爱打仗游戏。玩偶这一游戏媒材能够提供给儿童轻松的氛围,让他们表达想法和感受,并借助这些玩偶来表达自己在现实生活中的冲突。这些对于治疗工作的进展具有重要的参考意义。

玩偶或布偶可以让儿童象征性地讲述故事并表演出他们的想象。玩偶或布偶用于治疗的过程中,儿童会把它们当成自己,把自己的感情投射到游戏人物身上,冲突转移到玩偶或布偶身上,不必承认是自己的问题,这一点能让儿童开放而没有压力地投入游戏中。玩偶或布偶还有一个很重要的作用是,儿童能以安全健康的方式发泄情绪,而且将情绪发泄到玩偶或布偶上,不会导致对其他人产生危害,因此,也不会使自己有负罪感。

艺术类媒材(如黏土)、绘画类媒材、剪贴类媒材、黏土类媒材、音乐类媒材等引入游戏过程中,容易为儿童所接受和采纳,它们为儿童们提供了一个表达内心情绪和情感的出口,同时也是儿童进行创造力表达和人际互动的良好媒介。对于游戏治疗师而言,艺术类媒材为治疗师提供了理解儿童的一种渠道,特别是对于那些不善言辞的儿童、受过伤害的儿童以及其他一些特殊儿童而言,艺术类媒材为治疗师和儿童提供了一种有趣的、无危险的建立治疗关系的方式和治疗的方式。

棋类媒材包括象棋、围棋、跳棋、飞行棋以及其他一些游戏棋。棋类媒材的应用对于儿童的推理和逻辑能力的发展,以及规则意识的培养都具有很好的促进意义。棋类的个人游戏和群体游戏可以帮助儿童学会与他人分享、竞争与合作。棋类游戏还可以帮助儿童集中注意力,增强自律性,促进儿童的认知和社交技能的发展。

第四节 游戏治疗的实施

游戏治疗目标的实现,需要通过具体的治疗实施过程得以达成。游戏治疗的展开过程同时也是一个伴随着评估和诊断的过程。治疗者在游戏治疗实施过程中,需要谨慎地面对每一步,引导儿童达成其治疗的预期目标。

一、游戏治疗的阶段

游戏治疗的过程,可划分为不同的阶段。从治疗对象的确定一直到治疗的结束,其进程大致可分为确定治疗对象、收集儿童信息、初步评估诊断、游戏治疗的展开、游戏治疗的结束五个阶段(见图3-1)。

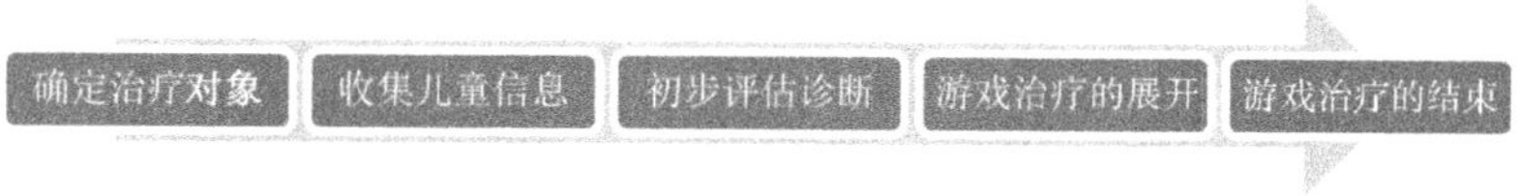

确定治疗对象　收集儿童信息　初步评估诊断　游戏治疗的展开　游戏治疗的结束

图3-1　游戏治疗的五个阶段

(一)确定治疗对象

确定治疗对象是对儿童是否有必要接受游戏治疗做出确认。确认儿童的确存在某些问题或偏差行为(挑战性行为)是儿童接受游戏治疗的前提,否则就没有必要让儿童介入治疗的过程。儿童行为异常和心理障碍的判断不能仅凭家长或教师的经验或主观推断。以下几种方法可以参考借鉴,以发现需要接受游戏治疗的对象:①已经由正规医疗心理咨询机构或专业人士做出诊断,并有正式的诊断书。②学校心理健康教育机构使用科学规范的评量工具进行过检测。③正在经历突然性或长久性创伤性事件的高危儿童。

(二)收集儿童信息

收集儿童信息可以从直接和间接两条途径进行。间接的信息收集是对接受游戏治疗的儿童的情况进行间接的了解,包括儿童的家庭状况,儿童的生活史,既往病史,目前儿童在园、在校的表现,儿童经历的重大事件,用药情况;等等。由父母或主要养育者、教师阐释与该儿童相关的问题。直接信息的收集是指在个体的心理发展水平和能力允许的情况下,治疗师与接受游戏治疗的儿童进行直接交流。儿童信息的收集需要注意个人资料的保密工作,游戏治疗师应向家长和儿童说明治疗的保密措施,以防接受游戏治疗的儿童及相关人员有太多顾虑而妨碍资料的真实性。

(三)初步评估诊断

依据所收集到的儿童信息,结合接受游戏治疗儿童的具体情况,有针对性地选用相关的评定量表对其进行评估与诊断。在信息收集和初步诊断的基础上,治疗师形成关于该儿童的治疗假设以及相应的治疗技术,设计具体的游戏治疗策略,为正式治疗的实施打好基础。

(四)游戏治疗的展开

结合国内外一些研究者的观点,我们可以从初期、中期和后期三个阶段来陈述游戏治疗的展开。

(1)治疗的初期阶段。治疗师与儿童的关系是治疗中至关重要的影响因素。治疗的初期阶段,游戏治疗师要与儿童建立良好的互动关系,克服或减少儿童的阻抗。部分儿童接受治疗,一开始都是被大人强迫带来的。因此,化解儿童的阻抗,与儿童建立同盟关系,才能顺利进入后续的治疗过程并期待改变的产生。治疗初期阶段,游戏的选择常常是开放性的,如儿童可以在游戏治疗室中自由地进行探索,治疗师只为儿童设置一些最基本的规则,如不能打人、不能把玩具带走等。

(2)治疗的中期阶段。治疗师根据儿童的具体表现有针对性地选择游戏,如对于过于散漫的儿童,治疗师可以选取结构性较强的游戏;对于过于紧张的儿童,治疗师可以选取有利放松身心的游戏,如玩黏土、玩沙、自由绘画等。治疗师经由和儿童的良好互动关系的建立,使儿童开始在游戏中自由探索困扰自己的想法和感受,或在安全的隐喻情境下再次"经历"曾经的事件,从而引导儿童在游戏中表现出有意识或无意识层面的感受,然后进行一定的引导与修正。这样的体验将促进儿童发现改变自己思考和行为的方法。

由于儿童认知发展相对不成熟,在游戏治疗中,治疗师也可以将行为矫正的基本方法(如强化、惩罚等)融合进游戏治疗并予以实施。例如,为了强化或诱发儿童良好的行为,可以将儿童喜欢的游戏作为其良好行为的强化物。同样的道理,如果不良行为或偏差行为能在规定的时间内不发生,儿童就能玩他最喜欢的玩具或游戏;反之,则儿童将在一定的时间段内失去他玩最喜欢的玩具或游戏的机会。

(3)治疗的后期阶段。以接受游戏治疗对象的治疗状况或行为改变程度的评估结果来确定后期治疗,若有必要则将治疗加以延续,反之则可做结案准备。①

(五)游戏治疗的结束②

与最初的诊断评估情况相对照,若已达到下列治疗目标,游戏治疗师可以考虑对儿童进行结案处理。

(1)接受游戏治疗的儿童已学到预设的新技巧或技能。

(2)接受游戏治疗的儿童从原先没有自理或自主的能力,到获得生活中某方面的自理能力。

(3)接受游戏治疗的儿童的靶行为已经得到有效改变,或增,或减。

(4)接受游戏治疗的儿童的心理障碍有明显的缓解,情绪趋于平静。

在结束治疗关系时应考虑儿童的年龄特点,往往对于成人而言,一旦治疗师与被治疗者双方同意,结束治疗即可执行。但是,儿童治疗的结束却需要花一些时间。结束治疗可以通过几次治疗的时段来进行,如前两次治疗师可以与儿童共同回顾过去治疗过程中所经历的游戏,挑选一些儿童觉得有意义或怀念的游戏,后两次一起再玩一遍,同理儿童的不舍,并巩固其收获和成长。

① 瞿理红.学前儿童游戏教程.上海:复旦大学出版社,2006:95.
② 周念丽.特殊儿童的游戏治疗.北京:北京师范大学出版社,2011:18

二、治疗程序举例

在游戏治疗中,根据儿童的不同问题特征和心理发展水平,游戏治疗师采用不同的具体治疗方法,但不管何种方法,都有一个相对统一的程序。以下介绍"5R"游戏治疗模式,作为一般程序的代表。①

"5R"游戏治疗模式,是"relating""releasing""re-experiencing""re-creating""resolving"的统称,即"建立关系""放松宣泄""再次体验""再次创造""问题解决",其步骤如图3-2所示。

从图3-2中可以看到,当游戏治疗师听懂儿童的象征性语言表达,并在此基础上和儿童展开交流时,儿童就可以开始自由探索哪些是困扰自己的想法和感受了。在安全温馨的游戏治疗室里,再次经历曾经的事件,可以再造出现实生活中曾经遭遇的情形。这些再造情形旨在让儿童在游戏中表现出有意识或无意识层面中的感受。通过这种修正经历,儿童可

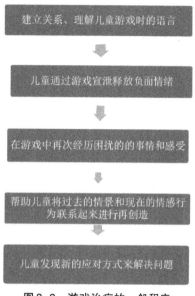

图3-2　游戏治疗的一般程序

以发现改变自己思考和行为的方法。最后,游戏治疗师提供机会让儿童在治疗关系中练习新的行为,让他们学习解决问题,并发展更有效的策略,处理以前不能解决的问题。

以下是对图3-2所显示的实施步骤的具体介绍。

(一)治疗师与儿童良好关系的建立

许多游戏治疗师都意识到需要通过和儿童建立一个温暖悦纳的关系才能有效地帮助儿童。游戏治疗师要想与儿童建立良好的治疗关系,必须在理解儿童的基础上才可能实现。治疗师需要持有一种"无条件积极关注"的态度,无论儿童表达出来的情感是多么消极,他们的体验都会得到尊重。儿童感到被接受和理解的成分越多,他们也就越会更多地表露自己的内心世界,儿童的这些自我表达可以帮助游戏治疗师更好地观察和理解儿童。

(二)儿童情感的释放

在安全和有良好互动的游戏治疗室中,儿童可以很自由地表达以前被隐藏的想法和情感。游戏动作的表达为儿童提供了一种通过游戏来释放情绪、表达感情的方式。这样的表达和宣泄本身即具有治疗的效果。如儿童用力地涂鸦作品,并将其揉捏和撕毁;儿童猛烈地摔打手偶玩具;儿童将黏土捏成的物件分解开来;儿童抱着娃娃抚摸;等等。儿童在游戏过程中表达并释放其情绪和情感。对于不善于表达情绪和情感的儿童,治疗师可以做适当的引导,必要情境下帮助儿童处理所表达的情感,这个过程需要治疗师非常专注地加入与

---

① 傅宏.儿童心理咨询与治疗.南京:南京师范大学出版社,2007:121-125

儿童象征性语言的互动中,如治疗师可以问一些开放性的问题,以真正理解儿童表达的想法和情感,治疗师需要对儿童的表达进行适当的反馈。如果儿童选择保持沉默,治疗师首先要尊重他们的选择,如有必要,再进行适当的引导。

(三)儿童重新体验创伤事件

在获得安全感后,随着与游戏治疗师关系的逐渐亲密,儿童会在游戏中再现以前曾经经历过的创伤事件,在游戏中体验到经常伴随他的不舒服的感受,并进一步自由表露出困扰其生活的问题事件,如与妈妈分离的焦虑等。

(四)再创过去与现在的连接

在此阶段,儿童开始逐渐理解过去发生的事情,并将它们和自己目前的想法、感受和行为予以联系。与成人用语言表达相对照,儿童在游戏中玩出当时的情形,并再次体验过去的事情,进而通过过去和当前的整合来促进对当时状况的理解。游戏治疗师同理心的表达能帮助儿童理解并同化曾经痛苦的经历。当游戏治疗师理解了儿童在游戏中反映的象征性意义后,便可结合儿童曾经表露出来的相关经历,让儿童继续通过游戏,结合过去生活的经历来表达目前的想法、行为和内心的感受。

(五)儿童问题的解决

游戏治疗的最终目的是帮助儿童理解他目前存在的问题,并尝试多种不同的方法来解决问题。如果有些问题尚不能找到较好的解决方法,至少儿童可以在治疗师的协助下发展出必要的应对问题的技能,由此增强儿童解决问题的意识,提高儿童解决问题的能力,并在解决问题途径的有效性上开始有分辨的意识,并探索有效的实践途径。游戏治疗的这个阶段在游戏治疗和儿童日常生活之间有着重要的承接和迁移意义。

以上关于游戏治疗的几个阶段,往往会因为儿童的个体差异而在具体实施中有些变动。如将几个步骤贯穿起来,或暂时跳过一个阶段,或多次停留在某个特定的治疗阶段等。儿童和游戏治疗师的在治疗过程中的互动也将不断变化。游戏治疗师可以灵活地使用各种咨询技巧,比如倾听、共情、澄清、面质等,以协助儿童解决问题或生成良好的应对策略与技能。

第五节　沙盘游戏疗法

沙盘游戏疗法(sandplay therapy)是在治疗师的陪伴下,接受治疗的儿童使用各种缩微物品(沙具)在沙箱中进行自我表现的一种心理治疗方法。它是在威尔斯的"地板游戏(floor game)"和洛温菲尔德的"世界技术"基础上,由卡尔夫创造性地吸收荣格分析心理学以及东方文化的精髓,于20世纪60年代创立的。沙盘游戏疗法,国内又称其为"沙盘疗法"或"沙箱疗法",是目前在国内外较为流行的一种心理治疗与心理分析技术。

一、沙盘游戏疗法概述

(一)沙盘游戏的缘起

沙盘游戏疗法起源于欧洲,其创立可以追溯到20世纪初。威尔斯、洛温菲尔德、卡尔夫等学者为沙盘游戏疗法的创立做出了重要的贡献。

1. 沙盘游戏的创意:威尔斯与《地板游戏》

威尔斯是英国的一位著名作家,不是专业心理学家,但他对幼儿自发的游戏和创造性想象很感兴趣,并进行了大量的考察和研究。在他独立的研究中发现了荣格的集体无意识和原型理论能够提供对于他所感兴趣的研究问题的合理解释,而通过他的研究,也能提供许多支持荣格分析心理学理论的依据。

他在1911年出版《地板游戏》一书中,开始探索沙盘游戏疗法。在《地板游戏》一书中,他描述了和两个儿子在地板上玩游戏的过程,用各种各样的玩具,在地板上搭建不同的游戏内容,孩子们玩得高兴投入,表现出了令人兴奋的想象力和创造性。

两年后,他又出版了《小小战争:男孩的游戏》一书,他把游戏从地板移到了桌面,更具备了"沙盘游戏"的雏形,游戏中"模型"也更像以后使用的沙盘玩具。

2. 洛温菲尔德与"世界技术"

1929年,英国小儿科医师洛温菲尔德发明了"世界技术",又称"世界游戏(world play)",如图3-3所示。它是沙盘游戏的前身。

20世纪20年代,洛温菲尔德从小儿科医师转为儿童心理治疗师,她想要找到一种媒介和方法,这种媒介和方法既对儿童有吸引力,又可以让观察者和儿童进行有效的沟通。她深信运用一些小玩具可以了解儿童最深层的、口语期之前的想法和感觉。洛温菲尔德多病的童年、父母离异、母亲去世,以及她在俄国与波兰战争期间的医护工作等个人经历,都成为她思考的对象。她的过去经历加深了她对儿童内在心灵生活的理解,以及对非语言工具促进人际沟通的认识。

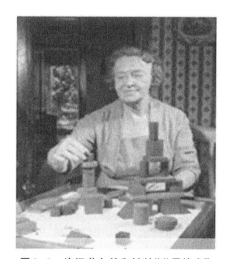

图3-3　洛温菲尔德和她的"世界技术"

在威尔斯"地板游戏"的启发下,加上自身的经历,以及自己在寻找与儿童沟通的途径方面的努力,洛温菲尔德创造了"世界技术"。洛温菲尔德收集各种各样的玩具、积木、游戏材料,来此"儿童心理诊所"寻求帮助的孩子们,兴奋地将装有这些玩具的箱子称为"神奇箱子"。

在搬到诊所的时候,这些物件被存放在一个带有小抽屉的橱柜里,孩子们称它为"世界"。洛温菲尔德做了两个镀锌的箱子,一个装沙子,另一个装水,于是孩子们就开始把那些物件和箱子结合起来使用。"世界技术"就是让被治疗者自发地在干沙或湿沙中排列小物件或塑造沙型,创造出一幅画或一个场景。洛温菲尔德认为儿童思考问题的方式是利用体验性的生动意象而不是用文字或原型。她发现儿童在沙盘中表达出了他们有意识的和无意识的想法,她相信"世界技术"的价值已经在体验它的过程中得到实现。

顺着孩子们的称呼,洛温菲尔德把这种新的治疗技术称为"游戏王国",这也便是后来的"世界技术"或"游戏王国技术"。

《世界技术》一书是洛温菲尔德的第二部专著,出版于1979年,米德(Mead)为它写序,那是在洛温菲尔德去世六年之后。《世界技术》一书的撰写是在1956年,洛温菲尔德在获得波林根基金会的资助后开始的,该书全面而系统地总结了她关于"游戏王国技术"的理论与实践。

3. 卡尔夫与沙盘游戏疗法

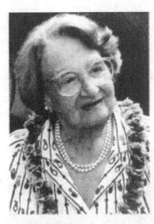

图3-4　卡尔夫

卡尔夫(见图3-4)是真正意义上的沙盘游戏疗法创始人。当她在洛温菲尔德的"世界技术"的基础上,注入了荣格分析心理学的思想,以及东方传统的哲学后,沙盘游戏也就有了新的内容和意义。她结合荣格分析心理学中的积极想象,以及她自己儿童心理治疗的实践,完成了"沙盘游戏疗法"的最终形式,以及对沙盘游戏疗法的命名。

卡尔夫在沙盘游戏疗法体系中,深受中国文化的影响,其中主要是《易经》和阴阳五行思想,以及周敦颐的整合性哲学。此外,卡尔夫还与日本禅宗佛教学者铃木先生合作进行研究。

1962年,卡尔夫在第二届国际分析心理学大会上第一次向世人展示了她的工作。她运用荣格的学生、著名分析心理学家诺伊曼(Neumann)的自我发展阶段理论,并且发挥中国哲学家周敦颐的太极图思想,结合自己的两个沙盘个案,在沙盘游戏这种特殊的形式中表现了自我发展的无意识进程,以及沙盘游戏中原型和原型意象的象征性表现。随后,她在1966年完成了自己关于沙盘游戏疗法的唯一专著《沙盘游戏:治愈心灵的途径》,卡尔夫还在她的工作室里录制了一部宏大的纪录片,片中展现了她给孩子进行心理治疗的场景。卡尔夫也在片中叙述了她的沙盘游戏疗法的精髓和实践特征,以及详细的个案分析,这部纪录片是了解沙盘游戏疗法的极珍贵材料。

(二)沙盘游戏疗法的构成元素

沙盘游戏由一个按比例制成的沙盘、沙与水、各种类型的缩微模型(沙具)以及治疗师构成。基于这些元素,接受治疗的儿童才得以在沙箱中自由地创造与表现自己的内心世界。

1. 沙盘

卡尔夫认为"想象只要被限制在确定的形式中,才会富有成效",沙盘游戏中的沙盘都是按照一定的比例制成的。常见的形式是长方形,规格有57厘米×72厘米×7厘米和50厘米×72厘米×7.6厘米两种。这样的比例适合成人,也适合儿童,但针对不同被治疗者,沙盘的高度有所不同,儿童沙盘高度一般为75厘米,这样,儿童在站着或跪着制作沙盘时会感到舒适。一些特殊儿童也可以将沙盘放置在地上。一些较大的治疗室中也会有较大的沙箱,供家庭、夫妻或团体使用。

沙盘本身是一个箱子形的容器,箱子的外侧要涂成土黄色,象征着土地,箱子内侧四周的蓝色代表着天空,箱子底部涂成蓝色,是为了使儿童在挖沙子时产生像在挖"水"的感觉,这是沙盘游戏疗法的关键内容之一。水是生命之源,这种水的感觉对接受治疗的儿童来说是非常重要的。箱子有边界限定,四角代表着"天圆地方"的大地,大地作为母性的象征,给儿童一种安全与受保护的感受。箱子的重要作用是保护制作者自由地表现内心世界。

通常在治疗室会放置两个沙盘,一个干沙、一个湿沙,供儿童选择,湿沙更容易造型。

2. 沙与水

沙子是沙盘游戏疗法中必不可少的重要媒介。沙箱构成一个有保护的外在限制的空间,而沙子在某种程度上构成了儿童的一个内在释放和保护的空间,外围的限制与内在的释放有机结合在一起,对心理治疗起到调和与维护的作用。

玩沙作为一种非语言的交流方式,有助于儿童与咨询者的沟通,给儿童以自由、放松、休憩的感觉,提供了一个自由、释放、保护的空间。

沙子和水都是有着高度象征性的东西,它们可以将人类和地球联结在一起。水是包容的,也是流动的。

水可以洗涤物品、溶解东西,也可以再生,而且通常代表着无意识和情绪。沙是儿童最喜爱的材料之一,沙的流动性和可塑性,可以使儿童发挥想象力,用它来建造心中的任何东西。沙子和水两者经常会让人们退化到儿童早期的经验,通过本我的诞生和重新诞生的过程促进个体化发展。

不同颗粒大小和质地的沙子会引发独特的感觉。一般来说,较细的沙子通常会带来抚慰感,使人祥和宁静,较粗的沙子能引发更深层次的感受。但对某些接受治疗的儿童而言,较细的沙子反而会令他们感到困惑,较粗的沙子能给予他们稳固、有力的感觉。

沙子的颜色也很重要,不同的颜色会引发不同的感觉。沙子天然的颜色包括从浅色到深褐色、白色、深红色、珊瑚色等,一般会根据接受治疗的儿童的需要进行选择。

当接受治疗的儿童是可能会把沙子吃下去的特殊儿童时,可以把沙子换成粗的玉米粉、米粒或粗的小麦粉等,接受治疗的儿童就可以在尽可能少的限制下按自己的方式玩。

3. 沙具

一般需要1200～1600个沙具,沙盘游戏并不要求特定的玩具,各种各样的能让儿童充分表现自己的玩具或物品即可。对接受治疗的儿童而言,这些玩具或物品是被他们个人赋予某种特别意义的象征物的缩微形式,因此,这些玩具或物品也被称为"缩微玩具模型"。

沙具基本可以划分为九大类32小类,包括人物类、动物类、植物类、建筑类、家具与用品类、交通运输类、食物果实类、石头贝壳类和其他等。

沙具在治疗中起着象征语言的重要作用。例如,动物往往可以表示与人类理性和判断相对应的本能、直觉、冲动和阴影等意义。通过儿童选取摆放的各种沙具,治疗师需要捕捉与把握的是原型和原型意象的意义。尽管我们把沙盘游戏疗法称为"非语言的心理治疗",但实际上,沙盘游戏作品在"说话",它使用的是符合潜意识心理学的象征性语言。沙具就是儿童的意识和无意识的心象表现和象征语言,沙具一般都类似于现实中的物品,在梦中出现或一些难以用语言表达的情感等都可以通过沙箱中的沙具象征性地表现出来。如图3-5所示的儿童沙盘游戏情景。

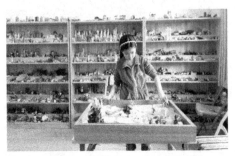

图3-5　儿童沙盘游戏情景

4. 治疗师

沙盘游戏疗法治疗师从事的是一项富有挑战性的工作,只有经过严格的专业训练的人才可以担任。治疗师的作用在于营造一种自由、安全的氛围,这种安全、没有评价性的氛围能够鼓励儿童去体验他们内在的、经常未被意识到的自我。作为整个游戏过程见证人的治疗师是沙盘游戏治疗技术中的重要组成部分;但治疗师只能以一种"欣赏"而不是"评判"的方式去面对游戏者的作为,必须跟着这种游戏并与其步调一致,而不是侵入。

治疗师在沙盘游戏疗法中的角色如下。

- 支持者:支持被激起的情绪,帮助儿童体验这些感觉。
- 容纳者:包容儿童发生在沙盘和治疗室内的所有状况。
- 陪伴者:专注地倾听、观察,全程陪伴。
- 探索者:和儿童一起探索孩子的创作以及沙画对孩子的意义。
- 连接者:连接儿童及其沙盘游戏、潜意识和意识内容、沙盘游戏和外在的世界。
- 见证者:见证和回应治疗的过程,确认和强化这些经验。

二、沙盘游戏疗法理论

沙盘游戏疗法起源于西方,在发展过程中又不断融入中国文化,今天的沙盘游戏疗法可以说是东西方文化融合的产物。沙盘游戏疗法的理论渊源有三个:东方文化、荣格的分析心理学思想和纽曼(Neumann)的自我发展阶段理论。

(一)东方文化与沙盘游戏疗法

虽然沙盘游戏疗法起源于西方,但是在创立伊始却融入了不少东方文化的元素,因而这一疗法也特别容易被东方人所接受。

卡尔夫一生致力于将东西方的心理文化整合,在沙盘游戏的发展研究中,中国文化特别是道家文化对其影响深刻。卡尔夫将周敦颐的太极哲学、《易经》的心理学思想和阴阳五行的理论融合到沙盘游戏治疗中。她在其代表作《沙盘游戏:治愈心灵的途径》一书中,把周敦颐的太极图及其哲学作为理解沙盘游戏疗法运作的重要理论基础,并且阐述了其中新儒学的综合性哲学思想。卡尔夫按照周敦颐的太极图说的顺序来阐述太极图的心理学意义。在沙盘游戏中,包含着"天时""地利""人和"的象征,沙粒中浓缩着百万年的时光,正如"沙漏"象征着时间的流动。

她说,周敦颐太极图第一个象征无极的圆圈,好比出生时的自我;第二个圆圈是阴阳运作而产生五行的圆圈,这正蕴含了自我的表现过程,包含了形成意识自我与人格发展的心理能量;太极图的第三个圆圈,可以比作自性化过程的开始;而太极图的第四个圆圈,正反映了心理分析中的转化,一种生命周而复始的象征。

(二)荣格的分析心理学思想与沙盘游戏疗法

沙盘游戏疗法除了受到东方文化的影响外,也深受精神分析心理学的影响。分析心理学理论涉及面很广,对沙盘游戏疗法有直接影响,是沙盘游戏疗法运作的重要基础。荣格提出了一系列的专业术语,对这些专业术语的理解,有助于帮助人们真正地走进神秘的沙箱世界,感受沙箱世界的独特魅力,透过沙箱世界体会人的内心世界的另一种真实。下面简要介绍荣格所提出的几个关键概念。

荣格分析心理学的要点,在于其"集体无意识""原型""原型意象"的概念,"情结"和人格类型等的理论,象征词语联想技术、梦的分析和积极想象技术等临床方法,以及作为心理分析目的的"自性化过程"等,这些也都是沙盘游戏疗法运作的重要基础。"集体无意识"既是对弗洛伊德"个体潜意识"的发展,也是荣格的一种创造。

集体无意识:是指由遗传保留的无数同类经验在心理最深层积淀下来的人类的普遍精神,它是与生俱来的,在一个种族中保存下来的。集体无意识主要由原型组成,它包括两种因素:一是本能,即延续种族与维持生存的性欲望和营养本能;二是原始意象,即人类自原始时代积蓄的印象,荣格提出了阿尼玛、阿尼姆斯、智慧老人、内在儿童、阴影和自性等原始意象。

原型:是普遍的、集体的、原始的心象,这种心象是人类原始经验的集结,其影响可以在我们每个人的生活中被感觉到。无意识主要是由原型构成的,它具有一种符合独特群体和个人的大体相似的内容和行为方式。集体无意识具有这样一种普遍的表现方式:它组成了一种超个人的心理基础,普遍存在于我们每个人身上,并且会在意识及潜意识的层次上影响着我们每个人的心理与行为。

原型意象:在荣格的分析心理学中,很难直接认识原型本身,于是又引入了"原型意象"的概念,它是原型将其自身呈现给意识的主要形式。原型与原型意象是不同的。原型本身是无意识的,我们的意识无从认识它,但是可以通过原型意象来理解原型的存在及其意义,因此,原型意象可以看作原型的象征性表现,通过原型的表现以及表现的象征,就可以认识原型。

情结:是指一群重要的无意识组合或藏于一个人心中神秘的心理状态,如恋母情结、恋父情结等。

象征:是指无意识的主要语言,是荣格分析心理学的一个重要概念。象征是一种"有意义的意象",它自发地从潜意识中产生,是"基于潜意识之上的",是原型的外化,原型必须通过象征来表达自己。象征对于沙盘游戏疗法的意义和作用也是不言而喻的,游戏治疗师必须了解沙盘游戏疗法中模型的象征意义,才能引导接受治疗的儿童进入更深层次的觉察和整合。

词语联想技术:是指一种用来探究和分析人的心理机制的方法。它有助于接受治疗的儿童把曾经意识到的但被压抑或忘却的个体无意识唤回到意识中,从而探测被压抑或忘却的东西是什么,它所涉及的内容主要是无意识的内容,也即个人情结。词语联想技术在沙盘游戏疗法中的应用主要是激发接受治疗的儿童将深层的想法和情感表达出来,并引导他正视自己的想法和情感。当儿童完成自己的沙盘游戏作品后,就会和游戏治疗师就自己的沙盘游戏作品进行对话,游戏治疗师个别词语的引导常会让接受治疗的儿童情绪突变,这就激起了他们的个人情结。通过这样的激发,接受治疗的儿童可以重新审视他的个体无意识,并使意识与个体无意识进行对话,从而解开个人情结。

积极想象技术:是一种通过一定的自我表达形式吸收来自梦境、幻想等无意识内容的方法。它致力于唤醒人格最深层的集体无意识,然后在无意识与意识之间建立起一种交流,从而使自我的各个方面逐渐整合,成为一体,对立双方的统一和融合最终导致心理转化。

积极想象与心灵自主性正是儿童的主动性与其内在的生动沟通,荣格通过童年游戏去体验内在意象中儿童的创造性意义的经验,获得了他的"积极想象"技术。在分析心理学的理解中,意象本身即具有心灵的自主性。积极想象是荣格心理分析的三大方法之一,也是其分析心理学最重要的特色。积极想象意味着意象有自己独立的生命,意味着象征性事件的发展有自己的逻辑根据,意味着通过某种方式,我们可以与这些具有生命的意象进行直接的沟通。

人格的发展、自我化的出现和转化以及自我的实现,是荣格分析心理学以及沙盘游戏疗法的关键。自我化是指迈向一个人自己的全体、潜力和自己本身的意识的过程,成为一个在心理上整体而又分离的个人的过程。自我化的过程也就是个体内心的意识和潜意识逐渐学会彼此尊重、相互适应的过程。人格的发展就是自我化的过程,这个过程使意识的核心自我和整个人格的核心自我建立有机和睦的连接,从而达到自我的实现。沙盘游戏疗法中,自我的实现常与曼陀罗的意象相伴出现,它是荣格用来描述象征本我、秩序和整合全部统一的圆圈的用词,当接受治疗的儿童接近整合时,在沙箱中经常会象征性地创造出这种东西。

(三)纽曼的自我发展阶段理论与沙盘游戏疗法

纽曼是一位著名的荣格学派分析家和发展心理理论家,沙盘游戏疗法理论的基础之一是纽曼的自我发展论。纽曼将儿童的心理发展分为三个阶段。

（1）阶段1："母婴一体"（出生至1岁）。

这一阶段婴儿内心的整体性驻留在母亲的自我中，婴儿生理需要得到满足，如解除饥饿、抵御寒冷等都集中在母亲的身体方面，婴儿在母亲的爱中体验着绝对的安全与可靠。

（2）阶段2："母子分离"（1～2岁）。

儿童的自我与母亲的自我分离，在儿童与母亲的关系中流露出对母亲的爱，所获取的安全感进而演变为信任感。

（3）阶段3："自我整合阶段"（2～3岁）。

儿童的自我中心开始在自己的无意识中聚集，并以整体性的象征符号表现出来，这在儿童的游戏和绘画等符号语言中得以描绘和表达。

卡尔夫将纽曼的自我发展阶段理论整合到沙盘游戏疗法理论之中。她认为，当儿童有问题时，自性就会因为缺乏母亲的保护或过度焦虑而无法展现出来。同时，由于战争、疾病或其他外部环境的干扰，儿童也可能无法获得一般意义的心理发展，因而不能充分体验纽曼所论述的自我形成的三个阶段。如果自性的整体格局没有在生命早期形成，它就会在以后生命中的任意阶段被启动。沙盘游戏疗法的目的在于促进儿童自性的展现，只要治疗师提供了自由安全的环境，接受治疗的儿童就能再现最初的"母婴一体"的阶段，创造出一种内在的平静，其中包含整体人格发展的倾向。因为沙盘游戏疗法的本质就在于唤醒儿童的无意识及躯体感觉，激发出本源的心理能量。

（四）卡尔夫的整合性思想

1. 自性的发展及其意义

荣格分析心理学中的自性（self），是四大原型之一，也就是心、性或本性，人心灵的中心。自性也是统一、组织和秩序的原型，它是集体潜意识中的一个核心原型。它的主要作用是协调人格的各个组成部分，使之达到整合、统一，使人具有稳定感和一体感。一切人格的最终目标都是自性的充分发挥或实现。据卡尔夫的研究，自性最典型的表现就是各种"圆"的象征。卡尔夫认为，这不仅仅是可见的圆的形状，而且是表现人类内心深处某种不可见的圆形倾向或心性的象征，他特别强调，作为内在秩序和规律，内在完整性的自性展现，是人格发展中最重要的事情。

2. 自由与保护

为儿童提供自由与保护的空间是促发儿童内在力量的前提，是所有治疗条件中最基本的条件。卡尔夫认为，"自由与保护的空间"对于沙盘游戏治疗尤其重要，这也是她赋予沙盘游戏治疗的重要意义和作用的主要原因。"自由与保护的空间"旨在使儿童重新体验到其自性的存在，展现其自性存在的意义。这意味着治疗师既要建立一种彼此信任的关系，要让儿童感到自己被接受，也要让儿童拥有自己的个性、原则和独立性。

3. 自性化与整合性

卡尔夫认为，在自由与保护的沙盘游戏过程中，儿童会重新获得体现自性的机会，发挥内在自性的作用，获得一种心理的整合性发展。这与荣格所强调的心理分析目的——自性化过程及其发展是一致的。沙盘游戏的整合性作用,或者说沙盘游戏中的整合性意义,可以表现在以下几个方面:意识与无意识的整合、身体与精神的整合、内在与外在的整合、自我与自性的整合。同样,与整合性相反的分离,则会导致心理冲突、意识与无意识的冲突、身体与精神的冲突、自我与自性的冲突等。卡尔夫确信,儿童在沙盘游戏的过程中能够获得整合性的体现,曼陀罗的形状会自然出现。

三、沙盘游戏疗法的形式及实施

沙盘游戏疗法有个体沙盘游戏、团体沙盘游戏、家庭沙盘游戏、平行沙盘游戏等,限于篇幅,本书仅介绍个体沙盘游戏疗法和团体沙盘游戏疗法。

(一)个体沙盘游戏疗法的实施

个体沙盘游戏疗法的实施包括沙盘游戏作品的创作和沙盘游戏作品的解读。

1. 沙盘游戏作品的创作

沙盘游戏作品(沙图)是接受治疗的儿童与游戏治疗师沟通交流的重要媒介。整个创作过程由双方共同完成,但在整个创作过程中,儿童处于自主、自立的主体地位,而游戏治疗师的重要任务就是陪伴、关注和观察。沙盘游戏作品的创作过程通常由五个部分构成,如图3-6所示。

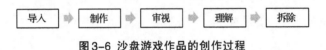

图3-6 沙盘游戏作品的创作过程

(1)沙盘游戏疗法的导入

沙盘游戏疗法不需要太多的指导语,只要沙子或沙具引起了儿童的兴趣,就可以进入游戏。治疗师只要说:"想玩吗? 你可以在沙箱里做自己喜欢的东西。"遵循自由受保护的原则,回应儿童任何担心的提问:"你想怎样玩就怎样玩。"不限制儿童的思路,让他能够尽情地自由发挥。如果儿童对沙盘游戏没有产生自发性的兴趣,治疗师可以试着给予一定的引导:"你看这里有一个沙箱,里面有沙子,愿意的话,你可以用手摸摸看。这里还有很多玩具,你可以拿到沙箱里来玩,想做什么都可以。"或者说:"看看架子上有没有什么玩具让你有感觉,有什么玩具好像有话要对你说,你可以把它们放到沙盘里。"如果儿童对摆放沙盘游戏作品表现出一定的关注,治疗师可以做进一步引导,向儿童更为详细地介绍沙盘游戏的玩法:"这里有两个沙盘,一个是干的,一个是湿的,湿的可以放水,这样容易做出各种造型,两个沙盘的底面都是天蓝色的。如果你愿意,可以用玩具架上的玩具,在干的沙盘或湿的沙盘上摆出你想要做的任何内容。"如果儿童愿意的话,也可以邀请他触摸一下沙子,同时注意儿童脸上的反应和表情变化。经过治疗师的引导,大多数儿童都会自发地进入摆放沙盘游戏作品的过程,很自然地开始沙盘游戏作品的创作。

沙盘游戏疗法并没有固定的"指导语",治疗师可以根据接受治疗的儿童的类型、情境等选择不同的方式。

在沙盘游戏疗法引入时需要注意,治疗师只能"引导"而非"迫使"儿童去摆放沙盘游戏作品。治疗师可以采用自己的方式向接受治疗的儿童介绍沙盘游戏,引导儿童进入,但不要让儿童产生非做不可的压力感。有些儿童在某些时候可能不适合沙盘游戏疗法,要慎重选择或立即停止实施。

(2)沙盘游戏作品的创作

当儿童愿意进行沙盘游戏时,就可以让他们自由选择沙具进行创作了。通常情况下治疗者只需要在旁边坐着或站着静静地观察就可以了,在沙盘制作过程中,尽量减少语言交流,更不要对儿童或其作品进行肯定或否定的判断,否则会打扰儿童。

治疗者要仔细观察儿童的创作过程,使用和不使用哪些玩具以及怎样使用它们,摆放的顺序、移动过的玩具、反复更换玩具的地方,儿童当时的表情和情绪变化,必要时进行简单的记录。游戏治疗师在沙盘游戏的创作过程中也扮演着支持者的角色。在沙盘游戏的创作过程中也可能会有很多意想不到的情况发生,需要游戏治疗师利用丰富的经验,灵活应对。

在沙盘游戏作品创作过程中,需要注意,沙盘游戏疗法被称为"非语言治疗",并非指不说话的治疗,儿童在摆放沙盘游戏作品的过程中,游戏治疗师要尽量保持沉默,默默地观望与守护,避免干扰接受治疗的儿童内在的工作与表现。当儿童主动要求语言交流的时候,治疗师要根据基本的心理治疗技术给予回应。记录数据的保密性需遵循伦理要求。无论是采用何种记录方式(做笔记、录像、拍照等),都要征得来访儿童的同意,并声明会保守其秘密。未征得儿童同意的任何记录方式都可能引起其不安,从而影响良好互动关系的形成。

(3)儿童对作品的自我审视

当儿童完成自己的沙盘游戏作品后,游戏治疗师需要给他们一定时间来审视自己的作品,让他们借此与自己的内心世界对话。沙盘游戏作品是在潜意识水平上完成的,大多数的情况儿童自己都难以意识到自己的内心声音在说话,可能也不清楚自己为什么要这样摆放沙子和模型。因此,让儿童在自由摆放完沙盘游戏作品之后,要留时间给来访儿童审视自己的作品、深入理解自己的作品。

审视沙盘游戏作品是儿童同自己内心世界的对话,治疗师尽量不要以任何方式打断这种对话,此时治疗师扮演的仍然是一个静默的见证者角色,不需要为儿童的沙盘游戏作品做出任何诠释,也不需要提供任何建议。当儿童在审视自己的沙盘游戏作品时,治疗师要关注该儿童的视线移动,观察他对作品的哪些部分注视时间长,哪些部分只是匆匆掠过,同时还要观察他们的表情和动作的变化,这种关注既是向儿童表达关注和尊重,又是捕捉儿童深层心理的有效途径。

(4)对沙盘游戏作品的理解与对话

儿童在审视完自己的沙盘游戏作品后,可以邀请他解释一下沙盘游戏作品的内容,"你能介绍一下你的作品吗?"如作品中描述的场景、场景中人物的活动、场景中发生的故事、故事发生的时间等。通过倾听儿童的具体解释,治疗师就能更好地把握儿童在沙盘游戏中象征性地显现出来的心象,从而能更好地理解该儿童的内心世界。

通过观察儿童选择的沙具和场景的象征性意义,仅能提供一般性、普遍性的意义,无法准确地理解儿童内心世界的个体差异性。因此,治疗师除了对儿童的沙盘游戏作品进行观察之外,为了更完整和准确地把握作品蕴含的深层含义,还需要与儿童进行对话,倾听他对自己的沙盘游戏作品的解释。可以听儿童对其作品一般性或整体性的诠释,讨论某一个场景,或讨论特定的沙具,如"我注意到……(在河中一条鲨鱼)……可以告诉我这个的情况吗?"某个沙具基于某个理由而显得特别突出吗?可以听儿童的解释,也可以问儿童,你有在这里吗?(但不问你在哪里?)还可以邀请儿童为沙具发声,"如果兔子会说话,它会说什么呢?"通过与儿童对话,可以理解他们在场景中的角色以及沙具之间的关系等。

在对沙盘游戏作品的理解和与儿童对话时,治疗师提出适当的问题是有必要的,但不能询问过多,否则儿童会出现抵触情绪,影响良好治疗关系的建立。此外,在儿童解释沙盘游戏时,治疗师也要认真注意儿童说话的语气、动作、表情等,这些都为游戏治疗师深入了解作品提供了有价值的信息。此外,对沙盘游戏作品的理解与对话还要注意,不把沙具的象征意义强加在儿童身上,不要碰触动沙盘中的物件。

(5)作品的拆除

当对沙盘游戏作品的解释和对话结束以后,就进入沙盘游戏作品的拆除阶段。作品的拆除也是一个非常重要的环节,若处理不当,可能会给儿童带来负面影响。因为沙盘游戏作品对于儿童来说,是他的内心世界,看似一个不甚起眼的玩具模型,可能被儿童注入了深刻的意义和价值。所以,治疗师需要尊重儿童赋予沙盘游戏作品的特殊意义和象征。是否拆除沙盘,需要尊重来访儿童的意愿,若是儿童自己拆除沙盘,可以观察他的拆除过程,首先拆除的玩具可能投射其最急需解决的问题或者他认为最重要的部分。同时,还要观察他拆除不同玩具时所表现出的感情(面部)、动作(速度、是否犹豫),不要当着儿童的面拆除他的沙盘游戏作品。

2. 沙盘游戏治疗的发展阶段

儿童在自己的沙盘里通常会表现出开始、挣扎和解决三个阶段,这三个阶段之间也有重复出现和循环出现的周期。①

(1)开始阶段

儿童一开始在沙盘中往往表现出现实的问题,接着会进入阴影的状态,这个阶段的沙盘通常是比较混乱的,内在受阻的能量得到释放,这就是最初常见的混乱期。此时,儿童可能会选出一些玩具,慢慢丢进沙盘里,游戏和画面也没有什么秩序,只是沙和玩具相互掩埋的一种形式,儿童选玩具的方式也没有什么特别的意图,往往是随便拿到什么就用什么。在混乱期,动物、树或人类是儿童常选的玩具类型,此时的土地常是光秃秃、干燥的,如果有农作物或者植物也都是被弄乱了的情况。沙盘中的混乱反映出儿童情绪上的纷扰和混乱,儿童的自我在这个时候被自己的困扰情绪所控制。这一阶段的描述和表达可能会持续两至三次。

---

① 王晓萍. 儿童游戏治疗. 南京:江苏教育出版社,2010:289-291.

（2）挣扎与转化阶段

在混乱期之后,紧接着沙盘游戏进入了挣扎期,这一阶段常见的主题是各种类型的战争,如妖怪魔鬼之战、机器人大战、士兵相互打杀,战争中有生命力的物体都会被砍杀、打击或毁灭。在这一阶段常常是两败俱伤。随着游戏的进展,战争可能会变得越来越激烈,之后就会越来越有组织,整个组织的挣扎也会变得越来越少,被打伤的一方往往不再被杀死,而是被监禁起来,沙盘图案慢慢呈现出中心化和组织化的特点,自我感受到自性的力量,获得新的秩序感和安全感,紧跟着就会产生新的自我,在沙盘中会经常出现和自己同性别的一个模型,最终这一模型能够对抗黑暗势力,而成为最后的赢家。

（3）冲突解决与分化阶段

在这个阶段,沙盘图案的生活画面回到了可控制的有秩序状态,人类与自然界之间产生了一种新的平衡,沙盘图案呈现出惯常的生命力,动物们都表现出它们正常的习惯,动物在它们该在的地方,如猫、狗生活在庭院里,农作物生长在田里,果树也开始结出各类果实,沙盘图案的画面井然有序,治疗师会明显地感受到儿童的一些问题已经得到处理,儿童似乎已经在这个外在世界里找到了一个可以接受自己的地方。在儿童的沙盘世界里有一种秩序感的存在。

在接下来的分化阶段,儿童会变得更有创造力,为自己的能量寻找新的方向。到最后的阶段,当儿童的自我足够强大时,儿童在家庭和学校中有了明显的进步,儿童比以前更安静、快乐了,情绪上也比较放松,对家长所制定的规范比较有反应且能遵守,对学校的功课也比较投入,在现实情境中也能够表现出符合外部规范的行为控制。

3. 沙盘游戏作品的分析与理解

根据沙盘游戏理解分析的一般规则,对儿童沙盘游戏作品的分析和理解需要注重作品的动态形成过程和作品的空间配置特性,作品的整合性、充实性、动力性以及流畅性等。

空间配置是指沙箱空间左右、上下的配置,以及玩具的摆设与呈现状况。一般而言,沙盘游戏作品的左侧可以看成是作品创作者的内在世界和无意识的内心世界,右侧则可以看成是创作者的外在世界和意识世界。上下方位常常反映从天到地这样的方位特点,或者沙箱是地,沙箱上方为天空,如被治疗者摆放用立柱撑起在沙箱上方的白云等。对于儿童而言,若治疗使用的是标准型号沙箱,儿童特别是低龄儿童在创作时会经常变换站立的位置,因而关于其空间配置的解读需要结合儿童的叙述灵活而谨慎地进行。

作品的整合性指的是作品特性与创作者人格结构的完整性或割裂性之间的关联。比如作品由一个具有鲜明主题的独立情景组成,或者作品虽然呈现的物件只有在少量的几个区域出现,但各个区域之间存在联系,能够反映出一个主题,则可以认为作品的整合性较强。若整个作品物件的摆放是分散的,呈现支离破碎、杂乱无章的特点,给人贫乏或空白、机械而呆板的感觉,则提示作品的整合性较弱。同时,作品在物件或主题上呈现的是和谐的情境还是相互矛盾或背离的情境,也可以为作品的整合性提供分析的线索。

作品的充实性是指儿童的沙盘游戏作品所使用玩具种类的丰富情况,治疗者可以通过物件计数来描述儿童作品的充实性。沙盘游戏作品的充实性一定程度上反映出儿童心灵世界的丰富程度,但两者并不总是成正比关系,过多的玩具会使作品拥挤不堪,呈现繁杂的特点,可能提示儿童内心强烈的占有欲或儿童情绪的饱满、烦乱状态,苛责或完美主义倾向。玩具物件很少可能提示儿童心理的贫乏和单调,也可能提示儿童谨慎、不满或挑剔的人格特点。

作品的动力性是指沙盘游戏作品表现的儿童心理是奋进或消沉的状态还是充满朝气或寂寞凄冷的状态。评价沙盘游戏作品的流畅性,可以从玩具风格的匹配、玩具摆放的方向、玩具之间的间距、区域空间等方面进行考虑,还可以从儿童创作作品的动态过程特点如迟疑、改动与变换、停滞与发呆等特点进行理解。

主题的解读对于沙盘游戏作品或儿童心理的理解和分析是很重要的线索。沙盘游戏疗法中,主题是指接受治疗的儿童创造的在沙盘游戏作品中呈现的一个或一系列的可视意象。游戏治疗师可从显性主题和隐性主题两个维度来解读儿童的沙盘游戏作品,以下结合国内外研究者的相关研究与实践进行阐述。

(1)显性主题的解读

沙盘游戏作品的显性主题是指儿童借由沙具的摆放而呈现出来的作品的外观表象和整体影像。米雪尔(Mitchell)和弗雷德曼(Friedman)经过研究发现,儿童通过创造自己的沙盘游戏作品来展现其内部世界时,几乎每个沙盘游戏作品都有一定的主题,就此他们提出了"沙盘游戏疗法主题(sand play themes)"的概念。

儿童的沙盘游戏作品虽然常常会涵盖多个主题,但若予以归纳,则大致可以分为2～3类:创伤主题(themes of wounding)、治愈主题(themes of healing)以及申荷永等(2005)提出的转化主题。不同的主题在沙盘游戏作品中各有不同的表现。

· **创伤主题**

儿童的沙盘游戏作品中,如果呈现出混乱堆砌、攻击敌对、威胁对抗、空洞呆板、忽视与隔离、分裂或限制、受阻与陷入、倾斜和残缺、倒置或掩埋、隐藏或躲避、受伤与死亡等特性,则常常提示创伤主题的出现。以下予以示例说明。

混乱。儿童在沙箱中表现为分散与分裂,物件摆放没有形状和规则,体现出较大的随意性。如儿童把众多不同的模型胡乱投放到沙箱中,没有任何界限标志,也无视外在的现实依据;儿童虽然细心地挑选了一些物件,但作品中的物件摆放之间没有任何关联,图3-7呈现的是一名孤独症儿童的沙盘游戏作品。

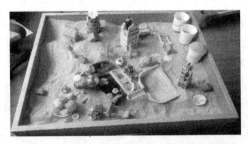

图3-7　一名孤独症儿童的沙盘游戏作品(1)

空洞。表现在沙盘游戏作品中就是极少或根本没有沙具的摆放,或只有一些没有生命感觉的沙具,给人一种沉默抑郁、对任何事物都失去兴趣的感觉。

图3-8是一名孤独症儿童的沙盘游戏作品,该作品使用了极少的没有生命力的模型,然后单纯地用手抓沙,表现出空乏的特征。

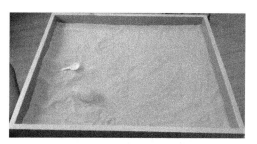

图3-8　一名孤独症儿童的沙盘游戏作品(2)

分裂。摆放在沙箱各部分之间的沙具是孤立的或分离的,没有任何内在联系,呈现出分裂的迹象。图3-9是一名小学生的初始沙盘游戏作品。比较杂乱的动物区域和家居情境将沙盘分成两个区域,如果根据荣格思想来理解,我们可以试着将其理解为阴影状态,阴影状态的沙盘游戏作品画面通常是比较混乱的,同时内在受阻的能量也得到释放。沙盘中看到一个区隔的标志(一块动物区域标识牌),提示儿童调控能力的发展,表现出一定的秩序感和安全感。

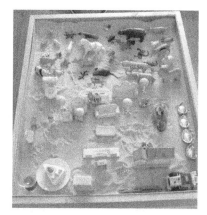

图3-9　一名小学生的初始沙盘
游戏作品

限制。本来代表自由形象的沙具,在沙箱中却体现出陷入困境状态,如鸟被关在鸟笼里面,动物被围在栅栏中。图3-10是一名孤独症儿童的沙盘图。

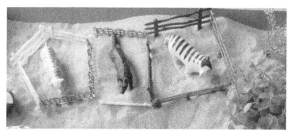

图3-10　一名孤独症儿童的沙盘游戏作品(3)

忽视。在沙盘游戏作品中可以有许多不同的表现形式,一般是沙箱中的类似人物的沙具被摆放在角落,显得孤立,投射出该儿童失去帮助或支持的孤独感。如孩子坐在高高的椅子上,或躺在床上,身边没有其他人。如图3-11所示。

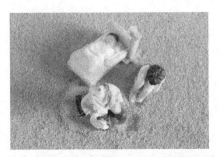

图3-11　反映"忽视"创伤的儿童沙盘游戏作品

残缺。整体的残缺或缺失,如缺水的鱼或残缺的物件、破车、断桥、只有部分肢体的人体等。

攻击。沙盘反映攻击性涉及自己曾受攻击的经历,可表现为打架的场面或明显的破坏行为,比如恐龙大战等。图3-12为一名攻击性儿童的沙盘游戏作品。

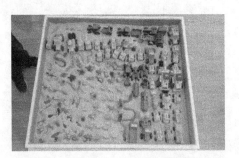

图3-12　一名攻击性儿童的沙盘游戏作品

创伤主题的表现形式限于篇幅,在此不一一列举。创伤主题更多出现在初始的沙盘游戏疗法阶段,随着治疗的开展,创伤主题会逐渐减少,而治愈主题会不断增加。

· **治愈主题**

治愈主题往往反映着儿童内在的积极变化,其表现形式有联结、旅行、赋能、深入、诞生等。

联结。联结表现为沙具之间的联系和对立面的联结。如一棵大树的旁边出现了一架梯子,提示这种联结象征着敌人或魔鬼与天使或人们(我)之间出现桥梁等,属于对立双方沟通与结合的可能。图3-13为一名孤独症儿童的沙盘游戏作品。河流上桥梁的出现提示该儿童积极变化的发生。

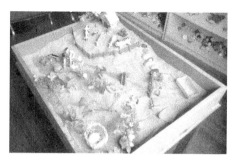

图 3-13 一名孤独症儿童的沙盘游戏作品(4)

旅行。沙箱中摆放的沙具出现明显的运动迹象或线索,如路上的汽车沿着同一方向前进。

赋能。赋能表现为沙箱中所摆放的沙具呈现出活力、勃勃生机和运动,如栽种着绿树和花、车辆开始启动、飞机或火箭将要升空等。

深入。深入表现为对更深维度的探索和发现,如发现了埋藏在地下的钻石等。

诞生。新发展的出现象征着明显的治愈和转化,如婴儿出生、花儿绽放、小鸟孵卵等象征着新生。

治愈主题的表现形式还有培育、变化、神圣、趋中、整合等。

除上述创伤主题和治愈主题外,申荷永等(2005)还提出了"转化主题"的概念,描述在创伤主题和治愈主题之间的一种转变状态,他还阐述了"蝴蝶""青蛙""蝉""蛇"四种主要的转化象征,发展了我国沙盘游戏疗法的主题分析理论。

(2)内隐主题的理解与分析

梅纽因(Menuhin)和安曼(Ammann)曾分别研究了沙箱中各个区域所呈现的内隐主题,即沙箱的各个区域所对应的意识水平特点。梅纽因认为主要有三种水平的心理内容投射在沙盘游戏疗法中:意识水平、个体潜意识水平和集体无意识水平。在对随机抽取的1000个成人沙盘游戏作品的分析中,他发现95%的沙盘游戏疗法遵循如图 3-14 所呈现的分布状况。

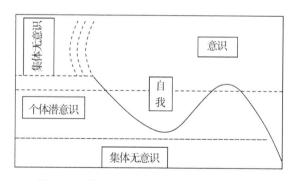

图 3-14 梅纽因的沙盘游戏作品分析结果[1]

---

[1]蔡成后,申荷永.沙盘游戏模具收集与主题分析.社会心理科学,2005(2):50.

从图3-14中可以看到,"自我"一般出现在沙箱中间,常呈现椭圆形;集体无意识呈现在沙箱底部,沙盘中间部位显现个体潜意识;沙盘上部主要是意识层面。从整体来看,无意识层面的内容主要呈现在沙箱的左半部,意识层面的内容主要呈现在沙盘的右半部。

安曼认为,虽然沙箱融合了三维和二维的特质,但儿童是站在沙盘前面创作沙盘游戏作品的,所以更多体验到的是一种类似于在一张白纸上作画的感觉,整个沙盘可以分成四个区域,每个区域一般呈现一个内隐主题,如图3-15所示。

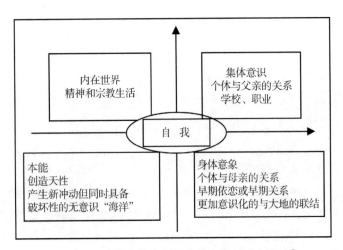

图3-15　沙盘内代表不同内隐主题的四个区域①

沙箱的中心通常包含着沙盘的主要主题。曼陀罗一般出现在沙盘游戏作品的中心,它代表着自我和自我之间关系的变化,甚至象征着人格的核心。沙箱左半部主要呈现的是儿童的内在世界,倾向于无意识的一面;沙箱的右半部主要呈现的是儿童的外部世界,倾向于意识的一面。

综合图3-14和图3-15,大致来看,沙箱的上部与右部可能更多地与儿童的意识和未来相连;沙箱的下部与左部则更多地与儿童的无意识和过去关联;而沙箱的中间部分则与儿童的自我相关联。但是这样的分析有一个前提,即儿童进行创作的位置是相对固定的。在实际操作过程中,特别是在早期互动过程中,若治疗师对游戏治疗的设置要求很低,如允许儿童自由自在地进行创作,则儿童可能会随机站在沙箱的四个方位进行作品的创作,此时,用上下左右的方位进行分析是微妙而具有挑战性的。

在沙盘游戏治疗过程中,儿童的心理内容通过适当的象征性方式得以呈现出来,因此沙盘游戏疗法呈现的常常是一个隐喻的故事,它承载了治疗中儿童的情感与内心世界的表达。对沙盘游戏疗法主题的分析使我们能够在总体上把握沙盘模型所表现的象征性意义,但同时我们也应该意识到,对于主题的分析只是给我们提供了一个方向性的帮助,解释沙

---

①蔡成后,申荷永.沙盘游戏模具收集与主题分析.社会心理科学,2005(2):51.

盘游戏作品时需要将儿童的个人发展水平和实际生活情况结合起来。治疗师在与儿童的互动探索过程中,也可以直接借由隐喻的分析来理解儿童的心理故事。图3-16为一名9岁儿童的沙盘游戏作品。这个沙盘按照纵向的方向完成,圆形出现在沙盘靠近中心的地方,中间出现自性类意象,四周动物朝向中心,画面充满次序感和安全感,形成似曼陀罗图像,展现了儿童自性力量的苏醒。

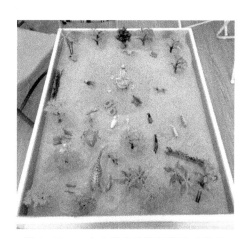

图3-16　一名9岁儿童的沙盘游戏作品

· 一名8岁女孩通过自发性沙盘解决内在冲突的案例①

莫莉经常发脾气,故意绊倒或推搡其他儿童而使他们受伤。据她父母讲,家中没有发生什么事情可以解释她的行为,他们觉得问题是在学校产生的。当莫莉来到治疗室时,她立即被沙盘吸引住了,开始在沙子中玩耍。她疯狂地建造了好一会儿,完成后她自发地讲了一个栩栩如生的故事。在整个治疗过程中,这个故事她重述了许多次。她创造了许多沙世界,身处其中的形象(有时是动物有时是人)被一个男性形象逼迫,不得不做出各种他们不愿做的行为,如果拒绝,就会遭到打骂。当被问及沙盘世界时,她拒绝谈论,反而改换了话题。在同其父母会谈了几次后,母亲承认,父亲是一个控制欲很强的人,当莫莉不服从他时,他有时会很粗暴,校长也说莫莉的老师也偏向于权威式的。在扮演受到控制的这一段时间之后,莫莉突然转变,开始扮演处于控制地位的人。有时,莫莉会把这个主题带出沙盘,扮演起能够指点我们应该做什么的角色,通常,她会玩一些有关家庭或学校的游戏,治疗师接受她的命令。治疗师唯一的原则是她不能伤害自己,也不能伤害治疗师。莫莉在游戏中的行为转变出现后不久,她在学校的行为也发生了变化,在父母和老师的持续合作下,莫莉又变成了一个快乐的小女孩,就像以前一样。

---

① 博伊科,古德温. 沙游治疗完全指导手册:理论、实务与案例. 田宝伟,译. 北京:中国水利水电出版社,2006:111-112.

(二)团体沙盘游戏疗法

沙盘游戏疗法从最初创立至20世纪80年代之前,在其应用发展历程中一直被心理学工作者作为个体心理咨询与治疗的方式。20世纪80年代,多美妮科(Dornenico)开始将沙盘游戏疗法运用于团体,开创了团体沙盘游戏疗法,从而拓展了沙盘游戏疗法的适用范围。

团体沙盘游戏疗法将团体心理咨询的相关理念与沙盘游戏疗法相结合,承认团体"心理动力场"的存在,这种心理动力场影响着团体中每个成员的认知、情感和行为。因而,团体沙盘游戏作品的形成,既可以呈现团体中的人际关系,也可以影响参与团体沙盘游戏治疗的团体人际关系,进而提升团体成员的人际意识和交往能力。

团体沙盘游戏疗法在我国的临床实践和应用也显示,它对于改善人际互动、促进团体和个体的成长等都取得了很好的疗效。张日昇(2016)提出了团体沙盘疗法(团体沙盘游戏疗法)的新形式——限制性团体沙盘游戏疗法,他认为,限制性团体沙盘游戏疗法对于促进团体及个体的心理成长具有积极的意义。

1. 限制性团体沙盘游戏疗法的界定

限制性团体沙盘游戏疗法是指有一定规则和限制的团体沙盘游戏治疗方法。虽然团体治疗人数相对较多,但在治疗中常常不需要很多的沙箱,只需一个标准规格的沙箱就可以了。团体成员按照一定的方法决定摆放沙具的成员顺序,并轮流进行沙盘创作。也有研究者提出,团体沙盘游戏治疗的特制沙箱比标准规格的沙箱稍大。

团体沙盘的制作可以经由团体成员的多次循环创作而完成,所有团体成员操作完一次即为一个循环或一轮。限制性团体沙盘游戏创作过程中不允许成员间进行任何语言或非语言的交流和互动,这与传统的团体沙盘游戏疗法不同。上述的限定因素构成了一个重要的治疗维度:治疗者可以结合团体成员对规则的遵守情况分析团体成员人格中的某些特点,而这些特点对于分析和理解团体沙盘游戏作品具有重要意义。

正如现实生活中的个体不能随心所欲,会受到一定社会规范的限制一样,限制性团体沙盘游戏疗法也正是对这样真实的社会生活情景的反映,因此,可以将其看作现实社会生活的模拟游戏,为儿童提供了一个学习适应人际、体验社会规范和感悟他人心理的途径。在共同制作沙盘的过程中,每个团体成员对沙盘场面的构成都有自己的设想与期待,但由于只有"无声的作品摆放"的交流,而且所有成员要共同完成一个作品,成员难免在开始阶段出现冲突和摩擦,除非每个成员主动调整自身,互相理解,以达成默契和同感,否则团体成员形成一个共同的作品会困难重重。团体成员只有经历了矛盾及矛盾的调和,才能最终实现团体的整合。整合体现在团体沙盘游戏作品中的特点是:团体作品既具有共同的目标和志向,同时又体现每个成员的独特性。矛盾与整合的过程促进了团体的成长。

2. 团体沙盘游戏疗法的基本操作

团体沙盘游戏疗法的基本操作包括事先充分的准备、有效的管理和引导、足够的活动空间、玩具的收集、团体的构成、参与的团体成员的准备、治疗环境的设定以及时间安排等。

(1)治疗环境的设定

团体沙盘游戏疗法的环境设定包括物理环境设定和心理环境设定两个方面。

西方一些团体沙盘治疗研究者认为,团体沙盘游戏疗法的空间应该足够大,如可以容纳2~6名儿童,并提供多个可供使用的沙箱。就沙箱规格而言,除了常规沙箱外,还需要准备供团体使用的较大规格的沙箱。不同的沙盘游戏治疗环境的设定暗示着沙盘游戏治疗的不同限制的设定。就沙盘游戏治疗疗效的产生和发展而言,沙箱的形式和数量并不是最重要的影响因素,最重要的是儿童如何应对这样的沙疗环境,儿童对环境的应对和适应可以为治疗的开展与评估提供有效信息。总体而言,团体沙盘游戏疗法物理环境的设定和治疗师的治疗理念密切相关,治疗场所的大小和布置应以方便、适度、安静、舒适为原则。

团体沙盘游戏疗法的心理环境主要是指由治疗者为儿童营造的包容、安全的心理氛围。治疗者在沙盘游戏过程中的角色定位是儿童成长的见证者和促进者,是团体所需要的安全与受保护的心理空间的营造者。受保护的心理空间能给团体成员非常重要的安全感和自由感。

治疗师进行儿童心理治疗需要遵守相应的专业规范和工作伦理,儿童在参与团体沙盘游戏疗法前需征得其父母或监护人的同意,只有签订知情同意书,才可以参与团体沙盘游戏的治疗过程。治疗知情同意书中必须说明团体沙盘游戏疗法的性质、目的、阶段、过程、注意事项等。这会使父母和儿童感到安心,儿童能更好地投入治疗中,同时也得到父母的支持。

当儿童参与团体沙盘游戏时,治疗师首先要告诉儿童沙盘游戏的环境的安全性和受保护性的特点,并详细地告诉儿童,他们将有一次与其他成员一起做游戏的机会。考虑到儿童通常不太清楚团体沙盘的运作情况,治疗师可以示范团体成员轮换操作的过程,以利于儿童顺利参与到团体治疗中。

(2)治疗团体的构成

团体沙盘游戏疗法的有效性与团体成员的构成密切相关。常见的团体沙盘游戏疗法的成员构成一般有以下几种:具有同一人格特质或面临相同问题的个体组成的同质性团体;具有不同人格特质的个体组成的异质性团体;年龄跨度不大的班级或组织中的个体按分层抽签的方式组成的团体,例如由班级、组织内部进行抽签,然后抽到相同数字或字母的个体组成一个团体;自然团体,随机抽取自然组成的团体,如家庭团体、学习小组团体等。

对于儿童来说,一般而言,团体的构成要考虑儿童的问题特点。对于人际交往类团体,往往异质性团体的带领成效要优于同质性团体。也就是说,如果一个团体的成员都是害羞内向的儿童,则其团体的动力资源要少于既有内向害羞又有外向活泼的成员所构成的团体的动力资源,这样团体干预效果的形成往往会慢一些或者困难一些。在团体中,不同性格和不同行为方式的成员互动的维度、层次、方式、内容往往不同,正是在这些差异的碰撞和协调中,成员们才能更好地增强交往意识并提升交往技能。如在团体沙盘游戏中,不同成员所选择的玩具可能给对方一种启示、一种看问题的新角度或对问题的新考量。

团体沙盘游戏治疗过程中,调整团体成员的构成有时候是必要的。治疗者可以通过对儿童的访谈,或根据从儿童的老师、父母或其他有关人员处获得的信息做出调整成员的综合考量。若确定有需要让一位儿童离开团体,则治疗师必须与这个儿童友好地沟通,不要让他觉得离开团体是对他的一种惩罚,这样才能更好地支持并引导该儿童的顺利过渡与进一步成长。

(3)指导语

向儿童说明团体沙盘制作的规则是团体沙盘游戏疗法中的重要一环。治疗师的指导语参考如下:"我们每个人都有想和别人交流的想法,也都有遇到的问题,可是有时候我们会觉得用语言不太容易表达清楚,现在让我们用这些玩具在沙箱里共同制作一个作品,不需要考虑好坏与对错问题,只要将自己想放的玩具放上去,将自己的想法表现出来就可以了。"摆放的顺序由抽签决定,每人每次只能放一个玩具或完全相同的几个玩具,不许拿走他人已摆放的玩具,但可以在沙箱内挪动他人已经摆好的玩具,成员之间不能进行任何形式的交流,包括说话、语气词的表达、肢体动作、眼神的交流等。

治疗师需要确认团体成员已经明白这些规则,治疗才能正式开始。特别是对于初次接触团体沙盘游戏的儿童来说,这一点非常重要,治疗师可以引导儿童先让他们将手伸入沙中去触摸沙,体验沙的感觉,然后再融入团体沙盘制作的游戏中。

(4)沙盘的制作及讨论

对沙的触摸常常能让儿童的心情相对于刚到沙盘治疗室时平静许多,当儿童对团体沙盘制作也有了正确的认识后,便可以进入正式的团体沙盘制作阶段。成员经过猜拳或抽签决定摆放玩具或物件的顺序,每人每次只能有一个动作(即摆一个玩具或完全相同的多个玩具),成员之间不能交流,若成员移动他人或自己的玩具,算作一个动作。最后一轮制作中的最后一个人可以有一次修饰沙盘的机会,即可以对整个沙盘游戏作品进行一些微调,当然这位成员也可以选择放弃。依次轮换的过程中,如果某个成员不想摆玩具,也可以选择在某一轮放弃。当全体成员都觉得沙盘游戏作品比较完美或完整时,则团体沙盘的制作过程就可以结束了。接下来,团体成员就沙盘的制作过程进行讨论:自己摆放每个玩具的意图和想法、对他人摆放玩具的看法或感受。然后团体成员对作品进行主题命名,最终选出一个大家觉得都可以接受的主题名称。

(5)团体沙盘的记录与整理

团体沙盘的记录比个体沙盘的记录难度要大。为了不打扰成员的制作,治疗师一般在整个制作过程中只进行粗略的预记录,等此次治疗过程结束后再进行整理和补充。团体沙盘记录以每一次每一轮为单元进行记录,包括每个成员制作的情况,摆放玩具的个数、名称、摆放的区域、每轮操作的时间等。每一轮完成后,要对作品进行拍照,方便之后的整理和讨论分析。治疗者还要简略地记下团体成员的讨论。成员离开后,治疗者再根据照片对整个团体沙盘制作过程进行整理,分析团体的心理发展变化和成长历程。

(6)作品的拆除和场面的清理

沙盘游戏作品的拆除和场面的清理最好能安排足够的时间。作品的拆除应该让团体成员感到自由、受保护。如果在团体成员还没有完全离开时就匆匆进行清理,会给团体成员一种被否定、不被重视、不够好等感觉。虽然对于沙盘游戏作品是否在团体离开沙盘治疗室之前拆除,研究者存在着不同的观点,但至少应该在团体成员可以接受和感觉良好的状态下进行。

根据卡尔夫的理论,在个体沙盘治疗中总是由治疗师来清理沙盘的,因为这样在儿童离开沙盘治疗室之前仍然保留其世界的完整性。也有研究者认为,应当给儿童适当的时间来清理他们自己的沙盘,并尽可能以一种典礼、仪式般的感觉进行。如果让团体成员自己拆除作品,在治疗师的指导下他们会以一种认真而敬畏的态度来完成。另外,也可以由治疗师和团体成员一起来拆除作品,这更有可能使团体成员感到安全和满意。如果条件允许,也可以将团体作品保留到下次团体开始之前。此外,如果成员同意,也可以由治疗师自己来拆除,这样也便于治疗师在拆除过程中对照先前的记录,完成档案的整理和细节的补充。

（7）团体沙盘游戏疗法的治疗师

同个体沙盘游戏疗法中的治疗师一样,团体沙盘游戏疗法中的治疗师是成员自我成长的见证者和促进者。治疗师还要给予团体每个成员无条件的积极关注,使他们感觉到被包容、受保护。因此,治疗师需要热心地向儿童解释制作的规则,回应儿童的提问,在儿童需要帮助的时候提供帮助,尽量使儿童在创作作品的时候不带有任何遗憾。

治疗师需要对团体成员间的心理变化保持高度敏感,对团体间互动与融合的状况能有所共感,能感觉到成员之间关系发展的程度、作品进展的阶段,促进各成员积极参加讨论等。若成员由于冲突、矛盾而表现出倦怠或抗拒时,治疗师要予以接纳,并促进他们反思,尊重儿童的决定,并以一种赞赏的态度来对待成员的成长。

3. 团体沙盘游戏疗法的规则

（1）摆放玩具的顺序事先确定。具体方式可以是抽签或猜拳,尽量保证团体中的每个成员都有做"第一"的机会。

（2）每人每次只允许一个作业或动作,如放一个玩具、挖一条河等。对于完全相同的玩具,可以视情况而灵活决定,如放三棵树。成员每人都轮完一次后再开始下一轮,下一轮开始前治疗师需对前一轮的沙盘场景予以拍照,拍照注意从不同的方位和角度拍摄多张照片,也可以对某些区域进行特写。

（3）整个制作过程都不允许成员之间说话或交流,避免成员之间相互了解意图。

（4）允许移动自己或他人所摆放的玩具,但不能将他人或自己已摆放的玩具拿走或放回玩具架,移动一次算作一次动作。

（5）制作过程中,团体成员可以选择在某一轮放弃。

（6）整个制作过程最后一轮中的最后一个人在摆放完后可以有一次修饰微调的机会,但不能再添加玩具。

（7）每次的制作时间没有严格规定,当成员们对作品都比较满意的时候便可以结束制作。但一般4~5人的团体一次咨询的时间控制在50~60分钟。当治疗师感觉到制作将要结束的时候应该提醒团体还剩最后一轮,使团体成员有心理准备,避免成员由于突然结束而有不满感。

(8)团体成员是根据自愿原则参与治疗的。同样,成员也有权在中途退出,但必须向治疗者说明自己退出的理由。若以后想再次加入的话,应先向治疗者提出申请,由团体其他成员和治疗者一起协商决定该成员能否再次加入。

上述规则的设定和说明一方面可以减少成员之间的矛盾和冲突,特别是在团体沙盘游戏疗法的最初阶段,规则的陈述很重要。在无规则的状态下,往往会出现很多问题,如成员总是企图一次性达成自己的愿望而摆放很多玩具;某个成员占据大部分的沙盘空间,使得其他人无法再摆放;成员不能容忍他人摆放的东西而把它们直接拿走等。这些行为会影响或伤害成员之间的感情,甚至导致他们之间产生矛盾,妨碍团体沙盘游戏疗法的顺利开展。另一方面,规则的设定可以为治疗师提供更多的治疗信息。团体成员面对规则的反应和行为也可以反映出其一定的人格特质;成员调整自己而接受规则,又是其变化和成长的表现。

儿童团体沙盘一般由2~6人参与比较合适,如果儿童人数较多,则需要有两名以上的带领者与儿童团体一起进行。沙盘可以使用放在地上的较大的团体沙盘,方形或圆形沙盘都可。游戏时间为每周一次,每次约一小时,可以设置多个单元,对于较年幼的儿童(幼儿园和一年级),则约40分钟就可以了,在结束之前5分钟提醒儿童游戏时间快到了。每次游戏要留出15~20分钟的时间来分享儿童沙盘中的故事。较年幼的儿童在其他人讲沙盘故事时可能难以安静地待着,治疗师要理解并允许年幼的儿童在别人说话时,能在自己的沙盘中安静地玩,治疗师需要使用一定的引导方式帮助儿童说出他们的故事,并且帮助其他儿童保持专注,避免儿童之间出现干扰行为。

儿童喜欢参观彼此的沙盘世界,评论彼此沙盘中的巧妙建构。他们能对其他团体成员的世界展现出尊重的态度,会彼此协助解决建构中的困境,也会急着想要听到别人的故事,当团体经验得到催化,儿童就能够发展出彼此互动的新方式,而成员沙盘中的相似性所带来的普同感也是儿童成长的重要动力。

4. 团体沙盘游戏疗法的发展阶段

团体沙盘游戏疗法的发展阶段是团体动力的发展在沙盘世界中的呈现。因此,团体沙盘游戏疗法的历程与其他团体疗法的历程和阶段会有相类似的地方。团体治疗的早期阶段(第一阶段),成员因为互相不熟悉以及自己在团体中的位置的不确定而显得紧张、忧虑和焦虑,在沙箱上会表现出成员的领域防卫性和占有性,团体成员会试着去发现如何适应这个团体,是否可以安全地进行表达和分享,是否有他们需要遵守的团体规则等。作为见证者的治疗师,需要反映但不要诠释这个历程。分享的出现将引发成员安全感的产生,同理心和好奇心的增加也会引发成员更多真诚的回应。团体成员渐渐知道如何来营造他们自己的空间,并且体会自己对沙盘和团体历程的贡献,体会自己对于所建构的沙盘世界的独特影响与意义。

团体过程的持续将促进团体凝聚力的形成,团体进入治疗的第二阶段。第二阶段的特征是团体成员的议题主要聚焦于拒绝、接纳、排斥和支持的需求。团体亲密和安全关系的增加,使得成员愈来愈能觉察到被建构起来的沙盘世界的团体视野。成员对团体的接受度增加,对团体的投入也会增加。体现在沙盘中的特点是:个别成员仍旧在自己的沙盘区域内建构,大多数团体成员开始关注每一个人正在建构的东西,也会开始添增一些辅助沙具到沙盘中,以在个别建构的东西之间产生某种联结。

第三阶段的特征是个别成员选出沙具,然后在摆设前或是在摆设到沙盘时会认真考量沙盘将要或正在呈现的故事。随着故事的慢慢发展,治疗师引导成员将越来越多的沙具加进来以增进故事的联结,这是团体积极高效的工作阶段。

当团体成员拥有自创社群的感觉时,团体便发展到了第四个阶段。此阶段可以用合作以及关系的发展来加以辨识。团体成员对于他们共同创造的团体世界呈现出兴奋感。沙具和故事的结合性大大增加。

最后一个阶段即第五阶段的特点是故事的整合。团体成员会在选择沙具前心中就带着故事,然后在沙盘里建构。此时的建构仍然可能会对故事做持续的改变和调整,但是此阶段团体成员建构出来的东西明显带着社群特点且彼此关联。

四、沙盘游戏疗法的创新发展与拓展应用

沙盘游戏疗法发展至今,越来越多的沙盘游戏疗法研究者也已不再局限于仅仅把沙盘游戏疗法作为一种心理治疗工具,而是将沙盘游戏疗法的应用扩展到更多的领域,研究和应用的范围不断深入和扩大。

(一)指导性沙盘游戏用于儿童治疗

对儿童而言,指导性沙盘游戏比自发性沙盘游戏通常更有用。指导性沙盘游戏方法有很多,以下介绍几种。

1. 限制物件的数量

在沙盘游戏中,儿童可能偶尔会将大量的沙具倒进沙盘中,治疗师通常会容许这种情况发生几次。但是,若沙盘游戏没有进展,又或者时间有限,两次会谈间的清理时间很少,治疗师和儿童的会谈次数有限时,是不能够放任这种行为继续下去的。此时,治疗师便可以使用指导性沙盘游戏,如限制物件数量的沙盘,而不是简单地放弃沙盘游戏。

具体操作参考:指导性沙盘游戏需要让儿童在受到限制时仍然感到足够的安全,因此,治疗师可以让儿童任意选择他想放到沙盘中的12种物件,并且可以放到他喜欢的任一位置。然后与自发性沙盘游戏会谈中所做的一样,治疗师引导儿童完成所有的治疗阶段。

治疗师可以建议儿童分类型限制物件数量,如让儿童找4种植物或与植物相关的物件并把它们放进沙盘中,接着再找4种动物模型或与动物相关的物件(比如羽毛)并放进沙盘中,最后再找4个人物模型放进沙盘中。治疗师在向儿童介绍完不同类型的物件后,可以建议儿童停留在空白沙箱中感受一下这个沙的世界,并给他一个机会去做他想要做的任何改变。这个类似仪式的小环节有利于儿童接下来一步步地建造完整而有序的沙世界,并且体验到把物件放入沙盘的感觉。

2. 开展游戏

（1）捉迷藏游戏

藏匿与寻找、掩埋与暴露、覆盖与挖掘的行为对于儿童来说，是经常发生的事情。当儿童不太愿意谈论隐藏的信息，但是好像又做好了谈论的准备时，捉迷藏游戏会有助于治疗的进展。例如，当儿童反复地在沙中藏或掩埋物件，且将它们藏在某处置之不管时，基本可以断定他们已做好谈论的准备。当儿童逐渐趋向于愿意解决他们的问题时，他们开始谈论掩埋着的物件且常常不把它们挖出来。治疗师可以通过评估判断干预的时机是否成熟，如果答案是肯定的，就可以向儿童建议玩捉迷藏游戏。

操作过程：治疗师指导儿童把所有他们想要藏起来的沙具埋在沙中，如治疗师可以说："你好像很喜欢将东西埋到沙子中。如果我们在沙盘中玩捉迷藏，就像你与伙伴们玩捉迷藏一样，那一定会很有趣。"治疗师可以转过身去或者闭上眼睛，让儿童选择物件并把它们掩埋好，然后立刻寻找并挖出物件。治疗师需要留意儿童选择的是什么物件。如果儿童愿意，治疗师可以要求他讲一个关于物件的故事或谈论这些物件。游戏刚开始时，儿童往往只愿意玩游戏而不想谈话。此时，治疗师可以和儿童交换角色，由治疗师来选择物件进行掩埋。治疗师根据观察可以选取一些在治疗上与儿童情况有关的沙具，然后让儿童找出藏着的物件，当儿童找到物件之后，可以邀请儿童来讲一个故事。有些儿童可能还要求治疗师讲故事，治疗师可以讲一个间接地联系到儿童的相关问题同时又不具有威胁性的故事。如果儿童在这方面经验不够，则治疗师可以给他示范一下如何讲故事。

（2）走迷宫游戏

从隐喻角度来看，迷宫对于正挣扎于人生困境中的被治疗者而言是一个恰当的暗喻。有研究者认为从7岁左右的儿童到青少年，几乎每个人几乎都喜欢用沙子建造迷宫，并成功从迷宫中走出来。沙子细腻、流动且安全，非常适合用来建造充满障碍却又能被轻松克服障碍的迷宫。走迷宫游戏有助于培养孩子的适应能力，还可促进儿童将走迷宫的经验迁移到实际生活中。

操作过程：如果要求儿童在沙盘中构造迷宫，治疗师可以说："我注意到你希望走迷宫和解谜，在沙中建造迷宫应该是一件非常有趣的事情，你可使用沙子、篱笆、墙、危险区或你喜欢的任何东西来阻隔通向终点的道路。"迷宫构造好之后，让儿童说出他们试图到达的地点，然后让儿童走迷宫。每当碰到障碍物，让儿童找一条路绕过去或将障碍物从路上挪走。在儿童到达终点时，他们常常会感到一种力量或者产生强烈的自我效能感。与此同时，他们也将会在这一进程中学到许多解决问题的技巧。有些时候，儿童可能会要求治疗师构造迷宫来让他们走；或者，儿童构造迷宫让治疗师走；又或者，儿童与治疗师一起构造迷宫等。

3. 编故事游戏

如果儿童喜欢互动游戏但是却难以独自建造沙盘世界，则治疗师可以让儿童在建造沙盘世界时同治疗师一起编故事，这种方法也是很有意义的。编故事的方法是温布（Webb）结合了Winnicott（1971）的随意书写技术和其他编故事技术而创造出来的，并把它应用到了沙盘游戏中。在编故事活动过程中，儿童和治疗师轮流选取物件放入沙盘中，然后利用这些所选物件编故事。

操作过程:治疗过程中,如果儿童要求做互动游戏,则治疗师可以参考提出让儿童与治疗师一同在沙盘游戏过程中编故事。治疗师可以让儿童找出自己感兴趣的任一物件放入沙盘,然后请他说一句和物件有关的话来导引整个故事,接着治疗师选择一个物件,续接故事,依次循环。如果儿童选择谁首先讲故事,那么谁就先开始讲故事。

随着儿童和治疗师每个人轮流挑选物件并把它放入沙盘中,故事会一直持续下去,直到整个故事和场景完成,然后请儿童来给故事做个结尾,如果儿童难以完成这个任务或者儿童要求治疗师来结束,则治疗师可以做适当的引导,虽然会有儿童开始不愿编故事但大多数都会沉浸到活动中并乐意设想出结尾。治疗师虽然大多数时候是在跟从儿童的指引或话题,但也可以主动选取一些相关物件或将故事引到最有助于治疗的方向上,比如出现下列情况时:

(1)治疗师想要搜集一些与儿童有关的特定信息时;

(2)因为时间或管理控制的原因,治疗师觉得有必要尽快让儿童解决某些问题时;

(3)儿童似乎已经处于敞开所隐藏信息的边缘,但同时又对这种进展有所顾虑时;

(4)治疗师想要通过故事给予儿童一些教导时。

· 10岁女孩贺普的案例①

贺普,一个聪明而富有创造力的10岁女孩,她接受过两个月的心理治疗。由于刚离异的妈妈难以控制住贺普,她被转介来治疗。贺普非常任性,并且常常卷入权力争斗中。她的固执不仅影响到了她与权威人物(她妈妈和老师)的关系,而且影响到了与同龄人的关系。在两个月的治疗时间里,贺普参加了艺术治疗、编故事治疗和其他游戏治疗,她也在沙中做过游戏但没有用物件。在大多数此类活动中,她始终控制着局面,不愿跨越某条界线。尽管前面的治疗显示出贺普害怕被抛弃和需要控制力,但她总能设法绕开治疗师想让她更多地表达出自己恐惧的建议。因为贺普非常具有创造力并且很喜欢讲故事,所以治疗师决定,将编故事技术的创造性与能将思想和感受客观化的沙盘游戏技术这两者结合起来,对她进行治疗,因为她可以在沙盘游戏中做出改变,这一点与绘画不同,她会感到更安全和更有控制力。

随着故事的发展,贺普创造了一个场景,一只迷路的小狗在寻找它的爸爸妈妈,治疗师非常谨慎不去插话来帮助解决小狗的困境,相反添加相对来说无关紧要的物件和话语,这些物件和话语促使环境更加圆满,贺普最终给小狗带来了一个朋友,小狗邀请朋友与它住在一起,那个朋友说,它永远不会离开,这对贺普来说似乎是一个突破,她间接地表示出她要控制环境是因为对被抛弃和孤独的恐惧。这种沙盘游戏疗法的互动本质,是利用了其活跃的创造力和预见性以及随意改变场景的能力,在治疗师的帮助下,贺普的状况有了好转。

---

① 改编自博伊科,古德温. 沙游治疗完全指导手册:理论、实务与案例. 田宝伟,译. 北京:中国水利水电出版社,2006:155-158.

4. 指导性主题沙盘

对儿童来说,在沙中重新创造一个特定的情境、关系或问题,比用语言去谈论它更安全,在儿童指导性沙盘游戏中,治疗师可以根据儿童的情况,安排大约一个小时的会谈。对于有些倾向于用分散注意力策略来躲避相关问题的儿童,治疗师可以尝试将会谈时间减至半小时,把半小时的时间都用来让个案在沙盘中重新创造某个特定的问题。与一次完整的会谈相比,这是更为有效的办法,指导性的且有限制的会谈可以减少资源浪费的可能性。

例如,治疗师可以对不做作业的儿童说:"今天你来创造一个关于一个孩子不愿做作业的沙盘怎么样?"或者,治疗师也可以指导儿童重新建造他自己的情境,如让儿童创造一个场景,就像在玩自发性沙盘游戏一样,治疗师可以进行引导。如果儿童构造的场景是与他相似的人物的情境,则治疗师在处理场景时,需要让其使用第三人称。

笔者曾经做过一个个案,个案在班级排名中上,但他对自己缺乏信心,存在消极的认知,治疗中让其摆放了一个学习成绩排名的沙盘,选择代表好学生、差学生和自己的沙具,并让他按照学习成绩的排名用沙具摆放在沙盘中,当他看到自己在沙具中的位置时,对自己有了新的认识,开始寻找自己的力量,并角色扮演"好学生"和"差学生",与"自己"进行对话。在此案例中,治疗师借助指导性主题沙盘改变了个案对自己的不合理认知,让个案重新看待自己在班中的学习排名,从而提高个案的自信心。

(二)沙盘游戏的拓展应用[①]

传统沙盘游戏注重无意识的探索,随着沙盘游戏的应用和实践探索的推进,近些年来,沙盘游戏的开展形式逐渐多样化,其发展大致可以从两个方面来看。

1. 从对无意识的探索到有意识的融入

沙盘游戏在传统意义上和无意识的探索紧密相关,借由无意识,走向我们的内心的深处。一方面,通过沙盘这一媒介以及相应的互动活动,促进被治疗者自性的探索和发现。另一方面,被治疗者有意识的介入(如对物件或物件之间关系的评价、物件的调整等)同样可以在沙盘世界中作用于儿童的心理世界,无意识的表达和有意识的调控在沙盘世界中融汇,从而促进儿童的心理和谐。

2. 从治疗走向教育

传统沙盘游戏主要是针对有一定心理困扰、心理问题或心理疾患的人来进行的,以治疗为主。随着应用范围的拓展,沙盘游戏渐渐从传统的治疗走向普通的教育,如用于心理辅导课,将沙盘游戏作为家庭互动的工具或设备,这个过程,使沙盘从治疗领域扩展到了更广阔的领域。

为了进一步扩大沙盘游戏的工作范围,一些学者提出了创新的理念,在沙盘操作形式、工具和设备上也有了创新,传统沙盘是一个沙盘、一套沙具,创新后的沙盘可以是一人一沙盘、一个家庭或一个小组一个沙盘,可以采用教学的形式,新的沙盘形式更丰富,更适合群

---

① 魏广东. 沙盘游戏疗法——游戏中的心灵疗愈. 北京:中国石化出版社,2015:220-222.

体来上课,沙盘游戏课也从原来的一对一变成现在的一对多的形式。

(三)沙盘游戏的创新性

沙盘游戏的创新性主要体现在游戏化、家庭化和教育化三个方面。

1. 游戏化创新

游戏化创新是指把沙盘变成儿童经常用来玩游戏的一种方式。

(1)在沙盘中摆放沙具让孩子们玩,用沙盘来玩游戏。通过这种方式来增加孩子们彼此接触、分享和交流的机会。

(2)在幼儿园教室里布置沙盘作为幼儿游戏的场所,也可以布置在幼儿园家长接待处,供孩子们体验和了解沙盘,使家长和孩子在入园之前了解幼儿园。

(3)社区心理工作中可以很好地应用沙盘游戏。沙盘可以放在社区的公共场所,甚至放在公园等公共场所,供孩子之间或孩子与抚养者之间的游戏互动。

(4)在家里作为家庭成员互动游戏的工具。沙盘游戏的最初原型是"地板游戏",本身便包含这样的家庭互动理念。

2. 家庭化创新

沙盘在家里也可以玩,而且还可以有更丰富的玩法,如可以让孩子们自己玩,孩子在玩的过程中情绪得到了释放。家长可以与孩子一起玩,与孩子一起在沙盘中摆放东西,构建场景,并通过倾听,促进对孩子的理解和沟通。家庭的所有成员也可以一起参与来制作团体沙盘,促进家庭成员间的沟通。如果可能的话,也可以由提供心理服务和心理教育的机构定期给家庭布置一定主题,借助沙盘心理和教育工作进入家庭,家庭有问题可以进一步探讨,起到顾问的作用。

家长如果持有沙盘游戏的良好理念,或者在相关心理教育机构的支持下,可以用沙盘记录孩子的成长过程,待孩子做完沙盘后进行拍照。定期游戏,如每周一次或每月一次,记录孩子从婴儿、幼儿、儿童等不同阶段其沙盘的变化和特点,以此来记录孩子的心理成长轨迹,形成儿童的沙盘成长心理档案。

儿童早期,可以通过沙盘来培养认知能力。沙盘中有很多沙具,可以介绍给孩子认识并分类,认识可以通过游戏活动的方式进行。孩子构建沙盘时因为没有限制,在玩的过程中可以培养他的创造性思维,家长也可以体会孩子的创造力,并培养孩子的表达能力。儿童常常会将他的经验体现在沙盘游戏作品中。家长可以通过孩子在沙盘中呈现的现实来了解孩子的状况和经历,通过孩子讲或看孩子的沙盘更好地了解孩子在学校或家庭之外的情况。此外,孩子们一起玩沙盘可以培养孩子的交际能力、规则意识等。

3. 教育化创新

沙盘游戏可以用来设计课程,借由沙盘工具设计培养孩子能力的系列活动课程,如培养孩子的表达能力、创造力,提升他们的情商水平等。

(1)幼儿园阶段的沙盘游戏课程

幼儿园阶段可以建立幼儿的沙盘心理成长档案。幼儿的心理变化较快,从入园到毕业三年期间,可以让幼儿定期或不定期地玩沙盘游戏,教师进行拍照记录并做简单的描述,并可以结合家长对孩子的了解进一步描述沙盘,以更完整客观地形成幼儿的成长记录。

幼儿研究者可以通过幼儿沙盘相关数据进行分析,探讨幼儿心理发展的特点或存在的问题。幼儿园的沙盘游戏课有利于教师针对不同阶段的孩子培养他们的规则意识、专注力、沟通能力、创新能力等。

(2)小学阶段的沙盘游戏课程

沙盘记录儿童的成长历程同样适用于小学阶段的孩子。小学低段可以用沙盘来训练儿童的口头表达能力;小学中段可以训练儿童的写作表达能力,如学生就学习过的诗歌或散文在沙盘中进行表达;全校学生也可以就同一个主题来制作沙盘,做完后拍照展览,互相欣赏等。

(3)初中和高中阶段的沙盘游戏课程

团体沙盘游戏可以很好地在中学阶段加以应用。处于中学阶段的学生更愿意追求个体的独立,他们从原生家庭和父母身边逐渐脱离出来,非常在乎自己的成熟和独立感,同学关系等人际关系问题在他们生活中的分量逐渐加重,因此可以引导他们进行团体沙盘游戏,一方面可以缓解他们因为逐渐加重的学业所带来的焦虑,另一方面,大家在一起玩沙盘游戏也可以起到团体沟通的作用。

此外,沙盘游戏也可以用来开班会或进行班级团体辅导活动,如可以把沙盘放在教室的某个角落,作为教室活动角、游戏角、沙盘角等。在班级团体辅导中,可以应用沙盘来进行暖身,如在活动开始前,请每个人找一个最能代表此刻心情的沙具,放在沙箱里,根据班级成员摆放的沙具编一个故事并分享,或让同学选择一个最吸引自己的沙具,然后去找一个与自己所选的物件具有相似点或最不具有相似点的同伴,两人组成一个小组,进行分享交流。

沙盘游戏的应用随着实践的深入而不断得到创新和拓展,其应用价值也得到了越来越多人的认可和推崇(见图3-17)。

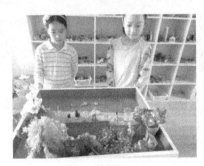
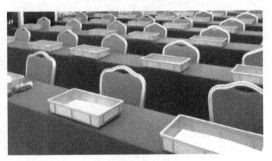

小学生的沙盘游戏角　　　　　　　　人手一个小沙盘

图3-17　沙盘游戏的应用

第四章　儿童音乐治疗

音乐是神奇的,当你觉得烦躁、忧伤、寂寞的时候,音乐会给你带来慰藉,当你觉得低落、伤心、颓丧的时候,音乐可以带给你明净和信心……于是,有人利用音乐开发胎儿的智力,也有人借用音乐来增加农作物或家畜的生产量。现在,音乐以其独特性,被纳入心理治疗体系,以对个案进行心理治疗。治疗师可以根据音乐舒缓、激烈、忧郁、高昂等不同的特点,组成各种配方,对不同的心理症状进行治疗。

第一节　音乐治疗概述

一、音乐治疗的定义

音乐无处不在,人们知道音乐、了解音乐、喜爱音乐,但是很少有人将音乐与治疗联系在一起。在现代社会,当有人听到"音乐治疗"这个专业术语时,他们会好奇地提出一连串问题,"用音乐来治疗? 可以治什么病? 是不是有专门的音乐可以治疗疾病? 音乐有专门的处方吗?"由此可见,音乐治疗目前还是新兴专业,无论在市场还是在专业领域中都未被大多数人了解和认识,仍有很大的发展空间。

音乐治疗(music therapy)又称"音乐治疗学",是音乐学、医学、心理学、人类学等学科交叉综合的新兴边缘学科,是音乐在传统的艺术欣赏和审美领域之外的应用和发展。音乐治疗被确立为一门正式的学科,源于1950年美国国家音乐治疗协会(National Association for Music Therapy,NAMT)的成立。

音乐治疗是一门年轻的应用学科,涉及学科广泛,应用领域庞杂,流派思想丰富。因而,音乐治疗学现今仍没有一个统一的学科定义标准。

1985年成立的世界音乐治疗联盟指出,音乐治疗专业是指音乐治疗师应用音乐的各种元素(声音、节奏、旋律、和声),针对个人或集体进行一系列设计,帮助提高交流、人际关系、认知、肢体律动、表达、组织等方面的能力,以及达到身体、情绪、精神、社会、认知需要的目标。同时,音乐治疗的目的也是发展和保存个人的功能,帮助预防、恢复和治疗。

美国音乐治疗协会(American Music Therapy Association,AMTA)在1998年对音乐治疗的定义为:音乐治疗是一种和健康相关的职业。在治疗中,音乐被用来帮助个体满足肢体、心理、认知等方面的社会需求。音乐治疗师在评估每个患者的情况后,根据患者的需要提供一系列有针对性的治疗方法,包括音乐创造、唱歌、肢体律动及聆听音乐。音乐治疗也帮助在语言表达方面有困难的人,提高他们的交流能力。在音乐治疗的研究领域里,支持并验证了音乐治疗在许多方面的有效性,如促进肢体动作能力,促进全面的身体康复,激励人们积极面对治疗,对病人和家庭给予情绪上的支持,提供情感表达的途径等。

美国著名音乐治疗学家、前美国音乐治疗协会主席、美国天普大学教授布鲁夏(Bruscia)在他的《音乐治疗定义》一书中对音乐治疗的定义为:"音乐治疗是一个系统的干预过程,在这个过程中,治疗师利用音乐体验的各种形式以及在治疗过程中发展起来的、作为治疗动力的治疗关系,来帮助被治疗者达到健康的目的。"[1]

我国有许多学者认同此定义,将音乐治疗归于应用心理学的范畴并加以诠释。如高天在他的《音乐治疗导论》(修订版)一书中对布鲁夏的音乐治疗的定义做了全面细致的阐释。他强调:①音乐治疗是一个科学的、系统的治疗过程,这一过程包括各种不同的方法和流派理论的应用,而不是像有的人误解的那样,以为音乐治疗只是一种简单单一的疗法。音乐治疗也不是随机的、孤立的干预过程,而是包括评估,长期或短期治疗计划的建立与实施以及包括疗效评价在内的严密的、科学的系统干预过程。②音乐治疗是运用一切与音乐有关的活动手段,如听、唱、演奏、音乐创作、音乐与其他艺术活动等,而不只是听听音乐。③音乐治疗过程必须包含有音乐、被治疗者和经过专门训练的音乐治疗师这三个因素。[2]

综观当代国内外音乐治疗学的学科目标、应用领域、操作方法以及发展趋势,音乐治疗学科已远远超出了应用心理学的学科领域,音乐治疗并非只是心理治疗的一个分支学科,而是涉及面更加广阔的独立学科,因此布鲁夏的定义可作为比较全面的音乐心理学的定义而非全面的音乐治疗定义。

王旭东(2006)总结了西方音乐治疗学的概念和实践中包含的三种不同方式,即临床方式、娱乐方式、教育方式。不少科学研究成果也证明了音乐治疗不仅具有心理效应,也具有明显的生理作用效应。

"音乐治疗的应用范围不仅涉及心理学、医学、音乐学,而且还涉及教育学甚至许多未知的科学领域。不能简单地把音乐治疗学定义为集心理学、医学、音乐学于一体的综合性的学科,至少可以认为这样的定义对于音乐治疗学本身来说是不全面的。"[3]

基于以上学者提出的理论观点,本书将音乐治疗定义为:音乐治疗是以音乐的实用性功能为基础,按照系统的治疗程序,应用音乐或音乐相关体验作为手段治疗疾病或促进身心健康的方法。而只要是系统的、有计划、有目的地应用音乐作为手段从而达到促进人类身心健康的治疗方法和治疗活动的,都应属于音乐治疗的范畴。

① 转引自高天. 音乐治疗导论(修订版). 北京:世界图书出版公司北京公司,2008:19.
② 高天. 音乐治疗导论(修订版). 北京:世界图书出版公司北京公司,2008:20.
③ 郑玉章,陈菁菁. 音乐治疗学的定义、形成及其在中国的发展. 音乐探索,2004(3):91-94.

二、音乐治疗的特征

音乐可以促进我们在各个水平上的感情发散,也可促进我们身体各个水平有节奏的运动;音乐可以促进我们在情绪情感上的急速前行,也可以迅速激发我们情绪的兴奋。音乐对于个体而言如此,对于团体或集体来说,也是如此。也因为如此,在团体治疗中,音乐可以增进成员的一体感,调动不同水平的团体情绪,有助于增进团体的凝聚力。

艺术治疗的主要途径是通过艺术创造促进被治疗者将自己的内心世界表现出来,从而展开治疗并取得一定成效。音乐治疗除了这个特征之外,还有一个特征,对音乐的鉴赏行为本身就是一种治疗方法,即利用音乐引起身心变化,展开心理治疗并达到治疗成效。尽管如此,我们仍然需要认识到,无论是既有的曲子还是即兴的曲子,都是演奏者内心世界的表现,音乐治疗的中心依然是创造性活动的体现。

和其他雕塑、绘画作品不同,音乐作品是无法在视觉上呈现出来的。音乐是听觉上的,是局限于短时间的艺术,这一点和话剧等有相似之处。听觉属性也使得音乐作品可以得到很好的保存而不会有性质上的太大变化,如我们通过录音磁带、录像带等保存这些音乐作品,或通过其他方式进行拷贝,作品的性质基本上没有太大的改变。

此外,音乐作为一种公开的表现形式,既有利又有弊。因为不论个人意愿如何,音乐所呈现和表达出来的东西都是会被在场所有听众共享的,演奏音乐也必须考虑到他人的存在。这种特性使得我们在有他人在场的时候,需要考虑演奏能够被他人接受的曲调内容。

三、儿童音乐治疗与音乐教育

儿童音乐治疗活动与儿童的音乐教育活动存在一定的交叉关系,两者在活动形式上基本一致,如唱歌、跳舞、肢体的律动、乐器的演奏等,音乐教育的元素在音乐治疗中也一样存在。同时,两者也有着很明显的区别。

(一)活动的目标不同

就音乐教育而言,其目标是提高学生的音乐技能,掌握音乐知识,在音乐的美感体验中陶冶美的情操。音乐教师会致力于提高学生的音乐欣赏和音乐审美能力,以及学生进行音乐演奏和演唱的能力。因此,知识和技能的学习是音乐教育的主要目标。

音乐治疗的出发点是帮助有困难的儿童解决面临的心理困境或心理问题,音乐只是治疗师帮助儿童的一个途径和方法,是治疗师与儿童开展互动的一个媒介。音乐治疗的目标并不在于让儿童掌握音乐的知识和技巧,而是借由音乐达到心理治疗的目的。如治疗师引导儿童歌唱以训练儿童的语言能力,引导儿童进行乐器演奏以训练儿童的肢体协调能力等。

(二)活动的要求和评估的角度不同

音乐治疗和音乐教育的不同目的决定了两者在训练时的要求不同,与此相应,两者对儿童的评估角度也会不同。音乐教育教师以教会儿童音乐知识和技能为目标,在教学中提出教学目标并进行相应的训练。音乐治疗中,治疗师通常选择对儿童来说没有太多技术难度的音乐活动,乐器的选择也以简单易操为基本原则,如奥尔夫音乐疗法中的打击乐器可以是生活中的杯子等,这些活动以及相应的乐器都不要求儿童接受专业的音乐训练,治疗师需要让来访儿童在音乐治疗环境中感受到充分的安全,并能让儿童真正喜欢并愿意参与其中。

音乐教育的评估以儿童是否掌握相应的音乐知识和技能为评估内容;而音乐治疗的评估以儿童的心理发展状况为评估内容。如音乐治疗师注重的不是儿童音乐演奏的效果,而是儿童在音乐演奏中的反应,如注意力是否集中,情绪是否得到缓解,演奏中与人互动的行为如何等。

(三)活动的场所和进程不同

音乐教育是学校教育的常规组成部分,一般都在音乐教室开展,学生们在课堂上学习音乐知识和音乐技能。音乐治疗的场所更为多样化,可以是学校的音乐治疗室,也可以是在医院、特殊教育机构、康复中心等相应的音乐治疗场所。

音乐教师与音乐治疗师在活动进程安排上也会有所不同。音乐教师往往根据正式的教材,按照教学进度循序渐进地进行音乐的教育教学活动。音乐治疗师则需要根据儿童的个性特点和具体问题灵活地选用音乐的曲目、乐器、活动方式等。

(四)活动要求建构的关系不同

音乐教育中,音乐教师传授学生音乐知识和音乐技能,并帮助学生解决在音乐学习中的疑问和难题,教师拥有专业的音乐知识,教师和学生间常常会体现出尊师重教的关系特点。音乐治疗中,治疗师和儿童是一种咨访关系,是一种带有助人性质的特殊人际关系,儿童通过这种关系中的支持性因素而发生认知、情绪情感、意志和行为等心理方面的改变,音乐治疗旨在减轻儿童的症状。音乐治疗的这种咨访关系有信任、理解、情感联系及承诺感的特点。可以说,治疗师和儿童之间形成的关系非常紧密,儿童更容易对治疗师形成强烈的依恋情感。这也要求治疗师在治疗关系的结束阶段给予儿童结束治疗的心理准备,如进行告别仪式等。

(五)活动面对的对象不同

虽然从年龄上看,音乐教育和音乐治疗的群体范围同样都是儿童、青少年、成年人和老年人。但音乐教育的对象多以健康人群为主,接受音乐教育的人仅仅以学习音乐和掌握音乐技能为目的。音乐治疗的目的是帮助被治疗者减轻心理困境,促进他们面对并解决心理问题,恢复心理健康,并提升社会性活动水平。由此可见,接受治疗的人群通常是有处理心理困境需要的人,或者有特殊障碍的群体。也因为如此,音乐教育中,教师可以同时面对多个学生、以集体教育的方式开展音乐教育活动,并根据大多数学生的进度安排教学活动。而在儿童音乐治疗中,如果是以团体的方式进行,一般不会超过20人,且以5~8人最为适宜。个案治疗方式是音乐治疗中的主要方式之一,此时,治疗师需要充分考虑儿童的个体特殊性,安排具体的音乐治疗活动。

四、音乐治疗发展简史

音乐治疗在我国具有悠久的历史。以前的文字中,音乐的"樂"字上部添加"艹"字部,形成"藥"字,可见乐与治疗有一定的关联。汉代刘向撰写的《说苑》提到,人们在远古时代就用乐声治病,距今五千年前曾有以下的记载:"以管为席……诸扶而来者,舆而来者,皆平及如故。"这里描述了一位医生通过竹管乐器演奏的形式为席地而坐的病人治病的情形。由此可知,我国的音乐治疗观念由来已久。

音乐治疗在我国真正发展为一门系统的学科,可以从《黄帝内经》中关于五音对五脏的观念阐释算起。根据音乐源自上古的教学模式,可以推衍出人体的生理节奏,导引出五声音调特征的音乐理论系统。音乐治疗的机制在于调节人体"内易"的旋转,以便适应自然界的"外易",从而达到人与自然界旋转的平衡,平衡人体阴阳,由此来消除疾病。

我国医学经典著作《黄帝内经》在两千年前就提出了"五音疗疾"。《素问·阴阳应象大论》《素问·金匮真言论》把五阶音中宫、商、角、徵、羽,同人的五脏(脾、肺、肝、心、肾)、五志(思、忧、怒、喜、恐)等多方面内容,运用五行学说相应地、有机地联系在一起。从表4-1中可以看出,在脏器与乐音之间存在着一定的相生相克关系,即可以用"五音"谱写的相应乐曲调式来刺激和补益相应的脏器功能。不同的音乐会对人的心理、情感、思想产生不同的、潜移默化的影响。

表 4-1　五音与五行同构表

五行	五方	五脏	五音	五声	五味	五窍	五体	情志		
								五志	所伤	所制
木	东	肝	角	呼	酸	目	筋	怒	怒伤肝	悲胜怒
火	南	心	徵	笑	苦	舌	脉	喜	喜伤心	恐胜喜
土	中	脾	宫	歌	甘	口	肉	思	思伤脾	怒胜思
金	西	肺	商	哭	辛	鼻	皮	忧	忧伤肺	喜胜忧
水	北	肺	羽	呻	咸	耳	骨	恐	恐伤肾	思胜恐

到了周代,由于乐器种类繁多,根据乐器的不同质和料,出现了八音分类法。具体是指金(钟、铙)、石(磬)、丝(琴、瑟)、竹(排箫笛)、匏(笙、竽)、瓦(埙、缶)、革(鼓)、木(柷、敔)。不同的质料表示不同的音质、音色。美国夏威夷大学音疗研究中心主任吴慎教授根据八音理论,归纳出五音对五脏:钟锣、磬类乐器对应肺脏,鼓类革制乐器对应肾脏,管类乐器对应肝脏,弦类乐器对应心脏,埙、笙、竽类乐器对应脾胃。这些理论虽然会包含西方乐器如钢琴,但是依然以我国传统乐器为主。

在西方,古埃及有"音乐为人类灵魂妙药"的记载,古希腊的历史著作也曾有过记述。《旧约》上就曾记载"扫罗王召大卫鼓琴驱魔"(其实是精神不宁)的故事。到了19世纪中期,音乐疗法曾在欧洲一度风行,奥地利医生利希滕塔尔(Lichtenthal)在1807年写成了四卷集的《音乐医生》,更详尽地介绍当时的探索成果。第二次世界大战期间,由于音乐在治疗精神类疾病的伤员方面疗效显著,被迅速推广。1950年,美国成立了世界上第一个音乐治疗学的国家协会,专事探讨、推广音乐疗法,并出版论文集和定期刊物。西方各国也纷纷成立类似组织,并有国际性的专业交流活动。至此,音乐治疗已发展成为一种专门疗法,世界上大多数国家都有音乐治疗协会。

五、儿童音乐治疗的基本方法

一般来说,我国音乐治疗的基本方法有以下几种。

(一)接受式音乐治疗

接受式音乐治疗(receptive music therapy)又称聆听式音乐治疗,是指通过聆听特定的音乐来干预聆听者,使之感受到各种刺激来调整自我认知和心理。具体为,接受治疗者通过聆听歌曲或乐曲等引起其生理和心理共鸣,之后与治疗师或小组成员交流感受,或用律动、歌唱等形式表现对音乐的理解。常用的接受式音乐治疗方式包括歌曲讨论、音乐回忆、音乐同步和音乐想象等,这些方式使用最为广泛。在儿童心理治疗中,特别适用于有情绪困扰或因各种原因语言表达困难而引起社交障碍的儿童。治疗师通过让来访儿童聆听特定的音乐,激活儿童内心的快乐情绪,并引导他们加入随音乐律动、歌唱等宣泄式的表演中,使其从精神压力中解脱出来,将消极的生活状态引向积极的生活状态。

在临床治疗中,音乐治疗常常和催眠治疗紧密结合,两者相辅相成。催眠的基本技术与原理是将一个人的脑波改变到以α波或θ波为主的频率,然后利用α波或θ波的特点与功能进行问题咨询与处理。让一个人的脑波改变到以α波或θ波为主的频率,有很多方法,其中一种方法就是利用音乐。

(二)再创造式音乐治疗

再创造式音乐治疗(recreative music therapy)也有人认为是主动性音乐治疗方法中的一种。这种方法是让儿童在学习演唱、演奏或参与各种音乐活动中,提高音乐能力,达到改善来访儿童的心理和生理问题的目的。音乐的演奏或演唱并不要求儿童受过任何音乐训练或具有任何音乐技巧。此方法主要包括演唱、演奏和音乐技能学习,分为以下几种。

(1)热身和放松。

①主动放松(听从治疗师的指令或者音乐做出各种肢体动作来帮助自己放松身体)。

②接收式放松(放松地躺在地上或椅子上,听从音乐或治疗师的指令,不需要做出肢体动作,通过自己的想象帮助自己放松)。

(2)语言类活动:把说话、歌谣加入节奏元素,并且配上器乐伴奏,还可以模拟动物的声音,编成多声部的合奏。

(3)声势:用身体各部位发出声音来打节拍,如拍手、拍腿等。

(4)器乐:可独奏,可合奏,可看乐谱演奏,可即兴演奏。

(5)肢体活动:包括听到一定声音指令或音乐时做出各种动作。

该方法在音乐活动过程中不要求被治疗者有较高的音乐能力,而是把活动中的互动和行为作为重点(在音乐活动中治疗师鼓励每一个人尝试更多积极的行为及互动)。

通过活动掌握音乐技巧,学习音乐知识,最终学会一门乐器或提高声乐水平,对于自尊心强、有失败感的被治疗者,成功的体验能提高他们的自信心,达到预期的治疗效果。

再创造式音乐治疗的目的:①放松(使各种因生活环境而感到压抑、焦虑、抑郁的人群感到愉悦放松)。②获得成功经验(学习音乐技能的过程会经历挫折但也能体验成功,被治疗者最终会把获得的成功经验运用到日常生活中)。③改善被治疗者的自我评价(来自演唱演奏所获得的成功感),这一点对于长期的住院被治疗者、智障儿童尤为重要。

(三)即兴演奏式音乐治疗

即兴演奏式音乐治疗(improvisational music therapy)是以即兴表演尤其是以演奏为主的治疗方法,属于主动性音乐治疗方法的范畴。即兴演奏式音乐治疗也称为创造性音乐治疗,这里的创造是指行为方式的变化或表现方面的发展。创造性音乐治疗较接受式音乐治疗具有更为积极的意义。

这种方法在欧美国家运用较普遍,被治疗者可挑选自己喜欢的打击乐进行即兴演奏,或根据治疗师确定的一个标题,被治疗者根据自己的理解即兴演奏。它所采用的乐器大多较为简单,以奥尔夫乐器为主,这些乐器为不需要经过训练就可以演奏的节奏性、旋律性打击乐器,如铃鼓、木琴、三角铁、铝板等,被治疗者可以在不需要任何学习的前提下根据自己的喜好演奏各种乐器。这种演奏多数规律是"和谐—杂乱—新的和谐"。治疗师可给予伴奏,演奏之后进行讨论、评估、分析指导,以达到治疗目的。

人们天然地对和谐音乐有趋近的体会,对不和谐音乐有避开的体会,即兴演奏就是运用这一天性,这种天性在生理学上也已经有相关的研究提供验证基础。研究表明,人的大脑颞叶上回负责旋律的识别和再认,同时也能辨别和谐与不和谐的旋律,从而使人寻找和体验和谐音乐。而旋律正是音乐的基础,是我们接受音乐的主要形式。

第二节 儿童音乐治疗的主要派别

一、心理动力学派的音乐治疗

心理动力音乐治疗产生的时间并不很长。泰森(Tyson)是美国最早开始在音乐治疗中使用心理动力学派理论的人。随后不久,英国的阿尔文(Alvin)也开始在自己的音乐治疗中使用了心理动力学派的理论。但是最引人注意的是英国普里斯特利(Priestley)的《行动中的音乐治疗》的出版,该书一经出版立即引起了音乐治疗界的广泛兴趣。在英国,普里斯特利的理论被称为"精神分析音乐治疗",为很多音乐治疗师在临床上所使用,很快传入整个欧洲和北美。

心理动力音乐治疗是一种以音乐和语言相结合的方式探索病人内心的音乐治疗方式。在心理动力学派的音乐治疗中,治疗师与被治疗者之间的治疗关系是以移情和反移情的反应形式表现出来的,这种治疗关系正是治疗的聚焦点。治疗技术以聆听、即兴等方法进行,如即兴的音乐可以成为一种投射工具,它可以创造出一种状态,在这种状态中被治疗者进入对自己造成困扰和压抑问题的回顾,并能够面对它们。在音乐治疗中,音乐可以打破阻抗,成为沟通现实和非现实世界之间的一座桥梁。心理动力学派音乐治疗在实践应用中借鉴了弗洛伊德的精神分析理论技术,把精神分析中的一些治疗技术和音乐活动有机地结合在一起。音乐活动的介入,不仅为被治疗者的心理治疗提供了安全、温馨的治疗环境,更使得精神分析心理治疗活动中的一些紧张、焦虑、阻抗等问题又多了一项有效的干预方式。

二、罗宾斯音乐治疗

罗宾斯(Robbins)音乐治疗是一种主动性音乐治疗方法,通过即兴演奏的创造性过程达到治疗的目的。在这一音乐治疗中,有一个中心理念,即每一个人都是一个音乐的自我,被称作"音乐儿童"(music child),且每个人都具有个人特色的音乐能力。这一音乐能力可产生音乐反应,引起情绪共鸣,并反映出人格的其他方面。这种能力可以通过对个人成长和发展的治疗而被激发出来。这种自我实现的潜力会通过使用即兴演奏音乐最有效地被唤醒,而这种人类本能的创造力也会有助于克服情绪、生理和认知方面的困难。被治疗者在与治疗师共同创造音乐的过程中充当一个积极的角色,并在各种不同的音乐标准和特殊的乐器上进行音乐创造。由于治疗师为被治疗者提供既不需要特殊技能,又能尽情地自我表达的各种乐器,因此被治疗者不需要有音乐方面的学习和训练的背景。

三、临床奥尔夫音乐治疗

奥尔夫音乐教学法是由著名音乐家、教育家奥尔夫(Orf)于1926年在德国创立的。其音乐教育思想体系的核心是"整体的艺术",即把音乐、舞蹈、语言、节奏融合在一起的音乐行为教育法。奥尔夫即兴创作被运用于音乐治疗中,称为"奥尔夫即兴创作音乐治疗"方法,也被称为"临床奥尔夫音乐治疗"。

奥尔夫音乐治疗中,音乐可以完全用词汇、声音和动作来表达,如声音游戏、节奏、角色扮演、旋律演奏等。因此,音乐在奥尔夫音乐治疗中具有非常宽泛的含义,正是基于这一点,音乐治疗师能帮助儿童更加多样化地、积极地参与到音乐治疗活动中来。

奥尔夫音乐治疗特别强调人的自然状态,即人的"原本性"。奥尔夫提出"人体乐器"或"声势"的观念,重视教学过程,要求学生用身体的不同部位以各种自然的姿势和动作,将自我与音乐中的要素节奏相联系,去感受和体验音乐中的内在关系,达到发挥创造性和主动学习的目的。因此,奥尔夫创造了课堂上的节奏、语言和歌唱的固定音高与节奏性较强的简单打击乐器结合起来的教学模式,使原先过分强调和声训练教学的模式转换到综合性、多层次的节奏训练上。这样,奥尔夫音乐治疗不仅为儿童学习音乐扫清了道路上的障碍,而且还在培养学生自信、自尊、创造力等方面也取得了可喜成效。

音乐可以在动、静之间形成一种结构感,奥尔夫音乐教育的即兴性,有助于孩子们在音乐即兴活动中提升探索、研究的能力,也有助于提升创造能力。同时,通过整合、运用声音、游戏练习等,儿童可以与其他人进行交流,因而,即兴创作也能带给儿童成功、愉悦的体验。

(一)奥尔夫音乐治疗的核心观念

1. 原本性音乐

原本性音乐是音乐、动作、语言、舞蹈的结合体,每个人必须真正、完全参与到音乐中,而不是单纯地被动式学习音乐。

2. 音乐基本要素

用生活中的节奏或自己的节奏来挖掘儿童内在的音乐节奏潜能。通过节奏练习将音乐、动作、语言紧密结合,形成教学或治疗中的整体因素。

奥尔夫主张在教学或治疗中,选用节奏乐器进行即兴演奏,有利于儿童今后学习其他内容,达到促进儿童学习的目的。

多种感官并用也是奥尔夫音乐治疗的要素之一,治疗师可以用音乐的多种感官并用的特性来满足儿童的各种需要。音乐活动可以是综合性的,不仅仅局限于音乐的声响效果,例如儿童击鼓既可以感觉到(鼓的震动)声音也可以听到声音,这些音乐活动可以激发儿童互动参与的主动性和积极性。

3. 交流方式的探索

奥尔夫音乐将音乐作为疏导心灵的一种手段,孩子在游戏的环境中用乐器、音乐来表达自己。教学中,儿童愉悦、自然地玩乐,音乐进入儿童心里,激发儿童的想象力和创造力,陶冶他们的情操,净化他们的心灵,有助于培养儿童的审美意识。在音乐治疗中,音乐使心灵力量得以散发,产生交流、投射、移情以及社会适应性行为等。

(二)临床奥尔夫音乐治疗的主要方法

奥尔夫音乐治疗运用于临床治疗的形式可以是个别、小组治疗,也可以是集体治疗,重点在于帮助儿童参与到音乐治疗的活动中来感受和想象,用说、唱、动作、舞蹈等形式来模仿、探索和即兴演奏,在治疗师的引导下,学习用音乐表达、沟通、思考及对非音乐概念的理解。

1. 节奏训练

临床奥尔夫音乐治疗就是通过节奏听说、朗读字词、成语或谚语、儿歌或童谣,玩语气游戏、嗓音游戏等方式,训练特殊儿童的感觉和知觉。

2. 动作训练

动作、节奏的练习以及多声部动作、节奏的训练,有助于训练儿童的听辨能力,有助于儿童肢体的放松,并为乐器演奏及多声部乐器演奏做好铺垫。奥尔夫音乐治疗通过让身体不同部位在时间、空间、方位中运动,再配合形体表演、即兴动作等,使儿童身心得到平衡发展。

3. 乐器的训练

奥尔夫音乐治疗强调从说话、歌唱、身体动作、身体击拍等模仿进入,让儿童从自身开始体验。可见,奥尔夫音乐治疗特别强调在音乐活动中给予儿童尝试操作音乐的自由权,引导儿童探索声音和身体运动。当儿童能模仿音乐模式之后,治疗师授以即兴演奏的知识,提供尝试新的演奏的机会。

上述过程的体验历程中,治疗师鼓励儿童在不同体裁、风格的音乐作品中创造自己的作品,并以奥尔夫音乐治疗方法中的说、唱、演奏等形式表现出来。儿童如果通过器乐合奏、身体的配合和协助,共同完成多声部的器乐合奏乐曲,更能使他们领略到演奏多声部交织的音乐合奏的音响魅力。这一过程,也可以让儿童学习和锻炼忍耐、坚持、等待、理解等良好品质。

四、音乐引导联想

音乐引导联想(guided imagery and music,GIM)强调个体的自我意识和音乐对被治疗者发展的影响,人本主义和超个体心理学(transpersonal psychology)是音乐引导联想的理论基础之一。美国音乐与联想协会(Association for Music and Imagery,AMI)将音乐引导联想界定为以音乐为中心的,用对意识进行探索的、特定排列组合的古典音乐来持续地刺激和保持被治疗者内心体验动力的一种方法。GIM在实施过程中,使用西方古典音乐组合来帮助被治疗者进入自我的内部体验,最终达到治疗的目的。GIM中音乐的意义在于为被治疗者的体验提供结构和方向,促进被治疗者情绪和情感的释放,并促进其高峰体验(Bonny & Pahnke,1972)。

美国著名音乐治疗家邦妮(Bonny)是音乐引导联想的创始人,邦妮在非指导性音乐想象方法的基础上,发展出这套以使用音乐想象为手段的、完整的、系统的治疗方法。音乐起到促进被治疗者潜意识活动释放的刺激物的作用,潜意识活动包括与被治疗对象现在和过去经历有关的联想、情绪以及思想活动等。音乐的各种因素,如乐曲的形式、音量、音色和节奏为被治疗者提供了可预知的结构,因此能为其提供安全感,反过来,这种可预知性和安全感又能有效地促进被治疗者面对自己的情绪困扰和潜意识活动,促进其情绪的释放和对自我内心的理解,进而引发其行为的改变(Burn & Woolrich,2004)。

可见,音乐引导联想是一种针对性较强、最复杂也最强有力的个体音乐治疗方法。从具体操作上来看,治疗师需要根据被治疗者的具体状况选择一种音乐做背景,使用语言引导被治疗者进入放松、催眠以及与治疗目的相关的想象体验中,然后再由治疗师逐渐引导其回到现实中进行讨论。这样的想象体验和探讨能帮助被治疗者了解自我,体验自我的内心情感世界。由于操作过程涉及较深层的心理处理,操作不当容易给被治疗者造成伤害,因此,音乐引导联想对治疗师的资质要求比较严格。

五、行为主义学派的音乐治疗

从20世纪60年代开始,行为主义原理在音乐治疗领域中开始应用,并发展成为美国音乐治疗的主流。据行为主义学派的音乐治疗观点,音乐属于人类行为,因此有必要应用行为主义治疗原则,对人类的这一领域进行科学的干预。同时,他们也借用俄罗斯生理学者巴甫洛夫(Pavlov)的经典条件反射原理,提出人类对音乐刺激的反应是条件反射,进而可以对行为进行不同的分类,这些观点促进了我们对音乐治疗功能在理论方面的理解。此后,行为主义学派的音乐治疗作为一种基本的心理治疗方法开始被人们普遍接受,基于操作性条件反射原理和经典条件反射原理的音乐治疗在很多音乐治疗实践中得到了应用。

随着认知心理学的兴起,认知—行为取向的音乐治疗成了音乐治疗中行为主义学派的主要潮流。如基于理性情绪治疗原理的认知音乐治疗干预方法提示,一个人与音乐的关系会显示出其合理或不合理的价值观、态度和信念。因此,音乐治疗师可以通过音乐帮助被治疗者来发现、澄清、检验、辩论或反驳患者不合理的和谬误的观念。理性情绪治疗(rational emotive therapy,RET)提出者艾利斯(Ellis)认为可以通过使用幽默的音乐来推动被治疗者认知的改变。还有其他一些行为主义学派的研究者也提出了情绪调节在行为学习和改变过程中的重要意义,并且他们十分重视情感、认知和行为三者之间的重要关联;主张使用音乐感受中的情感和动机特性来改变情绪,并认为可以将音乐引发的情感和影响情绪的方法与传统的认知—行为治疗相结合。

行为主义学派的音乐治疗方法具有较强的操作性,它重视行为观察的客观数据并将之作为疗效的证据,所以广泛地被医院的管理机构、医疗保险公司以及其他学科的治疗同行所接受。在美国的各种医院和医疗机构中,行为主义学派的音乐治疗已成为主流音乐治疗模式。1964年在美国创刊的《音乐治疗杂志》是世界范围内较有权威的音乐治疗学术期刊,而大部分在这本期刊上发表的论文都具有明显的行为主义的特点。

第三节　儿童音乐治疗操作程序

世界音乐治疗联合会主席、美国伯克利音乐学院汉斯尔(Hanser)教授在《音乐治疗师手册》中,将治疗程序设置为七个阶段:确定治疗目标;建立医患关系并进行观察;评估;制订音乐治疗计划;确定音乐治疗的具体方法和维持技术;测量结果的应用;疗效评估。而在她的《新音乐治疗师手册》中,又将治疗程序细化为十个阶段:采用音乐治疗;建立和谐的感情;评估;设定目标、目的和靶行为;观察;制定音乐治疗策略;制订音乐治疗计划;实施;评价;终止治疗。从上述两个治疗程序的对比中不难看出流程的步骤没有本质的变化,只是在原有的基础上更加明确和细化了。

我们将儿童音乐治疗的整个过程分为以下四个大步骤：诊断与评估、制订治疗方案、实施干预、疗效评估和终结治疗(见图4-1)。

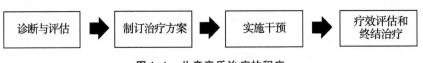

图4-1　儿童音乐治疗的程序

一、诊断与评估

评估是对儿童的能力、需要和问题进行分析，并在治疗过程开始前完成。评估的结果将决定治疗服务的性质和范围。评估中获得的情况和资料将决定治疗的性质和范围，将帮助音乐治疗师决定儿童是否适合音乐治疗？若适合，那么什么样的治疗目标和方法是适当的？这些都为治疗的进程提供了参考。

(一)评估儿童的心理问题

通过系统的临床会谈、心理测量、观察等方法，全面了解儿童的基本资料、心理问题的症状与病史、个人成长史、家庭基本情况、以往接受各种治疗的情况；分析与评估心理问题产生的原因、性质与严重程度，对社会功能影响的情况；对所接受治疗的心理问题或精神疾病进行诊断。对于特殊教育儿童还需要重点评估其自我表达、肢体动作、行为反应、认知发展、理解与沟通等情况。

(二)评估儿童接受音乐治疗的可行性

对与儿童相关的音乐行为能力进行评估，将有助于治疗师掌握儿童的音乐适应能力，有效地对其实施针对性的音乐治疗计划。对与儿童相关的音乐行为能力评估包括儿童在音乐反应、音乐技巧和音乐爱好、聆听能力等方面的情况。

(1)音乐反应：主要是指对儿童在音高、节奏、音色、强弱、和声、速度、乐器的识别以及听觉和运动感觉能力等方面的评估。

(2)音乐技巧：主要是指对儿童在各种乐器的演奏、歌唱能力和即兴表演水平等方面的评估。

(3)音乐爱好：主要是指对儿童在音乐类别、风格或歌手的喜好等方面的评估，如流行歌曲、古典音乐、爵士乐、民谣、乡土音乐等，尤其要注意儿童在音乐灵性与文化上的差异。

(4)聆听能力的评估。

第一步：随意听。儿童不必过于刻意和停留自己的注意力，随意地听即可。3～5分钟后在一张白纸上记录所听到声音的种类以及声音的特点。

第二步：用心聆听。这个训练测评儿童与听觉相关的能力及儿童对声音察觉和想象的能力，这有助于儿童克服过分依赖视觉而不注重聆听的感知习惯。让儿童安静地坐或躺在治疗椅上，闭眼并轻轻呼吸，要求其仔细聆听和辨别周围物体和人所发出的各种声音的方向、音色,并想象发出这些声音的人或物体正在做什么?

治疗前的评估还包括在音乐情景或其他情景中观察儿童、临床会谈、语言沟通与非语言沟通以及测验等。评估资料也可以由其他专业人士提供辅助。所有的测试解释必须参照适当的常规模式或相关资料。

二、制订治疗方案

音乐治疗方案的制订是一个预定性和生成性相结合的动态过程。治疗师在正式实施音乐治疗前,需要制订详细的治疗方案,对每个音乐活动的设计都要进行细致的思考和准确的定位。同时,方案制订后也需要根据实际治疗情况进行适时的修正、补充和调整。以下从行为矫正的视角来说明音乐治疗方案的制订。

(一)确定靶行为

音乐治疗师对儿童个体存在的问题进行初步了解和评估后,要确定儿童当下的主要问题行为系统,并从中找出靶行为,即需要改善的行为,然后再确立具体的治疗目标。

靶行为作为需要改善的行为,治疗师需要对之进行具体的可操作性层面的描述。也就是说,靶行为必须是可观察、可测量和可记录的行为。靶行为的确立可以参考不同观察者对儿童行为观察结果所得到的信度值。靶行为对于选择治疗方法、进行治疗评定等工作具有重要意义,因此,在对靶行为进行描述时,需要对行为的每一个细节特点都进行描述。一般应包括以下几点:靶行为本身的动作描述、行为发生的情境脉络、行为发生的频率、行为的持续时间、行为的强度等。

(二)确定治疗目标

治疗目标可以分为长期目标、中期目标和短期目标。长期目标是在对儿童治疗前的诊断评估的基础上,制定出的用于实施音乐治疗活动的既定性目标。长期目标是音乐治疗师和儿童共同努力的方向和终点,它往往需要多个步骤才能达成。对儿童来说,长期目标的达成是一个循序渐进的治疗过程。如动作技巧的长期目标可能是恢复基本的运动能力、身体放松能力、呼吸调节等;沟通技巧的长期目标可能是流畅性、声韵、非语言沟通能力等;认知能力的长期目标可能是推理能力、时间概念、方位知觉能力等;情绪调节的长期目标可能是情绪表达能力、情绪疏解能力等;社会行为技巧的长期目标可能是人际关系协调能力、自我调控能力等。

中期目标是将长期目标分解成若干个承前启后的主要目标,并预计目标达成的具体时间段。短期目标则将中期目标分解成更具可操作性的、更细的、可观察可评估的具体目标体系。音乐治疗的短期目标明确了儿童或儿童监护人所期望的治疗结果,这一结果和靶行为紧密关联。短期目标将用来作为检验长期目标能否实现的证据。一个短期目标实现后,治疗师需要对儿童的行为进行评估,如果评估结果显示儿童的反应变化比较稳定,则可以进入下一个行为目标的实施计划。

目标的设定需要注意以下事项。

（1）短期目标的设立必须清楚、明确和具有可操作性，便于观察和测量。

（2）每一个短期目标要明确其所针对的能力目标，而且短期目标与长期目标需要保持方向的一致性。

（3）短期目标中的行为是通过音乐治疗活动最终习得的，而不是音乐治疗活动本身的行为过程。

（4）短期目标中的行为需要有具体的评量标准、评量方式，并预计治疗的起止时间。

（5）中期目标的制定要具有现实的可行性，需要有较确切的时间限定和评量方案。

（6）长期目标的实现以多个短期目标的达成为基础。

（三）再观察与治疗策略的完善

治疗策略不是一蹴而就的，音乐治疗策略依据具体目标、具体计划、有步骤的行动过程而制定，是有针对性、规则性和明确的方式及具体的技术方案的集合体。但是，这一集合体在具体实施中可能需要通过再观察来进行补充和完善，使治疗策略更具有准确性、科学性和可操作性。

治疗师的再观察过程在音乐治疗活动过程中进行。治疗师将治疗前期搜集到的关于儿童的评估内容与音乐治疗活动中儿童个体的表现相比较，如通过认知、语言、动作、情绪、行为等任务完成和表现的分析，由此验证前期所搜集的个体资料及前期所确立的治疗方案的正确性。如长、短期目标的设定是否适当，注意事项是否需要增减，治疗环境、治疗准备是否需要做出调整等。治疗师对音乐治疗活动中儿童的能力和心理状况进行分析，评估儿童个体发展的水平以及存在的问题，由此来修订后续的治疗方案和具体的治疗策略。

（四）治疗方式和时间的安排

音乐治疗的方式可以通过被治疗者的音乐知识基础和偏好，以及治疗师的特长等情况，由双方（或者治疗师与儿童监护人）进行协商制定。治疗时间一般为一周1~2次。儿童也可以结合治疗师布置的作业在家进行自我练习。

在治疗方式的选择上，治疗师可以参考常规的治疗思路，并进行适当的修订。如针对孤独症儿童，可以采用罗宾斯音乐治疗方式；对于其他有问题的儿童可以采用柯达伊合唱音乐教学法与音乐治疗方式；对于正常儿童，可以采用奥尔夫即兴创作音乐治疗方式，培养儿童的创新思维和创造能力；如果儿童喜欢歌唱或表演，则可以采用歌唱或表演的方式；如果儿童喜欢聆听和欣赏音乐，则可以为其安排音乐欣赏与表达活动。

三、实施干预

实施干预是音乐治疗的具体化阶段。治疗师依据制定的具体时间段、具体治疗内容、具体音乐活动来开展每次的干预治疗活动，通过引导儿童进行听、唱、诵、表演、创作，以及节奏的训练、力度的训练、速度的训练等，改善儿童的心理问题或问题行为，促进治疗效果的达成。

四、疗效评估和终结治疗

疗效的评估和治疗的实施是一个相互依存的过程。从总体上看,评估可以分为过程性评估和终结性评估两大类。治疗师在治疗过程中随时对儿童的活动和儿童心理的发展变化情况进行评估,这是治疗继续推进或进行治疗方案调整的依据。音乐治疗活动临近结束时,需要对儿童的心理行为进行终结性评估,即对治疗成效做出评估性说明或报告。

音乐治疗的评估方法可以采用定性、定量或两者相结合的方法进行,将儿童多次评估的结果进行对照分析,以求做出客观的评量报告。音乐治疗疗效的评估可以多角度进行,其评估依据和数据的来源可以是治疗师的观察或测量、他人(如父母、教师)的观察,也可以适当结合儿童自身的表达或陈述。

追踪评价也是音乐治疗疗效评估的一部分。治疗师可以在治疗结束后一个月、三个月、六个月的时候对儿童进行追踪性评估,以评估儿童将治疗中所习得的行为、态度或技能迁移到正常生活中的程度。

第四节　音乐治疗的应用

一、音乐团体心理辅导[①]

(一)音乐团体心理辅导的基本要素

1. 团体的名称

团体的名称作为一个团体最具代表性的要素要醒目、好记,或朗朗上口,既能充分调动儿童的好奇心和参与的积极性,又能概括团体可能使用的形式、方法等,同时,名称的选择也要符合儿童的特点。

2. 团体的目标

团体的目标包括长期目标和短期目标。长期目标是最终期待进行描述的目标,短期目标是本次活动或连续几次活动的主题。两者都需要根据儿童的共性、个性、年龄阶段性等因素而制定。

3. 音乐要素

音乐要素是指在游戏活动中所运用到的音乐元素、素材,包括音乐节奏中不同时值的音符、旋律中的不同音高以及音乐表现中的力度、速度、音色等。

---

① 张雯,刘视湘. 艺术心理辅导实务. 北京:首都师范大学出版社,2015:120–121.

4. 团体对象和人数

每次活动的人数可以根据具体的活动需要灵活调配。

5. 团体活动时间安排

时间上的安排由治疗师自行决定,如每周进行1~2次,通常整个活动计划为一节课的时间,即45分钟。治疗师既可以利用课外活动时间进行,也可以利用专有时间段进行。

6. 活动用具

活动时所运用的道具包括画笔、多种色彩和大小规格的纸、面具、彩色绸布、奥尔夫乐器等。奥尔夫打击乐器,因为在演奏上没有指法的困难和技术的负担,儿童演奏起来非常容易,同时因为音色优美,表现力丰富,在为歌唱伴奏或独奏、齐奏时很容易感染儿童并激发其想象力。

7. 活动步骤

活动步骤是儿童体验、参与的部分,所以在活动步骤的设计上应从不同的角度审核该活动是否切实可行、是否具有实用价值,至少要站在活动设计者和参与者的角度。如果能以第三方即观察者的角度进行活动评估,则更有利于活动的顺利实施。

8. 分享与延展

分享与延展环节是通过团体的讨论、分享、拓展,将活动部分的体验用语言进行描述、交流的过程,这样做有助于儿童将体会到的感性体验上升,总结为理性的理解。但很多感性的体验和经历很难用语言表达,所以要灵活运用这一环节,不能拘泥。讨论的主要目的是帮助儿童进一步理解自己的体验并从中获益。

(二)活动效果评估

1. 自我评估

儿童在参加完活动后,对自己的状况进行自我评估。如儿童的自信心、人际交往、学习态度等的自我评估,看看活动前后有无变化。

2. 周围人的评估

治疗师、家人、同伴等对儿童的评估。从第三方的角度,对儿童的行为进行评估,观察其社会生活适应状况在活动前后有无改变。

3. 专家评估

由专家进行观察,了解儿童在情绪、认知和独立性等方面是否有进步。

4. 心理检测结果的比较

在儿童参与活动的前后时间段内进行相关的心理检测,了解两次心理检测的结果有无差异。这种比较可以是个体的,也可以是团体的。

(三)音乐团体心理辅导的常用活动形式

音乐团体心理辅导活动大部分需要儿童主动参与,强调活动的创造性,但也有一些活动是被动参与的,强调的是儿童的体验。从儿童体验的角度来讲,这些活动提供了各种感官刺激,包括听觉、视觉、触觉、动觉、感知觉等,形式也是多种多样的。

1. 聆听乐曲

这是最普通的音乐治疗活动,却也是接近音乐最直接的方式。作为一种被动式的参与方式,仅以音乐欣赏为目的单纯地聆听音乐在音乐团体心理辅导中运用较少。通常在音乐聆听的同时辅以语言、图画、符号、动作等形式的引导或表达,这样可以使儿童与音乐之间产生互动,这种动静相结合的互动方式既可以帮助儿童更好地体验音乐的美和精神,又可以通过音乐这个载体来表达自己的感受。

2. 演奏乐器(包括即兴创作)

因为活动使用的乐器是一些极易上手、操作简单的打击乐器,所以儿童演奏起来很容易。在演奏过程中,这些打击乐器节奏明确、音色各异,治疗师可以指导儿童按一定的节奏规则演奏,也可以进行即兴演奏。在节奏、速度等音乐要素得到训练的同时,更主要的目的是表达情绪、练习眼手协调、体验次序和秩序、满足自我表现的需要等。

3. 韵律独白

语言本身就带有一定的韵律,用生活、学习中随手可得的语言作为音乐活动的素材,可以帮助儿童发掘其自身的创造力。而采用卡农、赋格等艺术形式的韵律独白,又可以将这些看似普通、简单的词句,变得更具音乐美感,让儿童体验到更多的新鲜感、愉悦感和成就感。

4. 歌唱

歌唱是儿童非常喜欢,也是最为常见的一种参与音乐活动的形式。在音乐团体心理辅导活动中,歌唱的形式是多样化的,有独唱、合唱、齐唱、乐器伴奏等,这些形式也可以结合使用。歌唱不仅可以帮助儿童释放情绪、表达情感,还能够提供一种互相支持的氛围和安全、开放的环境,让儿童在快乐地参与中体会团体的力量。

5. 律动舞蹈

律动舞蹈以肢体语言的方式进行交流。在活动中,儿童不仅可以体会到肢体的运动和放松,锻炼身体的协调能力,还能表达情绪和情感、舒缓学习压力、增强团体的合作意识、增强自信心。在音乐的陪伴下,通过非语言的方法交流、沟通、互相支持,这种成长将会成为儿童十分难忘的经历。

6. 音乐故事

儿童用音乐和戏剧表演的方式将富有意义的、有趣的故事表达出来,并亲自参与到故事的编排、演出和欣赏中,在想象力的推动下,亲身体验可以帮助其健康成长。

7. 音乐范例

在活动中,儿童运用音乐要素,如用不同时值的音符以及音乐中不同的力度、速度等,表现不同情境范例。

8. 注意事项

通常,音乐团体心理辅导活动是建立在融洽、快乐、愉悦的氛围上,但仍要注意一些意想不到的突发状况,如儿童因为玩得过于开心而不小心用乐器伤到自己或他人等。这些突发情况是可以通过缜密检查和预习活动计划来避免的。

(四)音乐治疗的案例

以下是音乐治疗应用于缓解儿童入园初期分离焦虑的案例。

(1)对象:某市幼儿园新入园班级的儿童。该班共有23名儿童,年龄在3~3.5岁,在入园前均未接受过托班训练,直接进入幼儿园。23名幼儿均不同程度地存在哭闹、追人、焦虑不安、乱发脾气等分离焦虑行为表现。

(2)治疗目的:①帮助幼儿面对分离的现实,通过打击乐抒发内心的消极情绪体验。②帮助幼儿适时地进入积极情绪体验,强化和支持内心积极的情绪力量。③锻炼幼儿的自我控制能力。

(3)场地与设施配置:治疗活动都在所选幼儿园的活动室进行。活动室110平方米,房间铺设木质地板,活动室内配有组合音响,钢琴,低音鼓,大、中、小手鼓,铃鼓,木制响板,大、小双响筒,大、小单响筒,各种沙锤,蛙鸣筒,腕铃,腰铃,大、小串铃,小碰铃,小棒铃,三角铁等简单乐器。

(4)活动过程:设计一个羊妈妈不得不出去工作,然后将羊宝宝送进牛伯伯的学校里,羊宝宝在学校里非常不开心的情境。这时候让孩子们都来扮演羊宝宝,选择自己喜欢的打击乐器,然后用乐器来表达自己的心情。活动过程中播放巴赫(Bach)创作于1704年的《离别随想曲》作为背景音乐,利用孩子们喜欢的头饰,分角色生动地把故事表演一遍,尤其是羊妈妈和羊宝宝告别的场景着重渲染。然后让孩子们都扮作羊宝宝来和羊妈妈告别,羊妈妈上班后,宝宝不要说话,用自己手里的打击乐器把自己心里所想简单地表达出来。大部分孩子都放开手脚使劲弄响自己的乐器,有的孩子甚至还大声嚷起来。几分钟后,活动室慢慢地开始平静,这时,示意孩子们暂停。孩子们在老师的带领下,把过去几天来不敢或不好意思发泄的情绪都得到了很好的宣泄。然后,适时让老师扮演的牛伯伯出场,在舒缓的背景音乐的伴随下给羊宝宝们简单地讲道理,牛伯伯又带领宝宝们简单地做几个律动,给宝宝发完礼物结束活动。

(5)活动分析:音乐治疗应该遵循"同步原则",即设计的音乐或是活动都应该与儿童的心理体验同步,如痛苦时大量使用抑郁、悲伤、痛苦、愤怒和充满矛盾的音乐来帮助儿童抒发消极的情绪。设计打击乐的操作游戏,让儿童操作大音量的打击乐器,帮助他们尽可能地把消极情绪发泄出来。在儿童音乐治疗活动中,通过精心设计的各种音乐治疗活动,激励幼儿首先发泄由于入园引起的种种心理不适,然后通过音乐促进幼儿产生积极的情绪体验,达到身心和谐统一。精心设计的音乐治疗活动应该能够促使幼儿表达自身的感受,并且在活动中体会自身的存在,在新的环境中找到归属感。音乐治疗活动不仅能够提供一个积极的、表达自我感受的机会,而且还能够提供一个相互支持、依赖的环境,从而让幼儿在新的环境中具有安全感,找到解决问题的方法,很好地适应幼儿园这个陌生的社会环境。

二、音乐治疗在特殊儿童领域中的应用

目前,国外将音乐治疗应用于儿童领域已相当普遍,特别是应用于特殊儿童领域。国

内特殊教育界工作者也认识到音乐治疗对特殊儿童的作用,纷纷开展音乐治疗学习、研究,已取得了良好成效。

(一)感知觉和肢体障碍

音乐是我们人体各种感觉器官和肢体共同参与、相互连接的整体活动,音乐能使视觉、听觉、触觉、动觉、运动觉、方位觉、空间觉等在音乐刺激和训练下重新统合,增加和提升肢体活动的机会和能力,促进大、小肌肉的锻炼,从而达到肢体动作的协调发展。基于此,音乐治疗可刺激特殊儿童的感觉、知觉,训练肢体动作等,有助于对儿童的感知觉和肢体障碍进行治疗干预。

(二)生理和心理障碍

音乐能使儿童在愉快的活动中产生更多有益于健康的脑波,起到宣泄情绪的作用,能促进儿童积极分享愉悦的经验,感受音乐带来的安全感和幸福感,由此,音乐治疗可提供增强特殊儿童呼吸、心跳、脉搏、血压功能的机会。

(三)沟通能力的缺失

音乐可以成为除语言以外的交流工具,促进儿童的人际互动。一些特殊儿童不能表达或语言表达较弱,音乐治疗可以帮助这些儿童学会用表情、动作及非语言等方式来表达自己的需求和感受。

- **应用奥尔夫音乐治疗的案例**[①]

10个4岁的孩子组成的治疗小组,围成一圈坐着,一架高音钢琴放在圆圈中间,一名孩子坐在钢琴前准备开始演奏,在她对面坐着另一名孩子,拿着鼓槌。当大家开始唱歌时,孩子就准备演奏歌曲。当唱到“钟声响起”时,演奏者就停止演奏,回到圆圈里去,拿鼓槌的孩子变成演奏者,上来一个新的孩子拿鼓槌,在唱到“钟声响起”时,再次将手里的鼓槌递给演奏者,这样依次轮流。

这里面就牵涉孩子分辨自己角色行为以及完成角色内容的能力,这很重要。

这架钢琴是全音阶的,孩子们演奏时可以根据自己的想法来,所以没有一首相同的演奏歌曲,每个孩子都可以尽情地表现自己,没有人刻意模仿谁,但是每个人的音乐又受到别人的影响。

治疗特征:在小组中学会轮流等候、忍耐;节奏感的培养和即兴能力的培养。

---

① Orff G. The Orff Music Therapy. London: Schott, 1974: 23, 38.

第五章 儿童舞动治疗

第一节 舞动治疗概述

一、舞动治疗的定义

舞动治疗(dance/movement therapy)又称舞蹈/动作治疗,它以医学、艺术学、心理学等学科理论及实践为基础,同时又跨越各学科的边界,是一种综合性的新兴艺术治疗方法。目前,对舞动治疗的定义有多种不同的描述,如英国舞动治疗协会(The Association for Dance Movement Therapy,ADMT)于1977年对舞动治疗的定义是:通过治疗性地运用动作和舞蹈,使人们创造性地参与治疗过程,以促进人们情绪、认知、身体和社会性的整合。美国舞蹈治疗协会(American Dance Therapy Association,ADTA)于1995年将舞动治疗定义为一种促进个体情绪、身体、认知和社会整合的运动舞蹈或动作过程,是一种整合性的心理疗法。伏羲玉兰(2002)认为:"舞动疗法是一种运用动作和有节奏的表情动作来帮助个人建立整体意识和正常行为操作功能,包括情感方面、心理方面、行为方面、社会人际方面及精神方面的功能。"

舞动治疗作为创造性艺术治疗的一个流派,其重点并不在于舞蹈本身,而在于借由舞动,将个体的情感和认知过程整合到一种自我引导的生命表达中,运用动作和舞蹈来促进个体发展。从狭义的角度看,舞动治疗是指通过舞蹈和活动来改善人们身心不调状态的治疗行为;从广义的角度看,舞动治疗则可以理解为通过舞蹈和活动来恢复、维持、增进人们的身体和精神健康。因此,可以将舞动治疗理解为一种社会意义上的健康活动。

二、舞动治疗简史

舞动治疗是众多心理治疗手段中富有创造性的治疗方法之一,是身体运动与心理治疗的有力结合。个体在肢体律动和心理情感循环中,表达出具有象征性意义的信息,并对之予以扩展,使个体重新去认识、诠释、反省,重建个体的生命和意义。可见,舞动治疗是一门综合体现心理学、医学、体育学、艺术学等学科特点的治疗方法。

身体语言是我们非口语的直接表达,舞蹈是人类最古老、最直接的身体语言。从古至今,舞蹈一直与人们的生活紧密相连,如人们用舞蹈来表达自己的喜、怒、哀、乐,用舞蹈表达劳动和丰收的喜悦,用舞蹈欢庆婚礼、鼓舞战斗、迎接季节的交替变化……

舞动治疗正式登上心理治疗的舞台是在20世纪40年代,源于当时的现代舞。现代舞的动作特别注重自我表达和寻求动作的创意,故早期舞动治疗的基础建立在情绪纾解与表达上,将个体内心深处的某种冲动宣泄为外化的动作,作为舞动治疗媒介探索的出发点。现代舞的舞者们借由其敏锐的直觉探索舞蹈动作对身心健康的作用,创作发展了舞动临床治疗的方法,并采纳各种心理学理论和身心方面的理论与治疗技巧,来验证支持并推动舞动心理治疗理论和实践的发展。

美国舞动治疗师的工作对早期舞动治疗的发展有着深远影响,如苏普(Schoop)使用身体作为心理治疗的媒介,通过身体动作与心灵的互动与表达,帮助人们促进自我意识的发展。又如第二次世界大战后美国一位现代舞老师雀丝(Chace)曾在华盛顿DC的一家圣伊莉莎白医院(St. Elizabeth Hospital)带领精神分裂病患跳舞。这些病患大多是退伍军人,长期的医院生活导致他们的社交生活机械化,与正常的社交产生了隔离。在舞动中,这些患者开始重新和他人接触。雀丝认为人的动作由动作元素构成,当我们通过身体动作表达内在感情时,这些动作元素便提供了一种组织或结构,这有利于治疗师与患者之间在动作层次上做进一步的探索与发展,治疗便有了动态的发展轨迹。因此,舞蹈中的元素不仅仅有助于治疗师掌握身体语言所表达的信息,更重要的是它们具有疗愈功能。

1966年,美国舞蹈治疗协会(ADTA)的成立,推动了舞动治疗在世界范围内的发展。ADTA制定了舞动治疗专业的道德规范与舞动治疗师的资格和级别、学历和实习要求,并出版了舞蹈治疗的专业会刊,组织舞动治疗的国际研讨会议,这些都极大地推动了舞动治疗方法的研究和拓展。在舞动治疗中,我们的身体也逐渐被定义为不仅仅是行为的表达,更是内在心灵的具体呈现,是自我发展和自我认同的必要条件。舞动过程中,身体在时空中展现律动规则,肢体向内心进行探索,个体即兴表达的动作便构成了身体与心灵的探索空间。舞动治疗体现出解决人体动作与人的精神间关系的治疗倾向。

20世纪80年代开始,随着文化心理学的兴起,舞动治疗在其表达的具体内容与形式、针对的治疗对象、涉及的领域上都有了很大的拓展,不同文化特色与存在价值开始受到重视。舞动治疗除了运用身体动作之外,也融入了其他的艺术治疗媒介,如声音、诗歌和绘画等,舞动者有了更广阔的表达空间。舞动治疗的应用范围也有了很大的拓展,如各种身心潜能开发的活动和教育活动中也有了舞动治疗的身影。舞动治疗的对象也扩展到包括成年人、老年人、青少年、儿童、特殊儿童在内的人群。这些发展趋势和拓展反过来又进一步开拓了舞动治疗的理论与运作方式,舞动治疗也因为其应用弹性与广泛适应性,获得了普遍认同和接纳。也因此,舞动治疗师可以工作的机构非常广泛,如精神病医疗机构、康复训练机构、心理咨询或辅导服务机构、各级各类教育教学单位、儿童培育与训练机构、健康保健类服务中心、社区教育服务中心、养老与保健机构以及企业培训服务机构等。

舞动治疗从起源、发展至今已有八十多年的历史,其理论与应用均有了较系统的建构体系。目前,我国台湾地区的舞动治疗发展是走在前列的。2003年"非典"期间,许多医护人员遭受了严重的精神和身体双重打击,我国台湾地区舞动治疗协会在帮助这些医护人员恢复身心健康的过程中,发挥了巨大的作用。在我国大陆,由于社会对舞动治疗的心理治疗方式有待进一步认识和理解，又因为受过专业培训的舞动治疗师寥寥无几，因而舞动治疗尚处于初级发展阶段，儿童领域的舞动治疗研究更为少见。所以，应用传统的心理疗法和舞动治疗来改善儿童身心健康的研究是一项非常迫切的任务，对于心理治疗师而言，具有很大的研究与应用的发展空间。

三、舞动治疗的特点、优势和效用

(一)舞动治疗的特点[①]

舞蹈动作是舞动治疗的基本构成元素，舞蹈动作在含义上除了狭义的表演舞蹈动作外，更多意义上是指随情绪韵律而生成的表达情绪、认知和生理的一种个人整合，进而以动作的形式表达出来。人体的动作具有目的性，透出生命的意义，是人类智慧、情绪和精神状态的可视性表达。借由这样的表达，舞动治疗可以使个人意识得以清晰的梳理，进而通过有针对性的动作体验和沟通交流，来平复内心的情绪创伤，重建儿童的自我调节能力，达到疗愈心理障碍，帮助儿童身心智正常化，提高儿童人际交往能力。舞动治疗的特点集中体现在如下方面。

1. 以身体为治疗载体，动作体验为主要过程

动作体验治疗是各种治疗方法中最快速和最直接的方法。动作治疗是身体、思想和心灵的对话过程，由身体动作的扩展带来的体会，能对自我有更深的了解。从动作经验中所产生的影响和改变是由身体动作的变化性与发展性所带来的，个体可以借由身体动作的实践去感受各种可能性。

2. 以非语言和动作技巧的运用激发适应能力和生命力

舞动治疗应用非语言和动作技巧，通过身体的状态、人体的姿势、身体的表情和身体的运动，呈现出个体对空间、时间、重力的态度。这种态度构成个体结构与非结构的表现、语言与非语言的交流、连续与非连续的表达。这样的历程，呈现出舞动者生命千差万别的情调与色彩，传达出舞动者生命内在的冲动和种种倾向性。由此来塑造个体的身体、心理和行为素质，激发舞动者的身心调控能力和生活适应能力。

3. 和谐的人体动作的建立，促进创伤疗愈，重建健康行为

个人的情绪及行为作用于外界环境，引起外界人、事、物、环境的能量反应。这样的反应又进一步引发内外两方面的相互作用，由此互成因果，不断循环。人体动作产生于人的内在冲动，它是人的内在生命和心理活动的外在显现，往往不受理性控制，因而流露出人的内在真实和内心隐秘。舞动治疗将动作构成不同因素间的组合与变化，调和动作中质与量的变化，增强人类动作操作的功效，经由身体动作协调状态的建立，治疗成长经历中的创伤或克服障碍，重新建立健康行为。

---

① 伏羲玉兰. 舞蹈动作心理治疗的新进展. 北京舞蹈学院学报,2002(3):49.

（二）舞动治疗的优势

舞动治疗强调情绪和身体的相互连接以及创造力。首先,舞动治疗能帮助人们提高肢体的协调能力,提高身体素质;其次,舞动治疗帮助人们变得更加愉悦和自信,宣泄通过语言所不能或不足够表达的各种情绪;再次,通过舞动治疗,个体能提高自身的认知能力和动力。当传统的心理治疗途径难以用语言的方式接近和治疗病人时,舞蹈治疗可以是一种很好的选择。舞动治疗对于个体参与治疗而言,具有其独特优势。

（1）参加者的紧张度和负担较低,适用范围相对较广,甚至包括以语言为媒介的疗法中很难实现共情的病例。

（2）因为是以动作这一前语言式的表现媒体为主,所以有些无法用语言表现出来的情感,会通过动作直接自然地表现出来,这对于心理防卫较强的来访者很有效。

（3）因为情感表达是在训练有素、有经验的舞蹈治疗师的引导下进行的,所以治疗当中出现的由剧烈的感情波动而导致的动作也会随着韵律而自然地受到约束,危险度相对较低。

（4）在团体治疗中,团体成员可以共享前语言式的、多种多样的情感表现和情感体验。参加者在团体的共情、容纳、支持之下,积累各种各样的情感体验,确认自己的情感的普遍性和妥当性。

（三）舞动治疗的效用

舞动治疗的基本效用是帮助患者疏导情绪和调理情感;增强自我意识、自尊心和自制力,感受思想、感情和行为健康之间的联系;学习适应性应对技巧,提高人际交往能力,建立互惠的物我关系;满足成长过程的心理需要,提高心智等。

1. 舞动治疗调理情绪

舞动治疗可以充分释放人内心深处的焦虑、愤怒、抑郁、悲哀等不良情绪,从而告别孤僻,减轻压力、身体紧张、慢性疼痛和抑郁情绪,起到促使心理创伤等心理障碍分解和消除的作用。舞动治疗帮助患者调试情感,进而建立自觉、自信和自主能力,通过轻松自由的舞动释放累积在体内的负向情绪,并学习表达正向情绪。

2. 舞动治疗引导行为

舞动治疗可以建立积极正向的身体记忆,引导人提升行为上的自发和自控能力,提高生活质量和文明素养,引导人选择有益于健康生活的行为与方法。舞动治疗师将放松训练的技巧用于治疗过程中,帮助被治疗者达到身体的放松。舞动治疗能够活化心灵,塑造身体样貌,通过团体的彼此接纳与互动提升被治疗者的正向身体意象及自信心。

3. 舞动治疗改善关系

舞动治疗中被治疗者以身体动作和他人建立关系。通过治疗师的引导,被治疗者能够体验与以往不同的人际沟通方式,通过最直接的身体和他人互动,共同创造经验与感受,解决人际问题上的困扰和挫折,从而豁达心胸、保持积极健康的心态,与外界客观的人与事建立起积极有效的互惠关系。

4. 舞动治疗调理身体机能

舞蹈作为一种美的享受,可调节大脑皮质,调节神经系统、中枢神经系统和自主神经系统的功能,平衡紊乱、失调,改善循环和呼吸系统的功能。

5. 舞动治疗促进心理成长

舞动治疗帮助修补个人成长时期缺失的心智发育,觉察自身的压力来源和身体的回馈反应,进而寻找到最适合自己的解压方式,治疗成长过程中的创伤或克服障碍,帮助个人建立与年龄相应的自我形象、行为类型和性别身份感等。舞动治疗提供一种无条件的接纳和艺术创造的互动模式,改变患者的心情,增强活力,提高智力。

6. 舞动治疗的临床效用

舞动治疗有助于有身体或精神障碍的儿童和成人,如特殊儿童、需护理的老年人的康复。对脑部疾病、关节炎、截肢、中风、癌症、孤独症等患者也有辅助治疗作用。

舞动治疗可以应用在心理培训中,如减压与情绪管理、情感成长、积极教育;也可以应用在公共教育中,如亲子教育、儿童心智强化、自信心建立、表达力增强等。

第二节 舞动治疗的理论基础及主要流派

一、舞动治疗的理论基础

(一)生理学理论

舞动治疗具有心理治疗效应是有其生理学理论依据的。研究指出,舞蹈对人体的调节作用体现于生理机能和神经系统两个方面,其中生理机能包括神经调节和体液调节两种(李珉珉,2013)。舞动通过对人的身体内环境的调节来促进身体稳定状态的形成,进而调节人的心理环境,这种调节作用的发挥主要通过我们的神经系统和体液达成。

人体的神经调节会因为舞蹈动作产生的神经刺激而受影响。舞蹈动作形成的生理刺激,经由感觉神经元发送信号,传递到中枢神经系统,中枢神经系统根据人体各部位的不同情况传达信号,让肢体适应新环境,从而促进动作按照特定的轨迹、动作顺序、活动范围和程度来完成。与此同时,人的身体的内环境向身体各部位提供必要的能量,确保内环境的协调,从而调动身体各器官的活跃度,保障或加强各器官正常功能的发挥。

舞动过程中,随着舞者动作和节奏的变化,其内分泌系统受到相应的刺激,如舞者瞬间表达的高负荷强度动作,或持续表达的舒缓动作等,内分泌系统会随之调节体内的激素水平,有助于将身体的内部环境调适到稳定的良好功能状态。

(二)心理学理论

舞动治疗心理学理论涉及精神分析理论、行为主义心理学等。舞动治疗的很多概念,如象征、投射等都源于精神分析理论体系。舞动所表达和创造的动作,有助于舞者内心情绪的纾解、认知的表达、情感的释放,从操作性条件反射的原理来看,有助于舞者将舞蹈动作迁移到生活情境中,促进疗效的发挥。此外,人本主义、团体动力学说和格式塔心理学等流派也都先后深刻影响了舞动治疗的发展(张伊婷,2015)。心理学理论的发展和舞动治疗实践的推进,促进了当前舞动治疗多样化特性的形成。

(三)现代舞理念

现代舞理念使人们重新认识到动作和舞蹈对心理发展的作用(张雯,2007)。现代舞先驱邓肯(Duncan)认为舞蹈是一种个体表演的艺术形式,应注重个人体验和心理感受,鼓励人们从古典舞蹈的约束中解放出来,让舞蹈变成心灵的反射。现代舞提倡用舞蹈表达情感,表现内心世界,促进了舞动治疗在20世纪中叶的发展。

以下根据日本舞动治疗领域相关的理论和概念(山中康裕等,2010)来介绍现代舞理念。

(1)身心如一:心理与身体是表与里的关系,它们相互影响。心理上的问题常常体现为身体上的不适,体现为身体的症状和特殊的动作行为;反之,身体上的问题也同样会影响心理健康。舞蹈和肢体活动不仅可以对身心的健康状态进行推测,还可以通过改善身体健康状况预防和治疗心理上的问题。

(2)自然治愈力:自然治愈力是指生物体自身具有抵抗外界压力(或防卫反应)和修复损伤(或恢复平衡)的能力。舞动治疗可以通过舞蹈动作和肢体运动,最大限度地发挥身体的自然治愈能力。

(3)自我内在沟通能力:现代生活的快节奏和高效率常常使我们的大脑忽视来自身体内部的信号,因为我们更多的用思维和推理来指导自己的行为,而对自身身体的感觉就会变得迟钝,好像与自己失去了联系一样,这种状态称为"无体感症"。如我们感觉身体有些不舒服,但是我们不肯停下来休息;我们口渴了想喝水,但是因为要完成工作任务而延迟满足。舞动治疗通过舞蹈和肢体动作唤醒身心内部深层次的欲求,使我们保持身体欲求和精神愿望间的平衡。因此,舞动治疗可以促进感觉的恢复,从而治疗我们的"无体感症"。

(4)与他人沟通的能力:关注到他人的存在并与他人构建良好的关系是现代社会生活中不可缺少的条件之一。在团体舞动治疗实施过程中,通过舞蹈和肢体运动,我们可以了解个人在团体当中应该以什么样的立场出现、以什么样的风格行动。通过这些活动,知道自己和他人的位置关系,并获得培养良好共存关系的机会,如"即兴群舞"的运用正是表达和培养与他人沟通能力的良好平台。

(5)从自我控制到自我实现:舞动治疗的最终目的是帮助治疗对象以自己的风格获得属于自己的幸福。舞动治疗的舞蹈动作和肢体运动可以使我们获得身体上的健康、精神上的愉悦和满足、社会意义上的健康以及良好的自我控制能力。这有助于舞者重新思考和建构自己的生活目标以及生存意义。

（6）快乐和好的心情：我们因为健康而快乐，也因为快乐而健康。舞动的过程能带给舞者良好的心情和快乐的情绪。当舞者以"愤怒""悲伤"或"不甘"等情感为焦点进行舞动时，便是内在压抑状态的释放，心理能量随之流动而顺畅，这恰恰是舞者通向快乐的过程。

（7）非日常活动性：舞蹈是非日常活动的典型代表，它与日常工作和家务劳动不同，我们可以借由舞蹈从不同的观点看待问题，将平时压抑的情感表达出来以获得内心的平衡。同时，舞者通过其日常活动和非日常活动相结合并循环反复，有助于提高生活的乐趣和节奏。

二、舞动治疗的主要流派

舞动治疗有三大流派[①]，即怀特豪斯（Whitehouse）的深层动作舞动治疗、爱斯本（Espenak）的心理能动舞动治疗和路易斯（Lewis）的完形动作舞动治疗。

（一）深层动作舞动治疗

怀特豪斯将舞蹈与荣格的部分理论结合，以潜意识为主，发展出深层动作舞动治疗，其特点是注重个人内心的探索和表达。

1. 基本理念

怀特豪斯把舞动治疗称为"律动"，从行动经验中学习，以达到治疗的目的。怀特豪斯舞动治疗的基本理念包括：①"对立性"动作的内涵。"对立性"存在于每个人的身体和性格中，其中包括意识和潜意识。在人的生命进程中，通常会出现对立的矛盾状况。人们往往以为事件只存在于某一种状态，但其实是人们选择了其中的一种，而忽略了另外一种。在律动中，身体的放松和紧张，上下、开合、快慢的练习，对立的力应维持在平衡状态，觉察对立性动作的存在。类似这样的练习，不但可以提高被治疗者知觉的能力，还可以帮助被治疗者了解身体对立力量所蕴含的意义。②探索真实性的动作。真实性动作属于个人不经过学习而表现出的动作，如在即兴玩耍时最容易出现的动作。③积极的想象力。这是指运用"意识"参与而非用指导的方式，合作而非选择的态度，来关注潜在的世界。想象力和潜意识之间有密切的关系，积极的想象力可以增加个人的生命力量，支持自己达到目标。

2. 治疗过程

怀特豪斯认为在舞动治疗过程中，让被治疗者独立用身体动作去表达自己，按照自己的想法去舞动，治疗师在一旁观察，不去指导和干预，以引发被治疗者的深度潜意识，并进一步寻求治疗的可能性。深层动作舞动治疗包括两个阶段：第一阶段，深层动作的发展，从玩游戏或即兴动作到身体和心理的整合；第二阶段，依据动作经验中的内在经历，治疗师利用非常简单的身体活动，如想象、即兴创造，来看待个人的经历变化，在治疗过程中，尽可能要求被治疗者以语言的方式来描述内心反应。

---

① 李宗芹. 倾听身体之歌：舞动治疗的发展与内涵. 台北：心灵工坊文化事业股份有限公司，2001：117-165.

(二)心理能动舞动治疗

爱斯本的心理能动舞动治疗的某些部分和阿德勒(Adler)的自卑与超越、生活风格等理念相呼应,这些理念与舞动治疗中由情绪引发的身体动作的想法有着密切的联系。

1. 基本理念

爱斯本认为即兴式的创造代表情绪本身。其基本理念如下:①充沛的生命是一种攻击性驱使力。如果我们不刻意压抑攻击性驱使力这种原始的力量,就能从存在的驱使力中,感受到激情与快乐,并通过身体的力量把被压抑的攻击性驱使力与情绪释放。也就是说,如果我们压抑愤怒、负面情绪时,心理动力的来源也会被禁锢,只有通过身体自由地表现内心的情绪,并真正地了解、认识它,才能带领它向健康的方向发展。②在团体舞动中建立社会情感。团体提供安全感、接纳和支持,并有各种互动机会,从中可以发现参与者彼此之间的社会情感。③克服自卑情绪。心理能动舞动治疗运用"身体舞动"来让被治疗者感觉自己的成长,例如,压抑情绪者会发现累积已久的感情可以抒发;对自尊脆弱者,在舞蹈中逐渐接受自己的身体,并发现自我表达的特质。即使是简单的身体练习,如走、跑、跳、躺等,所发挥的肌肉力量,也能让被治疗者感受到一种肌肉知觉的满足。如果舞动得非常投入,随着身体动力的自然流露,便会发觉心中"我"的感觉强烈浮现,进而迈向内省的阶段。④从身体中寻找个体的生活形态。生活形态是个体在潜意识中以自己的目标而设定的形式,它可能是实实在在的,也可能是虚幻不定的。

2. 治疗过程

第一阶段,进行动作诊断测验,了解被治疗者的情绪状态。第二阶段,建构身体状态与动作能力,增进身体的协调性,鼓励身体的自由度,让身体从紧张、焦虑、害怕中释放。第三阶段,通过即兴舞蹈把受限动作通过情绪释放出来。重视因为音乐的刺激而产生放松的感觉,再由动作进入心灵的深层改变,进一步达到治疗的效果。

(三)完形动作舞动治疗

完形动作舞动治疗理论注重"当下"的觉察,身体内外的组织以一种不可思议的方式转换及互动,基本目标是唤醒觉察能力和停留在当下。

1. 基本理念

路易斯通过完形心理学和其他许多不同的治疗理论,建构了属于自己的舞动治疗理论。①完形。通过身体或角色的扮演,保留此时此刻的觉察,通过对过去经验与此时此刻行为的各种感觉,了解自己所持的态度。②图形与背景的关系。通过整体经验,将自己潜意识的部分,利用象征性的身体符号来呈现,从"图形—背景"的框架中分化出主题和背景。当图形和背景的关系清晰呈现时,就会把未解决的问题从心灵深处引导出来,进而体验这些问题,并得到解决问题的相关途径与方法。③整体论。身体和心理是不能被分成两部分的,如果我们所体验到的自己是部分或片段的,就无法体验到完整的个体。而自由舞动的重要性在于它流露出内在未统合的部分,自发、即兴的动作,能让我们重整内在的真实反应。当我们用自由舞动的方式把自身隐藏的一面呈现出来时,也就是为自己创造一个有包容性的空间,容许自己毫无顾忌地展现完整的内在世界。④身体与心理的碰触。碰触是体验瞬间事物的一种能力,是一种动力关系,也是在两个分开部分中对峙的能力。碰触可以存在于自我之中,也可以存在于身体的任何部位。⑤稳定性。稳定表示具有适应现实社会的能力,一个平衡、稳定、有重心的身体,意味着一个平衡发展的心理。

2. 治疗过程

治疗师提供一个支持的环境,不对被治疗者的身体表达做评价,使被治疗者不压抑自己的思想,体验自己当时的感觉,充分呈现个人化的冲突,进而促成统整。第一阶段,找出特殊的身体感觉,觉察和界定自己不被接纳的行为模式,并找出其影射的意义,如习惯性的身体紧张疼痛、不自然的呼吸、强迫性的特殊动作形态或能力等。第二阶段,将突出的部分具体化,可以通过语言或扮演角色的方式,让自己更清楚地看到内在很突出的部分,如"我的后背很紧张""我的身体很僵硬""我喜欢摇摆身体"等。第三阶段,体验与体会自己选择,可以体验与体会成长中的某一个片段,不管是开心或悲伤,都可以再一次选择它。第四阶段,动作图形出现,使完形能清楚地呈现并在体验之后,治疗师与被治疗者一起观看治疗录影带,一起讨论。第五阶段,图形结构与重组,当个体处于开放的、觉察的状态之中,便可以准备下一个新的完形图案。

第三节　儿童舞动治疗的方法及程序

舞动治疗方法的特殊之处在于其身体与心智并重、语言与非语言兼用,而且以启动人性的健康潜能为主。尽管舞蹈这一形式在今天更多地用于娱乐和业余消遣,但作为治疗训练方法,舞动治疗用舞蹈动作作为交流手段,在帮助儿童克服身心障碍方面提供了一个良好的途径。

一、舞动治疗的方法

舞动治疗的方法主要有六类:调和动作疗法、反映与对照动作法、动质动形法、动作质量训练法、创造性动作疗法和团体动力法。[①]

(一)调和动作疗法

调和动作疗法是舞动治疗的基本构成部分,是舞动治疗展开和疗效的实现基础。调和动作疗法是指治疗师以身体动作和相应方法与被治疗者建立相互信任的治疗关系。如调和动作疗法的"接纳"要求治疗师无条件接纳儿童的身体动作与情感,包括具有敌意和攻击

---

① 李宗芹. 倾听身体之歌:舞动治疗的发展与内涵. 台北:心灵工坊文化事业股份有限公司,2001:68-69.

性的语言和动作;调和动作疗法的"共情"要求治疗师通过身体动作和语言与儿童进行交流,捕捉和理解儿童的象征性动作、身体符号以及隐藏的感情等。调和动作疗法的"游戏"要求治疗师带领或引导儿童从玩游戏的过程中进行身体动作元素的抽取,让儿童找到特殊的身体感觉。调和动作疗法的"呼吸"要求治疗师引导儿童进行呼吸训练,以帮助儿童调节其神经系统,平复儿童的心理紧张等。就特殊儿童治疗领域而言,调和动作疗法对于情绪与行为障碍儿童、学习障碍儿童、智力落后儿童、孤独症谱系儿童等都是适用的。

(二)反映与对照动作法

反映与对照动作法是以语言及非语言的模仿性反映与对照技巧,协助被治疗者建立自我感觉意识的方法。舞动治疗师路易斯认为,应用舞动治疗时应引导被治疗者做相反的对比性动作,若某方面象征性的特质很明显,那么表明另一方面也同样会存在某些重要的特征性信息。拉班(Laban)为了让被治疗者实现运动定位,其在治疗中的动作训练不仅能使被治疗者在实际的空间运动,也让被治疗者实现在想象空间中的运动。

反映与对照动作法的具体呈现包括运动与静止、轻与重、强与弱、快与慢、失衡与平衡、紧张与放松、收缩与伸展、上升与下降、对称与不对称等。反映与对照动作法在提示人体动作的局限性的同时,也揭示了人体动作可能的丰富的变化性,这为舞蹈的创造提供了行之有效的方法。反映与对照动作法对听力损伤的儿童而言,具有很好的适用性。

(三)动质动形法

动质动形法通过舞动交流动作的独特动态过程体验来帮助儿童建立表达、对应意识及物我交流的概念。拉班的"动质"是指身体的质感,它不仅是指身体做了什么,还涉及身体与空间、时间、力量、流动等之间的互动关系,借此来分析动作者发出力度时的内在态度。"动形"是指身体的形状,它由动质的四个元素转化发展而来,动形描述身体的样态如下:身体是如何动的?又是如何与周围的空间互动的?不同的空间设施如何塑造我们的身体形态?等等。动质动形法对于视障儿童、病弱儿童(如肌萎缩)等具有独特的优势。

(四)动作质量训练法

动作质量训练法旨在改善儿童的表情动作在时间、空间、张力、力度等方面的素质,调整并提高儿童对生命的理解,并准确地表现生命的能力。根据拉班的动作分析理论,动作质量训练的最大特点是培养并提高个体肢体的灵活度、有序性和节奏性,克服儿童肢体僵化、动作刻板和混乱,进而通过身体动作训练来达到心理训练。拉班的动作分析理论中所谓空间的直接和间接,是指人的注意力集中在何处,注意力显示为向何处移动和行进;表情动作在时间上的快与慢、延续性或突然性,指的是动作何时发生;表情动作在力量上的强弱和轻重,显示的是一种动机或意图的态度,表达的是"如何动"。动作质量训练法在肢体残疾儿童、智力落后儿童、病弱儿童等的治疗中都可以适当地加以应用。

(五)创造性动作疗法

即兴舞蹈、随兴而舞可以让儿童自由而开放地沉浸在潜意识的表达中,让其直接接触自己所不自觉的部分,并借由身体动作直接表达和释放内在的情绪和情感。这将有利于培养儿童的内省能力,引导他们提高自然的表达能力,帮助他们养成良好的习惯。创造性动作疗法正是这样一种以儿童的自发性动作和创造性动作体验为主题的治疗方法,治疗者引导儿童在无准备的情况下进行舞动的表达。由于儿童的动作和意识都是在瞬间和不可预设的情况下产生并予以表达的,这样的特点决定了创造性动作疗法的评估将是一个动态的生成过程,需要综合治疗师的经验、能力,儿童的情况与人数,儿童的身心状态,治疗原因,治疗预期目标,即兴质量等进行动态的点评。舞动研究者达尔克罗兹(Dalcroze)在深入研究儿童的节奏能力以及音乐教育的基本原理后,提出节奏运动具有一种人格的力量,节奏运动练习有助于促进人们的身心和谐,是一种培养健康心灵的有效途径。

(六)团体动力法

团体动力法是将团体心理咨询与舞动治疗相结合的一种团体舞动治疗方法。在团体动力法中,借由团体成员的互动与沟通,来改善团体成员的交流障碍,提高其人际关系处理能力。团体动力法以集体互动的方式进行,一般可由1~2位治疗师主持,每周1~2次,每次治疗的时间可以为1~1.5小时,治疗次数可以依据儿童的问题和具体情况予以安排。团体动力法在应用中,治疗师不仅要具备人格魅力和应变能力,还需要有足够的经验和技巧来调动儿童的情绪,激发儿童适当的反应。怀特豪斯建议让每一位儿童都能够扮演不同的角色:领导者、跟随者、计划者或是老师、学生、观众。角色的交换是一个简单而重要的环节,这样的角色交换可以帮助儿童了解不同角色的立场。为了利于和促进儿童的角色转换与表达,舞动治疗中可以准备一些不同角色的头饰,或者也可以应用手偶练习来展开相应的治疗活动。游戏性强的舞动治疗活动对于儿童来说,往往特别具有吸引力,因为儿童活泼好动、喜欢模仿。儿童在角色的扮演和交换过程中,逐渐熟悉动作顺序,这有利于儿童对规律、秩序感的感知和掌握。

二、舞动治疗的程序[①]

舞动治疗一般分为两种模式,一种是个体治疗模式,另一种是团体治疗模式。

参照一般心理咨询程序,舞动治疗的程序包括:搜集个人资料、初期评估、制订治疗计划、实施治疗计划和评估以及追踪随访。

(一)个体治疗模式

1. 个体治疗的程序

(1)搜集个人资料

儿童个人资料的搜集一般涉及基本资料、致残的原因、相关或其他残疾、诊断状况等四个方面的信息。基本资料包括姓名、性别、出生年月、家庭住址和联系方式、性格特点、兴趣爱好等;致残的原因包括产前、早产、难产和后天环境因素等;相关或其他残疾涉及如视觉、

---

① 胡世红. 特殊儿童的音乐治疗. 北京:北京大学出版社,2011:187-188.

听觉、肢体、语言、心理或其他方面;诊断状况包括诊断结果、确诊时间、诊断机构、既往治疗情况、目前服用药物情况等。

（2）初期评估

初期评估在治疗过程开始前进行,主要对儿童的能力、需要和问题进行分析,其目的是确定儿童的功能水平,为制定远期、近期治疗目标和具体的治疗方案提供依据,同时也为疗效的中期、末期评估提供客观的评估指标。对儿童的评估往往由两位以上的评估专家或一个多学科领域的医疗/心理治疗小组共同完成,评估的结果将决定着为儿童提供什么样的治疗服务。如动作质量分析的初期评估要求治疗师科学记录和分析儿童的肢体语言在空间、时间、力量、流动中互动的特点。舞动治疗师会与儿童或儿童监护人谈论其需求以及对儿童进行舞动治疗的理由。然后,舞动治疗师会邀请或引导儿童进行任意舞动,以此来了解和分析儿童的身体外形、体态和动作特点;身体是直立的还是弯曲的、体态是开放外向的还是保守内向的、动作是顺畅的还是畏缩紧张的,等等。

（3）制订治疗计划

治疗计划的制订包括治疗目标的设立和具体干预方案的确定。治疗目标分为阶段目标和终极目标。终极目标是对儿童经过治疗最终能达到的理想状态进行的预期,终极目标经由阶段目标的依次完成来达成。阶段目标根据儿童在舞动治疗中的行为表现,分解为一级一级递进的目标,终极目标和阶段目标共同组成了儿童参与治疗的目标体系。

治疗干预的具体方案是一个动态形成的过程。方案将随着治疗过程中儿童经由治疗获得的进展、尚存在的问题、表现出的新问题、儿童的需要等,不断地予以调整和完善。

一般而言,干预方案会结合以下五个方面予以展开。

①观察儿童,寻找和验证儿童的特殊需要。

②将儿童的特殊需要和表现予以反馈。

③治疗过程中与儿童或其监护人及时沟通,交流舞动治疗的进展和观察到的问题,表达希望并争取他们的支持。

④必要的介入和干预。

⑤与儿童或儿童监护人保持密切的沟通和联系,随时就儿童的情况交换意见,并根据儿童的现实表现确定下一步的干预措施。

（4）实施治疗计划和评估

治疗计划的实施和评估是一个动态的过程,包括以下四个阶段。[①]

阶段一:观察身体动作以及身体动作背后潜藏的情绪情感。

阶段二:触动内在情感。

阶段三:创造性的介入与转化。

阶段四:评估整理与结束。准备并进入身心整合的下一个阶段。

---

① 李宗芹. 倾听身体之歌:舞动治疗的发展与内涵. 台北:心灵工坊文化事业股份有限公司,2001:283-286.

中期评估在儿童经过一段时间的治疗后进行。中期评估的过程类似初期评估,但评估的目的是对前一阶段的舞动治疗进行评价,判断儿童的障碍是否得到改善、进展的程度及治疗方案是否需要进行调整。治疗师将中期评估的结果与初期评估的结果进行比较,评价初期评估以来的变化,以及是否与阶段目标相符合,进而判定这一阶段舞动治疗的疗效。中期评估结果如果提示儿童所取得的进步已达到近期目标,则可推进或重新制定治疗目标;如果评估结果显示儿童进步不大,或儿童发生的变化与目标不符合,可能提示目前的治疗措施或方法不适当,需要及时予以调整或改善。末期评估在儿童结束治疗时进行,其目的在于评定舞动治疗的效果如何,是否达到了预期目标,遗留的问题有哪些,并提出进一步解决问题的方案或建设性意见。

(5)追踪随访

追踪随访是指对结束舞动治疗后回归家庭的儿童进行跟踪性访问,以了解儿童的功能和行为状况,评估儿童在治疗室获得的进步是否成功迁移到生活中,或是否存在退步情况,产生这些情况的可能原因和建议,以及对儿童是否需要继续治疗予以评估和预后。

2. 个体治疗活动的推进方式

在开始进行治疗活动的时候,舞蹈治疗师必须尽力感受现场气氛,并选择和现场气氛一致的音乐。以儿童自发的动作为基础,即兴地强化儿童动作中有建设性的、健康的部分,不能每次都用同样的音乐或是一成不变的动作。参加者的心理状态随时间的推移会出现许多不同的变化,治疗师要根据这些变化改变治疗的方向。

一般治疗活动的具体内容如下。

(1)热身:创造出接纳的气氛,提高身体各部分的活性,增强身体活动的意识,尽可能引导出有表现性的动作。

(2)发展:促进表现性动作的发展,促进团体的情感表现和情感体验。

(3)终结:调整高涨的情感,以平静的气氛终止治疗活动。

(二)团体治疗模式

结合张雯(2015)的研究观点,以下介绍舞动团体治疗的模式。

1. 环境设置

首先,治疗空间必须安全,无障碍物;其次,确保地面干净,可以做地面活动;再次,灯光温度适宜;最后,可以适当设置活动道具。

2. 熟悉环境

让团体成员围坐在地上或者椅子上,解释活动目的和要求,让团体成员互相熟悉周边的环境。

3. 治疗过程

(1)肢体预热(暖身)

肢体预热的类型有圈形群组预热、个人空间自由预热、自我放松按摩、静思预热、引导性预热。在开始时治疗师应引导成员从身体各个部位的活动开始预热,头、手、背、肩、胸、腰、腿、全身,此时应与健身操式的指导进行区分。以简单的动作让被治疗者放松身体、心理,给予被治疗者安全感,从身体局部开始舞动,引导群组治疗成员相互之间的协作,如相互之间的拉伸、拥抱摇摆等,引导他们适应当前环境的状态,起到热身的作用。治疗师要让被治疗者知道,在这里没有对与错,只需要聆听自己的躯体,自我放松,给自己一个全身解放的机会。预热时间为5~15分钟,根据被治疗者当时的状态确定预热时长。根据具体情况有时整个治疗过程都要进行躯体预热,需要把他们的意识带回到现实中。活动过程中,可以有音乐也可以无音乐,决定使用什么音乐,在什么时候放出,什么时候转换不同的音乐,都要根据具体情况进行具体分析。预热过程中被治疗者的动态变化是很重要的生理及心理信息的获得过程,要根据具体情况确定下一步运动激发的切入点。

（2）动作激发

治疗时应引导被治疗者做出一些动作,用甩、跳、伸、踢、推、摇、拉、扭、击、拍等词激发被治疗者做出动作。运用行走、跑跳等前后、左右、上下空间动作进行激发,鼓励团队成员自发做动作,其余成员进行模仿,让成员在自由舞动的同时鼓励他们情绪上的释放与表达,动作中可以配合声音的发泄,如"嘿、哈、啊、呀"等,或者采用呼吼、叫喊的方式,引导他们发泄情绪。治疗中音乐的强弱快慢、节奏的轻快活泼,起到很大的能量推动作用,通过音乐的使用也可以间接地活跃被治疗者的身体状态。活动中也可以采用活动道具如弹性布、气球、绳子、呼啦圈等,起到传递感情、激发运动开展的作用。

（3）选择舞动主题

常用的舞动主题有以下六种。

①情感表达主题

通过舞动治疗过程中治疗师对被治疗者身体动态的观察,鼓励其发泄自身压抑的情感,大胆地表达自我情绪中的喜怒哀乐,加入语言表达进行情绪发泄,如"我想要……""我希望……"

②自我尊重主题

大声说出自己的名字,用自己独特的舞动方式展示自我、认同自我、宣扬自我。挺胸抬头,用夸张的肢体动作展示自己,说出自己的优点、爱好等。

③平衡放松主题

平衡放松主题着重平衡心态与肢体的关系,包括进度放松、动作放松、冥想放松、接地锻炼、留心训练等。

④行为模式主题

行为模式主题运用空间动态进行空间健康探索、节奏行为练习、冲动控制练习、姿态再雕塑与重建认知能力舞动等。

⑤潜能发展主题

潜能发展主题有"与你的阴影共舞""与你的梦想共舞""与想象共舞"等,最终目的是扼杀被治疗者的消极心态,激发自我欣赏、自我发展的激情和勇气。

⑥社交能力主题

社交能力主题包括与团队成员一起舞动,敢于和其他伙伴成员进行目光交流、躯体语言交流,敢于表达自己内心真实的想法并与他人互动表达等。

治疗目的与主题相关,主题的选择是成员治疗的核心。主题的设定要以可实现、易操作为基本原则,要具体情况具体分析,根据被治疗者的状态制定主题,循序渐进。

4. 舞动交流方式

舞动交流的方式有被治疗者通过镜像交流、自由动作对话交流、交换动作对象的成对舞动交流,以及小团队自由舞动交流、教师指导性舞动交流、带主题交流的小团体运动和全员参与的集体性节奏动作练习、团队主体意识练习交流等。

5. 舞动结束分享

舞动结束,被治疗者身体放松,回归自身状态,并回顾舞动活动的过程。治疗师给予被治疗者反馈,帮助被治疗者把感性认知提升到理性认知,把潜意识提升到自觉意识。

群体舞动治疗中的治疗程序不是一成不变的,可以根据不同团体的具体状况做出适当的调整。情绪波动较大的被治疗者可以延长交流时间,让其充分表达心里的想法,并引导其他成员给予理解和支持。

第四节　舞动治疗的应用

一、舞动治疗在教学中的应用

(一)美国芝加哥"安静课堂"儿童舞动治疗

(1)伸展练习训练

儿童通过缓慢的伸展运动训练,练习对自身动作的控制能力,提高自控力,如通过让儿童以坐或站的姿势,模拟不同物件的形状态势。

①坐式大山。

②坐式月亮。

③坐式太阳花。

④坐式三明治。

⑤站式大山。

⑥站式月亮。

⑦站式太阳花。

⑧站式三明治。

（2）呼吸练习训练

儿童通过呼吸控制训练,提高其情绪自控能力,如让儿童模拟不同动物或状态下的呼吸。

①123呼吸(深吸气1秒,屏住呼吸2秒,缓慢呼气3秒)。

②小狗呼吸。

③蝴蝶呼吸。

④冷热呼吸。

⑤吹蜡烛呼吸。

⑥够星星呼吸。

⑦太阳呼吸。

⑧大小呼吸练习。

（3）注意力集中练习训练

儿童通过注意力集中训练,辅助提高注意力集中程度,改善课堂学习中注意力不集中的现象,提高学习兴趣。

①蜜蜂嗡嗡练习。

②搓手练习。

③听铃声练习。

④我很安静练习。

⑤听查数练习。

⑥注视物品练习。

⑦听音乐画线练习。

⑧坐好练习。

（4）放松练习训练

儿童通过动作放松训练,促进全身心放松,减少由于焦虑引起的多动症状。

①婴儿姿势放松训练。

②闭眼放松练习。

③蒙眼睛放松练习。

④随音乐舞动练习。

⑤躺式放松练习。

⑥坐式放松练习。

⑦面条抖动练习。

⑧听铃声练习。

(二)我国儿童舞动治疗举例①

(1)扩指训练,训练儿童的手指控制能力,降低儿童课堂手指小动作出现的频率。

歌词:爸爸瞧,妈妈看。

宝宝的小手真好看。

爸爸瞧,妈妈看。

宝宝的小手看不见。

爸爸妈妈都来看,

宝宝的小手又出现。

(2)小花猫上学校训练,训练儿童头部和手臂的协调能力,促进儿童课堂学习活动的动作自控能力和手臂协调能力。

歌词:小花猫,上学校。

老师讲课它睡觉。

左耳朵听,右耳朵冒,

你说可笑不可笑。

(3)小钟说话训练,训练儿童上身摆动的控制力,有助于降低课堂上扭动不停的现象。

歌词:滴答滴答滴答滴答,

你听小钟说话滴答答。

滴答滴答滴答滴答,

你听小钟说话滴答答。

(4)蛙跳步训练,训练儿童双腿的活动控制能力,促进课堂活动中儿童的动作协调,降低由于多动问题引起的踢人等课堂现象。

歌词:一只小青蛙,呱,

要呀要回家,呱,

跳跳,跳跳,呱呱,

跳跳跳,呱呱呱,

跳跳跳,呱呱呱,

小青蛙回到了家,呱!

(5)小孔雀训练,训练儿童脚部的协调能力,提高儿童对脚部的控制能力。

歌词:小孔雀,多美丽。

跳跳唱唱,多欢喜。

森林里召开比美会,

百鸟选我得第一。

---

① 孙光言.中国舞等级考试第一级(幼儿).北京:人民音乐出版社,2004:7.

二、舞动治疗在个体心理辅导中的应用

舞动治疗之母切斯(Chace)的基本假设是"舞蹈是一种沟通,而这能够满足人类的基本需求"[1]。因此,舞动治疗应用于团体是常见的治疗形式。舞动治疗同样适合个体心理辅导或治疗。以下是舞动治疗应用举例。

· **案例一　舞动治疗用于攻击性行为少年的案例[2]**

个案基本信息:

男,13岁,初一,遇到事情控制不住自己的情绪,容易发脾气,有时会用语言或者身体攻击他人。

主要症状表现:

认知方面,被治疗者对他人充满疑心和敌意,怀疑他人在背后说自己坏话,认为不会有人喜欢和接纳自己,因此自己不需要表现出友善。情绪方面,被治疗者不能很好地管理自己的情绪,遇事容易冲动和愤怒,需要通过攻击或者辱骂他人来宣泄不良情绪。行为方面,被治疗者采用攻击他人的方式解决问题,包括语言攻击和身体攻击。

治疗过程:

每次治疗时间为50~60分钟,一周治疗1次,一共10次。治疗过程大致分为三个阶段。

第一阶段:诊断评估与治疗关系的建立。

本阶段主要通过观察、会谈、倾听等咨询技术,了解被治疗者的基本信息,初步与被治疗者建立治疗关系。向被治疗者介绍舞动治疗的基本原理以及治疗过程中的有关原则,并与被治疗者确定治疗目标。采用中学生攻击性问卷对被治疗者进行初步评估,同时向被治疗者的父母说明,需要其在家配合,详细记录被治疗者出现攻击行为时的时间、地点、原因、结果,在校期间,被治疗者的班主任、同学也需要详细记录其在校情况。

第二阶段:治疗实施。

治疗实施过程中治疗师关注被治疗者的认知、情绪和行为,尤其是被治疗者的情绪表达,主要技术与方法为接纳、共情、暖身、练习、呼吸,每个阶段都包含这五个技术要点。同时在该阶段,被治疗者的家长、教师、同学与治疗师相互合作和沟通,使干预效果更佳。

干预过程包含以下四个阶段。

(1)治疗关系建立阶段

与被治疗者建立一种开放融洽、和谐信任的治疗关系,建立情感的连接非常重要。

(2)表达情绪宣泄阶段

培养被治疗者的情绪表达能力和情绪探索能力,借助"指南针""盖楼房"的舞蹈动作,表达其隐藏在内心的感受、情绪以及创伤,宣泄负面情绪。

---

① 丽芙. 舞蹈动作治疗——疗愈的艺术. 蔡佩珊,周宇,等译. 北京:亿派国际出版公司,2004:21.

② 改编自王玲玲,田珍珍. 舞动疗法用于攻击性行为少年的个案研究,科教文汇,2019(9):171-172.

(3)培养技巧阶段

促进被治疗者的身体协调,借助"握握手""好朋友""表情歌"等舞蹈动作,促进其认知能力的发展,获得自我觉察能力,从而掌握新的心理应对方式和以心理为主的情感与交流技巧。根据被治疗者认为有用的舞蹈动作模拟生活情景,观察被治疗者是否通过练习舞蹈动作促进其认知发展,获得新的表达动作,从而掌握新的人际交往技巧。

(4)自由创作治愈阶段

将前面阶段被治疗者习得的各种能力在舞动情景中加以创作和应用,允许被治疗者沉浸在无意识的身体表达中,在积极环境中去实践,在这个过程中促进被治疗者体验成就感和快乐感。

第三阶段:结束与巩固阶段。

利用中学生攻击性问卷对被治疗者进行评估。与被治疗者讨论总结在治疗过程和结束后碰到的问题以及应对的方法,分析观察被治疗者的变化。

治疗效果:

根据与被治疗者本人的交流和被治疗者的老师、同学的反馈,被治疗者在学校对同学身体攻击、语言攻击的次数明显减少。被治疗者原来存在的一些敌意疑心认知也得到纠正,明显减少了对周围人的敌意,不再总是疑心周围人在背后议论他,与老师、同学的相处情况都有所改善,自我情绪管理方面也得到了较好的控制,正逐渐适应班级生活,治疗目标基本实现。

· **案例二　舞动治疗用于幼儿的案例**[①]

个案基本信息:

个案Y,男,6岁半,上某幼儿园。父亲常年在外地工作,过年才回家。Y平时由奶奶和母亲照顾,母亲经常加班,每天工作到很晚才回来,和他交流较少。Y说话早,能表达但不主动和同伴、教师交流,拒绝他人的拥抱,缺乏社会交往技能;注意力不集中,对教师的指令无法做出正确回应;情绪不稳定,经常发脾气,攻击他人;喜欢吃甜食,如巧克力、糖果、棒棒糖等。

治疗目标:

长期治疗的目标是提高个案与他人的沟通协调能力;提高语言表达能力;提高注意力;提高情绪与自控能力;改善亲子关系、师生关系、同伴关系。短期治疗目标根据动态的治疗方案制订,如减少50%的攻击行为,增加50%的集中注意力,进行集体舞蹈活动,提高语言和身体语言的交流能力等。

治疗形式和时间:

在幼儿园活动室内进行,采用个体治疗和团体治疗相结合的治疗方式,每周3次,其中个体治疗1次,每次约30分钟,团体治疗2次,每次约45分钟。以1个月为治疗周期,通过3个月的治疗周期实现治疗目标。

---

① 改编自庞佳,叶涛. 幼儿偏差行为的舞动治疗个案研究,早期教育(教科研版),2014(2):35-38.

治疗方法：

采用创造性舞蹈本体疗法,该疗法强调儿童在创造自己的舞蹈同时又被舞蹈所创造的舞动方法治疗。该疗法的基本目标是采用投射性的身体动作隐喻技术,协助Y通过各种身体动作体验来获得自我觉察能力,允许其沉浸于无意识的身体表达中,在积极的环境中去实践,以一种生动活泼的舞蹈活动方式表达内心的情感体验。此个案主要采用创造性舞蹈本体疗法中的投射技法、镜面反射法、触摸法、即兴创作法、舞蹈编排法五种技术。

（1）投射技法

根据投射技法无结构、非直接的询问形式,鼓励个案将其对所关心的问题的潜在动机、态度和感情通过身体动作投射出来。

（2）镜面反射法

治疗师通过自己的肌肉运动反射来模仿对个案具有重要意义的特质动作,利用肌肉运动感觉移情的反射技术对个案开展治疗。

（3）触摸法

带有治疗目的的触摸可以分为两类:安慰和挑衅。安慰的接触一般来自治疗师和个案之间友好的接触,如拥抱、握手;挑衅的接触是治疗师有意地用身体动作刺激个案的情感,如推、拉。治疗中根据需要加以应用。

（4）即兴创作法

以舞动过程的任何一部分作为主题,在想法和情感方面给个案提出创造性舞蹈动作的建议,如跺脚、晃动拳头、边说攻击性语言边跳跃等。

（5）舞蹈编排法

在治疗师和个案建立相互信任后,治疗师开始教授一些舞蹈动作来最终纠正个案不正确的客体关系行为,促进新的互动交流及自我表达。

治疗策略：

（1）行为模仿策略

治疗师、教师或家长有意识地模仿Y的特定行为,与其特定行为保持"同步"。"同步"能够营造一种融洽的治疗气氛,让Y产生好感,并模仿对方的言行。

（2）问题调控策略

对Y的偏差行为问题加以调控。例如,在"好朋友"集体舞活动中,如果Y能接受他人的拥抱,将及时地给予肯定和表扬,并奖励其一块巧克力;但一旦有攻击等不良行为出现,便对其进行10分钟左右的隔离(远离集体)。

（3）学习迁移策略

引导Y将所学到的知识和技能用于实际生活和学习中,如将舞动治疗中的"拥抱""招手""点头"等动作运用到其他场合。

（4）家庭参与策略

家长应与治疗师、教师相互合作、沟通,彼此分享Y的治疗过程,使家长与教师、治疗师能有一致的看法与做法,让治疗达到事半功倍的效果。

治疗阶段：

治疗过程包括以下四个阶段。

第一阶段：建立融洽的治疗关系。致力于加强个案社交、情感和交流能力的开发和连接。治疗关系建立是与动觉移情密切相关的。

第二阶段：表达感受。培养个案表达能力和探索能力，表达其感受、情绪、创伤，探索有意识和无意识发生的事件。

第三阶段：培养技巧。加强个案身体协调性，促进其认知能力的发展，培养以内在心理为主的社交、情感和交流技巧。

第四阶段：治愈舞蹈。将前面三个阶段习得的各种能力在舞蹈情景中加以运用，在教师和家长的帮助和合作下，让个案探索舞蹈动作，发现内在治愈力，并体验快乐。

治疗效果：

在采用韦氏学前儿童智力测验（WPS）、学前儿童50项智能筛查测验、临床记忆量表、Achenbach 儿童行为量表（CBCL）、儿童行为社交焦虑量表、学龄前儿童行为发展量表、子女教育心理控制源量表等基础上，结合舞动治疗自身的评估特点，设计一套"儿童舞动治疗评估量表"。所有量表均由个案的家长和教师填写，治疗前和治疗后各填写一次。通过所有量表及各因子之间的相关分析，结果表明，经过3个月的持续渐进式治疗，通过对 Y 的认知、社会性交往、情绪等方面有效跟踪评估，治疗效果良好，基本实现了舞动治疗的目标。

三、舞动治疗在校园暴力预防中的应用

校园暴力是近年来比较受关注的话题，开展暴力预防教育已经成为校园教育的一部分。对于儿童来说，暴力预防教育最直观的方式往往不是语言，而是行动。学校关于暴力预防教育不应该仅仅局限于语言式的教育引导，还需要有切身体会的行动。

（一）将预防暴力教育融入舞动治疗的必要性及优势

成功预防暴力需要具备三项能力：主动反应的能力、管理愤怒的能力以及在不伤害任何人的情况下满足自己需求的社交技能（Kornblum，2002）。这些能力需要大脑与身体的密切配合，大脑做出决策，身体要做出相应的反应。因此，预防教育不能仅仅停留于认知层面，还要能协同身体动作进行训练。很多预防课程有良好的应对策略，但忽视了对身体的练习，这会影响儿童在应激状态下做出恰当的行为反应。

舞动治疗是一种创造性的动作互动过程，儿童能够在安全的氛围中发掘自己的优势、建立良好的社会意识。舞动治疗对儿童的身体意象、冲动控制、注意力集中、适龄社交技能以及自尊等也都有改善和提升的作用（Kornblum，1980）。可见，我们可以利用舞动治疗的优势，采用动作与主题相结合的活动，培养儿童预防校园暴力的能力。

（二）基于动作的校园暴力预防课程

舞动治疗师科恩布卢姆（Komblum）开发了一套以动作为基础的校园暴力预防课程——基于动作和亲社会技能的暴力预防训练课程（Disarming the Playground—Violence

Prevention Through Movement & Prosocial Skills),让学生在校园里放下戒备。该课程在美国多所小学推广。一些质性和量化的研究数据表明,参加了暴力预防训练课程的学生在自我调节、非语言协调与共情、人际交往、自信以及人际空间意识等方面都有显著的改善(Hervey & Kornblum,2006)。

校园暴力预防课程在理想情况下的开展频率是每周1次,每次的课程时间在30～60分钟,每学期开展10～15次。尽管训练课程以动作为主,但语言表达贯穿其中,包括练习介绍、内容回顾、问题讨论等。在暴力预防训练课程结束之前,使用容易让学生冷静下来的活动,以便确保他们在回到教室后能够安静地进入接下来的课程学习。科恩布卢姆的暴力预防训练课程包含14条技能,其中包括多个动作方面的暴力预防技能。①

1. 空间意识(spatial awareness)

空间意识是最重要的技能。身体或者肢体暴力的表现就是实施者对受害者空间的侵犯,以及受害者对自我空间保护意识的薄弱。这部分活动中,首先,儿童需要在不侵犯他人空间的同时找到自己舒适的空间范围;其次,儿童要增强保护自我空间的意识,并尊重他人的空间;最后,儿童要了解自己在不同情境下舒适的距离范围。

(1)有关坐的空间练习

①儿童盘腿围成圆圈坐在地上,当两手贴着地面放在身体两侧时,双手不会与两旁的同学产生交叠。

②儿童需要学习一首诗,同时伴随着动作:

space on my left(我左边的空间;所有学生一边说一边将双手重叠放在身体左侧)。

space on my right(我右边的空间;将双手重叠放在身体右侧)。

space all around me(我周围的空间;双手食指从前分开,向后画出自己的坐姿空间,不能触碰到两边的人)。

buckle and light(轻轻将双手交叉于腹前)。通过诗歌和同步动作,增强学生坐的空间意识。

(2)有关站的空间练习

①儿童在教室中自由行走,想象自己在一个泡泡里面,依次体验大、中、小泡泡(空间)。

②大的泡泡是指可以尽情地张开身体,如体育运动、课间休息玩耍时的动作范围;中的泡泡是指双手叉在髋部两侧的时候,胳膊肘到躯干的距离,如日常走路、工作时的动作范围;小的泡泡是指距离躯体仅有一个手掌的距离,如排队、上下班等车、等人等拥挤时的动作范围。

③体验之后,请儿童谈谈自己的感想、发现。

2. 坚定(assertion)的表达

坚定的表达能够体现个体的强大、有力。受攻击的儿童处于上述危险或者威胁情境时,如果能够坚定地表达(语言、动作等)出自己的态度,将在一定程度上可以制止更恶性事

---

① 赵研. 舞动治疗:舞蹈与心灵的对话. 北京:知识产权出版社,2016:146-151.

件的发生。以下是坚定表达的练习列举。

①儿童双腿稍稍分开,一前一后,站姿稳定。

②练习使用坚定的语气、身体姿态、表情以及手势(五指并拢),同时呈现出"停止!"或者"不!"的表达。

③在练习中,老师扮演陌生人或者攻击者走向儿童,让儿童找到自己感受到安全的距离范围,并坚定地表达出"停止!"或者"不!"

3. 先发制人(pro-active)的策略

如果坚定的表达没有达到预期效果或者难以实施,那么先发制人的策略便尤为重要。对于有些儿童来说,需要用更多的时间来建立和练习这种表达方式。但面对问题时,仍然要找到解决办法。因此,我们建议儿童运用灵活的方式。

①主动转移欺凌者的注意力,例如"你看那边有×××"等。

②使用幽默的语言,例如"你说的××很有意思"等。

③尝试积极地和他们做朋友,如"我想和你做朋友可以吗?"等来扭转被欺凌的被动局面。

4. 能量调节(energy modulation)

能量调节是让儿童提高对自己情绪唤起的意识,同时知道如何从一种能量状态转变到另一种能量状态。不同能量的动作练习可以让儿童体验到不同程度的情绪,以及体验如何从高能量(high energy)状态转换到低能量(low energy)状态。并鼓励儿童思考和比较控制状态下的情绪与失控状态下的情绪有何不同,如预防训练课程中最重要也是最常用的练习——自我控制4B练习,具体如下。

①刹住(brakes),双手迅速合十并挤压。

②呼吸(breathing),张开双臂,随同身体做深呼吸2～3次。

③大脑(brain),将手放在头顶,对自己说"我要冷静下来"。

④身体(body),双手放在胸前,感受身体,逐渐冷静。

5. 放松(relaxation)以及冷静下来的能力

处于愤怒等情绪高昂的时刻,能够让自己放松、冷静下来是很有必要的,这有利于更加客观地应对问题,而不是由于愤怒情绪失去理智,产生攻击或者暴力行为。让儿童学习并经常练习放松技巧有助于缓解紧张、愤怒情绪的高强度爆发。

(1)渐进式肌肉放松

①依次放松面部的双颊、眉毛和下巴。

②每个部位先收紧5～10秒,随后渐渐放松。

③面部放松结束以后开始放松身体,达到全身放松。

(2)视觉放松

①坐着或者躺着。

②想象一个让你感到平静的地方,如海洋或者森林等。

③聚焦在某个地方,并想象它周边的环境。

（3）冥想放松

①保持放松的状态,坐着或者躺着。

②闭上眼睛,选择一个事物或者词语,将注意力集中在它上面。

③将其他事情从脑海中排出,越集中于当下所想的事物,越能有更多放松的感觉。

（4）深度呼吸

①放松胃部肌肉,将一只手放在位于胸腔下方的胃部。

②用鼻子缓慢吸入空气,感受胃部上升。

③用嘴缓慢吐出空气,感受肺部气体排出以及胃部下降。

④重复练习,直到感觉放松为止。

⑤每天至少进行一次练习。

6. 自我控制（self-control）以及愤怒管理（anger management）

①了解容易引发自己愤怒的导火索。

②写下不同情境下缓解愤怒的方法。

③选择自己比较偏好的三个暴力预防练习。

④在安全的设置中,练习情绪强度调节的管理策略,例如:

A. 使用音乐或者用鼓敲击出鼓点,唤起儿童的高强度情绪或者高强度动作;

B. 慢慢地调整音乐或者鼓点强度,逐渐减少强度直到停止,让儿童跟随音乐或鼓点调整自己的情绪和动作强度;

C. 反复练习,让儿童能够较为熟练和灵活地调整自己的情绪或动作强度以更好地增加自我管理能力;

D. 教师可以带领儿童做向正面情绪转化的过渡练习。

7. 早期警示信号

身体感受到的警示信号会在危险情境下对个体发出警告。警觉体验可以训练儿童对警示信号的敏感度。

警觉体验训练如下:

①将儿童分为两组或三组（若为三组,有一组可作为观察员）。

②第一组儿童在教室分散开,找到舒适的位置站着、坐着或者躺下,闭上眼睛。

③第二组儿童悄悄经过第一组儿童的身旁,可以站在他们身边或轻轻移动他们的胳膊,但是不能偷袭或吓唬第一组儿童。

④第一组儿童在感到周围有儿童经过或者触碰的时候,睁眼确认,随后闭上。第二组儿童如果发现自己停留或触碰第一组儿童的时候,他们没有睁眼,可以再多停留一会儿,让对方知道自己在其旁边。

第六章　儿童戏剧治疗

第一节　儿童戏剧治疗概述

一、儿童戏剧

儿童戏剧是一种让儿童观看或参与其中进行表演的舞台艺术形式。这种表演通过语言、肢体动作、表情形式进行展现,通常比较轻松愉悦并含有一定的理念,其剧情浅显易懂,有较强的互动性或一定的教育性质。儿童戏剧可以是成人演戏给孩子看,体现出以成人为主的特点;也可以是儿童参与的戏剧活动,儿童观看、儿童演,以儿童的心理成长为核心。

儿童戏剧大致可以分为以下四类:①过程戏剧(process drama)。它强调通过戏剧来学习,如培养儿童的洞察力,帮助儿童了解自己以及他们所处的世界。过程戏剧中的世界往往由儿童和教师凭借已有的生活经验共同创造,它最核心的特点是参与者对虚拟人物、虚拟情境的认同和推进。②创作性戏剧(creative drama)。创作性戏剧比表演游戏更为结构化,是一种原创性很强的过程,它不为观众设计。创作性戏剧在创作过程中,领导者通过戏剧的互动方式引导组员探索、发展、表达、沟通彼此的想法和概念。③儿童剧场(children's theatre)。儿童剧场是一种指令性的表演,是为儿童观众而创作的作品,由演员、儿童或成人来表演。④戏剧治疗(drama therapy)。戏剧治疗包括戏剧与治疗两个相关概念,它将戏剧作为一种心理治疗的方法。本章将对儿童戏剧治疗进行介绍。

二、儿童戏剧治疗

(一)戏剧治疗

戏剧,"drama"源于希腊文中的"dron"一词,有完成事情的意思。与"theatre"偏重现场演出的概念不同,"drama"的重心在行为(action)。行动胜于语言,因而,"做"(doing)是戏剧疗愈的首要原则,也被称为"行动心理疗法"。

莫雷诺(Moreno)是心理剧的创立者。心理剧是最早把戏剧作为一种治疗形式并加以系统运用的方法之一。戏剧疗法有其自身的灵活性,戏剧疗法较少用语言表达,也较少偏向剧场表演。

1979年,英国戏剧治疗师协会(The British Association for Drama Therapists, BADth)在其发行的《戏剧治疗》期刊中指出:戏剧治疗是一种手段,用以协助人们了解和舒缓社会及心理上的难题,解决精神上的疾病与障碍。它以简单的象征性的表达、创作性的架构,包括口语与肢体的交流,使参与者借着个人与团体来认知自我。

美国国家戏剧治疗协会(The National Association for Drama Therapy)在其出版的手册中提出,戏剧治疗可被定义为采用戏剧/剧场的程序来达到减轻症状,即情绪上及生理上的整合与人格成长的治疗目标。纽约大学的蓝迪(Landy)教授指出,戏剧治疗是一种具有意向的采取戏剧/剧场之程序,来达到减缓症状、情绪上与生理上之整合,以及人格成长的目标。它是一种活动方法,借以促进严重障碍与残障者,适合在医院、精神病疗养院、特殊学校及监狱等治疗使用,可以使众人产生正面的改变。此外,戏剧治疗亦能有效地帮助每一个人去拓展与开发潜在的力量。

戏剧治疗被定义为"有意识地采用富有创意的戏剧,目的是实现心理治疗中症状减轻、情绪与身体的整合以及个人成长等目标"。戏剧治疗包括各种角色扮演,强调采用创造性戏剧作为自我表达的媒介。

张晓华(2011)认为,戏剧治疗系一种有完整结构的戏剧与剧场艺术的治疗程序。它是将被治疗者置于活动中,借个人与团体互动的关系,自发性地去尝试并探讨生命之经验,借以舒缓情绪、建立认知、解决精神上的疾病或障碍,以期达到促进人格成长、身心健康、发挥潜能与建立积极人生观之目标。

由此可见,戏剧治疗通过戏剧性的艺术形式,将个人、角色及人与人之间的相互关系加以概念化,加强个人的自我身份认同,并通过情感转移、投射、认同和模仿等手段,促进个案的改变和转化。

儿童戏剧治疗旨在运用戏剧的形式和要素对儿童进行心理治疗,使儿童通过戏剧创作和表演,整合自己独特的经验,解决角色所面临的困境与问题,从而增进自我体验和观察能力,了解人际关系,促进身心健康发展。

戏剧是一种有意义的模拟行动,充满着生命的活力。同时,戏剧又是一幅具有独特魅力、充满诗情画意的艺术作品。戏剧使虚构和现实找到了最佳结合点,演员和角色、表演者与观众、人格与面具、真实与幻想、身体体验与符号象征、心理距离与共情理解等,种种矛盾的辩证运动,使戏剧成为心理治疗的一种绝佳形式。

(二)戏剧治疗的发展历程

戏剧治疗从其发生、发展到逐步成熟,经历了一个多世纪。

1. 戏剧治疗的雏形

人类学是戏剧治疗的重要源头之一,远古的巫医与仪式是融合戏剧与治疗的独特范例,因此被看作戏剧治疗的雏形。由巫医主导的仪式性戏剧,通常协助参与者宣泄负面情绪,释放正面能量,达到心灵的净化,以维持个人与社区间和谐健康的状态。

美国一位重要的戏剧治疗师考特尼(Courtney)则分析了苏美尔、巴比伦、阿比杜斯和希腊伊德夫地区的神秘仪式,他认为这些仪式中的角色扮演所起的疗愈作用和戏剧治疗的核心理念是一致的。戏剧天生与人类的情感有一种独特的关联,它给人带来了心理、行为及社群关系的变化。

古希腊时期，人们就已经知道戏剧具有心灵疗愈的作用。这一点，我们可以从亚里士多德(Aristotle)在其戏剧理论著作《诗学》的"净化理论"中得以发现。所谓净化，是指人们在观看悲剧时，可以通过引发哀怜与恐惧，使消极情绪得到宣泄，达到改善心境的目的。

2. 戏剧治疗的发展

明确把治疗和戏剧联系起来的是摩拉(Mora)，他引用了奥里留斯(Aurelius)在公元前5世纪所写的论文《论急性及慢性病》，这篇论文强调疯了的病人应该看一场戏剧表演。摩拉依据疾病的种类来划分相应的戏剧形式，如果病人的疯狂和忧郁沮丧有关，就需要模仿；如果病人的情况和幼稚有关，则需要一出表达内心伤痛的戏剧，或是悲剧。精神上的困境必须搭配具有与之相反的美学意义的戏剧来获得一种"健康的平衡状态"。

现代戏剧治疗的诞生得益于埃夫雷诺夫(Evreinov)、勒吉恩(Ljine)和莫雷诺三人对戏剧在心理治疗中的创造性应用。同时，戏剧治疗的发展还汲取了弗洛伊德的精神分析理论、米德的符号互动理论以及斯坦尼斯拉夫斯基(Stanislavsky)、布莱希特(Brecht)和阿尔托(Artaud)的表演理论中有益的成分。一般认为，最早使用"戏剧治疗"一词的是英国人史莱德(Slade)，他在20世纪30年代将戏剧用于对学习不良的儿童的干预之中。但是，真正将戏剧治疗发展为一种全新的心理治疗模式的是詹宁斯(Jennings)。詹宁斯建构了戏剧治疗的第一个理论体系，发展和完善了相关的咨询技术，发起并成立了英国首个戏剧治疗者联合组织，实现了戏剧治疗从无到有的蜕变。

戏剧治疗从戏剧、剧院、医院或一些护理机构用于治疗性和教育性的戏剧课程中脱颖而出，发展成独立的个体，并树立起鲜明的特色，离不开20世纪60年代一群戏剧艺术家的贡献。

1979年，美国国家戏剧治疗协会成立，标志着戏剧治疗成为一个独立的学科。一群独立创新的治疗师开始致力于探索戏剧或剧场活动在心理学意义上的应用，以期达到身心治疗、减轻患者痛苦以及促进其个人成长的目标。在之后的几十年里，有关心理剧、社会剧以及戏剧治疗的治疗理论与实践得到了飞速的发展。

总体来说，从第一次提出戏剧治疗到今天，戏剧疗法在国外已经有了100多年的发展。戏剧治疗发展至今，已出现了各种私立或者公立的艺术工作坊或工作室，以个别、家族或团体的方式治疗个案。

戏剧治疗应用于儿童领域已有悠久的历史，莫雷诺被普遍认为是心理剧的创始者。他通过让儿童无声地表演童话故事所呈现的角色状态来揣测儿童内心的心理状态，使用自发性技巧来减轻儿童情绪的不稳定，随后他将其发展成了心理剧。

作为一种艺术治疗模式，戏剧治疗在特殊教育学校中，可以用于对听障儿童、情绪障碍儿童、智力障碍儿童、发展迟缓儿童等的心理问题的干预。

莫雷诺将戏剧当作医疗的辅助手段，并于1911年用戏剧来对儿童进行心理疏导。他发现，对于有心理障碍的儿童而言，他们的情感迷醉状态出现于第一次表演活动中，这种迷醉状态的症状会随着表演次数的增加而越来越弱，攻击性强的孩子也会越来越平和。在莫雷诺从维亚纳搬到美国后的30多年里，治疗性戏剧有了稳定的发展。20世纪60年代，全世界范围内掀起了将戏剧治疗应用于临床治疗的热潮。与此同时,不少教育者开始思考心理剧的价值及用于心理治疗的合理性。实际上,戏剧很难进入医疗课程的视野。直到20世纪60年代,"真正"的心理剧参与者和戏剧临床治疗师都受到大量以事务日程、资格证书和培训等为由的警告,并必须要求先"治疗"自己。为了树立声誉,保证质量管理,一系列戏剧治疗临床认证体系建立,心理剧由此正式成为心理治疗的一部分,而像戏剧教育者一样的"业余爱好者"便不再被认可了。

(三)戏剧治疗的特点

"戏剧治疗"由"戏剧"和"治疗"两个部分构成,既容纳了"戏剧"与"治疗"的基本内涵,又有所不同。与传统的心理治疗相比,戏剧治疗有其独特的表达方式和治疗形式。

在表达方式上,戏剧治疗借助戏剧表演的形式,通过角色扮演让被治疗者身临其境并受到感染,这种方式更容易让被治疗者敞开心扉,将潜意识里被压抑的内容展现出来。由于戏剧角色与真实自我之间存在一定的距离,被治疗者更容易接受此种方式。

戏剧治疗更像是一种针对儿童心理问题的即兴表演,在彼此的互动中就形成了治疗的过程,相较于传统的心理治疗,更易于实施,并且效率更高。

在治疗形式上,戏剧表演的形式既可以是个别治疗,又可以是团体辅导,克服了不同被治疗者在语言、职业、智力、价值观等方面的差异,操作灵活,易于实施,提高了治疗的效率。与一般戏剧相比,戏剧治疗没有现成的剧本,表演者本身就是剧本创作者,被治疗者和治疗师在治疗的互动过程中逐渐形成剧本,因而完全是一种即兴表演。戏剧治疗就像是一场"浓缩的生命故事",被治疗者通过表演来探索解决问题的方法,选择自己的人生道路。

戏剧治疗为被治疗者提供了一个能够自由探索内心世界的舞台,能发挥戏剧本身的净化作用,更重要的是为被治疗者提供了一个自由探索内心世界的舞台。在这个舞台上,被治疗者可以通过表演,不受限制地进入自己不敢面对的心灵深处,直面深层的心理问题;治疗师则可以通过运用各种技术手段,帮助被治疗者在这个舞台上安全地从事移情、投射、认同等各种心理历程,宣泄不良情绪,提升被治疗者对生活的反思能力,自觉地将戏剧情景中的经验迁移到现实生活中,促进自身行为的改变和个性的发展。

戏剧表演有宣泄情绪、释放压力、慰藉心灵等作用,并能够通过假设场景和设计情节满足人们现实中无法实现的欲望。戏剧治疗在戏剧的基础上进行一定的筛选,使以上效果更为突出,并且戏剧表演具有很强的实践性,能够让儿童自觉参与进来,舒缓紧张、胆怯的心态,克服对自我表达的恐惧,共同完成表演以达到治愈的效果。传统的心理治疗往往要面对青少年的抵触心理,导致治疗从一开始就难以实施。

可以在不触碰被治疗者心理防御机制的前提下,借助戏剧表演来间接了解和掌握其心理状况,避免语言提问而引起被治疗者内心的反抗。戏剧治疗在面对儿童抵触心理时,采取的治疗手法并不是直接干涉,而是以戏剧表演的方式委婉地完成治疗,让儿童主动在其中发现自己的问题和不足。戏剧的真正主角是儿童,表演的过程就是治疗的过程,这也是儿童进行自我探索和反思、自我救赎和成长的过程。

在戏剧治疗的过程中，需要编剧、演员、教师、儿童的共同努力，让儿童更加投入地进入表演中，在表演过程中渐渐放下心理防备，展露出真实的心理状态，表达出真实的情绪，这有助于了解儿童的心理问题，从而帮助他们走出困境。

戏剧表演不同于传统心理治疗之处在于，完成演出后，儿童还可以作为观众回顾自己的表演，这一过程起到了很大的审视作用，能够让儿童在戏剧治疗完成后真正接受新的自己，并发现一些之前忽略的内容，寻找到自我的价值和意义。

戏剧治疗是一种富有主动探究精神的临床干预方法，它的灵活度非常高。戏剧治疗通过让被治疗者讲述自己的故事，以戏剧的形式来帮助他们解决问题，宣泄情绪困扰，扩展内心体验的深度和广度，增强个人应对社会情境的能力和自我观察的能力。

一般来说，戏剧治疗可以产生积极的治疗效果，促进儿童心理健康发展。

（四）戏剧治疗对儿童的意义

通过戏剧治疗，儿童借由肢体舒展、内心独白等方式，在陌生人面前敞开心扉表达内心深藏已久的各种情绪，以最直接的身体语言，释放压抑已久的真实自我。

纽约大学从上百个研究案例中发现，人类因受社会规范与团体制约的影响，有不自觉的压抑情绪的倾向，但身体却不受理智驱使，可轻易从肢体语言中判断一个人当下的情绪。长期压抑或逃避内心的潜在情绪，影响层面甚广，当一个人找不到适当渠道发泄或找错宣泄渠道时，将本能地运用人类原有的方式去应对各种压力，如愤怒、吵架、崩溃等负面态度，不仅造成人际关系紧张、生活质量下降，而且还会影响身心健康。

戏剧治疗除了借由原始的表达——肢体表演，来放松禁锢已久的身心外，还可以从参与者本身的表现，窥见其内心深处的恐惧与创伤症结，利用分享形式的交互式谈话，让参与者从未知到发现自身问题，再到接受、试图改善，最终找到适合的方式，消除所有可能产生的压力。如果说心理咨询是单向的静态表达，那么戏剧治疗可以说是治愈界的"运动家"。同时动用四肢、脸部表情、声音与内心感受等多种感官，在陌生人面前上演一场只有自己才明白的真人心境秀，开启一场身心灵洗涤之旅。

戏剧治疗有助于五种感官潜能的开发。在心理治疗中，"视、听、味、嗅、触"五种感官扮演着关键的角色，无论是接收信息，还是释放情绪，视觉与听觉都被视为重要的感受渠道，心理治疗师可透过这两者给予被治疗者多方刺激，了解被治疗者潜藏在心中的恐惧与需求，选择正确而适当的治疗方式。一些学者以五感开发来改善儿童的学习力与专注力问题，通过打击乐、拼图与游戏等方式，让儿童以适当的渠道宣泄情绪与体力，并刺激五种感官与大脑的各种形态，形成最平衡的自然心理运动，让行为偏差或上课时无法专心听讲的儿童，可重新回到正常的学习轨道中。

戏剧治疗有助于重建儿童的自信心、开启正确的表达能力。戏剧治疗可以运用于儿童专注力、创造力、表达力、感受力、自信心等课程，如"疯狂剧场"，以现场主要素材为工具，让儿童自行绘制符合目前心境与所想表达的事物的独特样貌，并将此样貌实际装扮在自己身上，通过化妆扮演另一个角色，孩子会勇敢表达内心深处真正的感受。教师通过孩子装扮的样貌、颜色选用、表情、大小,来了解孩子的心理状态,给予不同的主题进行引导启发,让孩子可以通过不同的角度来看自己,并释放内心所有的真实感受。

角色扮演是戏剧治疗里最常使用的方法之一,孩子面对外界的许多信息只接收,无法反应,尤其是来自父母的教育方式与情绪压力。长时间下来,孩子在面对压力或事情时,会选择逃避或过度反应,通过戏剧治疗的角色扮演,从孩子的肢体动作呈现中了解孩子,并通过调整孩子的肢体动作,协助孩子正确表达对人、事物的感觉,鼓励孩子勇敢面对自己的恐惧与情绪,情绪本身没有好坏对错,重要的是孩子要能勇于表达。

通过一系列的表演练习,孩子们将从未知的状态驶向一个崭新的领域,从"心"开始认识自己,喜爱自己。

戏剧治疗可以释放孩子的内心情绪,协助孩子找到心理层面的平衡点,其中又以艺术治疗最广为接受。人们可借由绘画、音乐、演戏等方式表达自我、了解自我,但与"治疗"并行的还有"开发",激发孩子的创造力,提高其专注力,让孩子能更流畅地与他人沟通,唯有真实面对自己、肯定自己,放松心情,才能真正领悟世界与生命之美。

第二节　儿童戏剧治疗操作程序

一、治疗师在儿童戏剧治疗过程中的定位与作用

(一)治疗师的定位

在戏剧治疗中治疗师应激发儿童的独立性,避免预设,不用自己的价值观来判断儿童的对错。治疗师要相信儿童是解决儿童自己问题的专家,没有人比儿童自己更能把握自己的经历和感受。治疗师在治疗时可以采取如下措施:让儿童自己决定戏剧活动的主题来源、时间、地点和开展方式;与儿童共同商量剧情的每一步走向,讨论角色的处境;采纳儿童的意见购置道具;接纳儿童自主确定的合作伙伴以及具体安排等。另外,儿童话语权的核心就是儿童的多元表达,儿童的多元表达不仅是在活动中能听见儿童的声音,还要看到儿童能用非有声语言、文字和非文字语言去表达自己的思想和感情,去认识周围的世界。

治疗师可以参与整个戏剧工作的任何环节,可以是导演、道具师、化妆师,也可以是剧场管理者、演员。治疗师应当与儿童一起面对创作中的挑战,使儿童感受到自己的工作受到了重视和信任,儿童通常也乐于与成人在同一项活动中承担一定的任务,比如,治疗师和儿童一起讨论演一出戏需要什么道具,一起制作道具、舞台背景和寻找服装,一起创编动作和表情等。

（二）治疗师的入戏

治疗师的入戏是指治疗师以戏剧内部的角色身份参与戏剧治疗的过程,以情节需要的角色动作和语言来适度引导并配合儿童在治疗中的自然流露,借此提出要求、建议,以达到发展剧情或探索重要议题的目的。

戏剧活动中治疗师入戏的作用在于控制治疗环境下戏剧的节奏和探索的深度。治疗师本人一直身处戏剧表演中,能给儿童以安全的支持,并保持双方语言沟通的同质性,不会因突然的语言介入而显得突兀;治疗师要小心地待在儿童选择的隐喻中,让儿童在角色表演中感到安心,并能表达其态度和观点。

治疗师入戏的角色有五种类型:①权威角色。利用剧中角色赋予的特权对其他角色提出要求、建议,以此控制戏剧的气氛和调整戏剧前进的方向,如国王、巫婆、船长、校长等。②次要领导。不如第一类角色权力大,但仍然有引导参与者功能的角色,如宰相、秘书等。③普通成员。治疗师作为成员之一,让儿童觉得治疗师与全体成员立场相同而易于接纳。④挑战者。代表另一种声音,运用对立角色或立场来适度增加戏剧张力,迫使儿童及早面对问题或障碍,如起义者、外族人等。⑤弹性角色。自创角色以适应剧情需要,随时出入戏剧情境,以协助儿童澄清、决定或结束某些行动。

二、儿童戏剧治疗操作程序

传统上,戏剧治疗的程序一般包括暖身、表演、结束三个阶段。英国著名戏剧治疗学者琼斯(Jones)教授特将此三阶段扩充为暖身、集焦(focusing)、主活动(main activity)、完结式与离开角色(closure and de-roling)、完成式(completion)五个阶段。根据对各类文献资料的分析和总结,我们将戏剧治疗流程分为以下五个阶段,具体如图6-1所示。

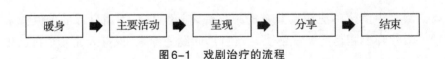

图6-1 戏剧治疗的流程

（一）暖身

暖身是治疗开始时的准备阶段。暖身的作用是让儿童充分认识角色,拉近与角色之间的距离,帮助儿童稳定情绪、克服焦虑,以便更好地进入戏剧创作。暖身的过程一般是群体活动,治疗师会通过音乐或者游戏,引导儿童进入预备主题中。暖身活动可以通过肢体活动或声音表达进行,如年龄小的儿童可以进行"听节奏踏步走";年龄稍长的儿童可以进行"我是一棵树""想象中的动物"、镜像游戏、捉迷藏等活动,也可利用音乐或小道具(如图画、一颗种子、一段视频)来引入将要进行的戏剧活动的主题;还可以利用讲故事、儿童诗等方式进行。

（二）主要活动

主要活动是儿童开始进行表演的阶段。作为矫治型治疗,儿童在此阶段自愿地分享自己的故事,充分表达自己所遇到的问题。主要活动有三种形式:单人或多人表演、团体共同表演、团体成员分组表演。儿童充当表演中的角色,通过动作、语言等形式来探索自身存在的矛盾和冲突,而治疗师则协助儿童突出自己的问题。

儿童除了分享自己的故事外,也可以演别人的故事。治疗师先给儿童讲故事,然后引导儿童发展故事情节或填充角色内容,鼓励儿童分享个人看法。经过开放式的讨论和练习后,儿童会更有自信地以自己的方式来表达和创作,且更能把握团体的节奏。待真正演出呈现时,他们对自己想要扮演的角色或该如何进行表演心中已有初步的想法。

对于开放式讨论的内容,参照一些学者的观点可从下列五个方向引发儿童思考:①人物。包括人物的年龄、家庭、长相、动作、做事情的方式、心情等。②时间。事情的发展或动作的发生会随一天中的时间变化或季节更替有不同的表现方式。③地点。利用故事中不同的场景变化来讨论。④关键情节。用自己的创意解决情节中的危机与问题。⑤道具。使用道具或音乐来增强戏剧的效果。

此阶段可以根据故事的表现形式组织不同形态的戏剧活动。若故事的行动较多,可使用"默剧活动",如用动作创造一个想象空间、群体雕塑、静态照片、活动的镜子等。若故事中对话较多,可利用不同的语言活动,如"说服""辩论""采访"等方式进行。也可以让儿童利用玩偶来进行会话,如儿童借唐老鸭的口说:"唐老鸭今天很难过。"别的布偶回应说:"是的,我感觉到了,你今天一直低着头。"由此,儿童会越来越能够体察自己的感觉对别人的影响,进而发展出同理他人的能力。戏剧活动通常可以先以简单的动作及口语预演为主,等到第二次戏剧活动时,则可以进入较复杂深入的探讨,如人物的情绪、感受、自发的多人或双人对白等。

(三)呈现

经过前面的准备,此阶段要将故事完整地呈现出来。在呈现之前,可以先计划分配角色,依据剧情和儿童的需要来决定谁演哪个角色以及每种角色的人数;大致的位置,各个角色开始的定点、出场和退场的相关位置;戏剧开始、过程及结束的流程。可以让儿童自己决定自己的"位置"、开始、结束等活动顺序。

儿童戏剧研究者林玫君(2005)将呈现方式归纳为以下三种。

(1)单角口述默剧:由一个儿童或治疗师讲旁白故事,其他儿童担任同一种角色,通常单角故事适合此类呈现。

(2)双角互动:治疗师扮演其中一种角色,与全部儿童扮演的另一种角色互动,或治疗师讲旁白故事,把儿童分为两大组互动。

(3)多角互动:治疗师扮演其中一种角色与多组儿童互动;治疗师讲旁白,多组不同的儿童扮演各种角色自行互动;治疗师讲旁白,每个儿童的角色各不相同,依剧情的发展互动。

(四)分享

演出后,儿童分享他们的心情、经验和体会。这时,治疗师要协助儿童对自己的表演和创作进行反思,并激发儿童的分享动机,如邀请某个儿童,对团体中的一位成员说出在戏剧过程中想对他说的话,或表达感谢,或提出建议,或给予支持和赞扬。在儿童进行反省时,可以邀请他以观众的身份和角色的身份来分享。以观众的身份,他们较能以第三者的眼光来分析事物;而以角色的身份,他们较能从个人的感觉及主观想法来表达自身感受。同时,治疗师也要思考自己的引导程度和参与情况等。

(五)结束

活动结束要求儿童去除角色,即表演者将自己对情境的投射转移掉,脱离戏剧情境。对儿童而言,去除角色化也非常重要,可以产生一种新的关系,顺利地实现由治疗情境到现实生活的过渡。

结束是治疗的正式完结。在结束时,治疗师要有足够的空间以便进一步整合主要活动阶段所处理的材料,同时离开戏剧治疗的情境。通常情况下,会有正式的仪式帮助结束治疗关系。

由于不同的团体与被治疗者有其不同的特质与问题,因此,戏剧治疗在程序上的进行以能够适合被治疗者的需要、促进其创作潜力的发挥、满足其个人表现欲为设计与调整的考虑,绝非一成不变墨守成规地遵循一定的程序。

三、戏剧治疗的主要治疗技术

戏剧治疗经过多年的实践已经形成了一套独特的治疗技术。目前,戏剧治疗中比较成熟的治疗技术主要有七大类,分别是戏剧性投射技术、角色技术、游戏扮演技术、戏剧性肢体表现技术、心理剧技术、隐喻技术和仪式技术,以下结合儿童特点简要介绍两种技术。

(一)戏剧性投射技术

戏剧性投射技术(dramatic projection)是指儿童将不同层次的自我及经验投射到戏剧的内容和演出中,借此把内在的冲突转化为外在可见的影像。戏剧治疗中的投射是帮助儿童尽可能真实地表达自我的一种手段,不同于传统治疗技术中儿童保护自己的心理防御机制。正是通过此项技术,儿童把自己的内心世界和外部的戏剧表演联系起来,提供一个与自我对话的空间,从而探索自己可能存在的问题。在实践中,治疗师通常需要使用一定的工具帮助儿童经历投射的过程。其中最常用的工具有面具、木偶、剧本和故事等。

(二)角色技术

角色(role)技术认为每个个体都有一种虚拟的自我认同,这种认同可以通过角色表演表现出来。被扮演的角色可以与儿童的真我建立一种创造性的对话关系,这种关系是治疗取得成效的基础。在治疗过程中,治疗师根据儿童的特点设计并决定角色,儿童则根据不同的角色类型和自身需要进行选择,并可以随时改变角色扮演。角色技术使儿童可以通过角色取代重塑自我。

戏剧治疗中治疗师帮助儿童扮演多种角色、培养儿童讲述和表演多种故事的能力,借助过渡性的向导把出现问题的角色与恰当的反角色整合在一起。当儿童能够扮演角色的多个层面,并能够与矛盾现实并存,把这种不和谐视作"当下"的一种现状时,治疗的目标就达成了。戏剧治疗,力求以一种好玩有趣的方法,激发儿童内在的创造性天性。

四、戏剧治疗的应用

(一)戏剧治疗个案

·小恬理解了妈妈[①]

治疗师准备了一篮子玩具和小物件,创造出一个家庭关系的样本。让小恬选择能代表生命中重要的人物的物件,然后放在代表各自关系的位置上(这叫关系图谱)。小恬选了一个芭比娃娃代表她的姐姐,背对着放在代表她自己的那只蜗牛前面,一只可爱的泰迪熊代表她的爸爸,放在了蜗牛的旁边,并面对着蜗牛,一个木制的俄罗斯娃娃代表妈妈,侧对着放在蜗牛和芭比娃娃中间。

治疗师让小恬把她自己轮流当作这些物品,挨个评说一遍,呈现他们现在的关系。作为爸爸时,她说道:"我到这儿是来帮你的。"作为姐姐时,她说道:"我和你的生活很不同,我觉得你不理解我。"作为妈妈时,她说道:"我一直在努力维持你和姐姐之间的关系。"

然后,治疗师让小恬摆一个她5岁时候的图谱并轮流当作这些物品评说一遍。这次她用一个破娃娃代表自己,用搪瓷娃娃代表她姐姐,她们两个并排靠着,姐姐说:"我们什么都一起做,我非常喜欢我们上的舞蹈课。"爸爸还是一只泰迪熊,说道:"我是到这儿来帮你的。"妈妈是只母鸡,说:"我爱你们两个,我要为你们创造最好的生活。"在后来反思的时候,小恬认识到了在孩童时期,她是多么妒忌姐姐的美貌和跳舞才能,她的妈妈曾给她讲道理,鼓励她,尽力帮助她弥补不足,但那却只让小恬更加看不上她姐姐取得的成果。图谱的象征作用表现出她对妈妈的误解,她可以看到妈妈是怎样从爱两个小鸡的鸡妈妈转变为一个家庭"独裁者",为了姐妹之间不伤害到对方,而不得不把她们分开。

(二)戏剧治疗团体方案[②]

团体名称:个人神话成长团体。

团体性质:封闭式、结构式。

团体目标:

(1)通过神话或童话象征性的隐喻故事,传递生命的智慧和力量。

(2)帮助成员在面对困难挑战时找到更多属于自己的、独特的力量去面对现实,创造性地解决问题。

对象:中学生。

时间:每周1次,共4次。

个人神话成长团体设计方案如表6-1所示。

---

① 改编自兰格利. 戏剧疗法. 游振声,译. 重庆:重庆大学出版社,2016:42-43.
② 此方案设计由戏剧治疗师于芷萱提供。

表 6-1　个人神话成长团体设计方案

主题	内　　容
1. 找到神话的力量:我最喜欢的神话是什么,如何影响了我?	一、暖身(15分钟) 欢迎大家来到转化你的原始生命能量——个人神话成长团体,我们先花一点时间来彼此了解。你是谁,如何称呼你? 告诉我们今天或最近你过得怎么样? 用一个动作和声音来告诉我们,就像主角出场一样,其他成员请模仿他的声音和动作来回应他的介绍,以彼此见证。 现在我们有了更多的了解,让我们再次和每个人用眼神来问候一下,也感谢刚才彼此的见证。
	二、建立偏好环境(5分钟) 了解参与团体的期待。 为了完成大家的期待,也为了更好玩,我们需要一个团体的环境,你喜欢的或希望的团体是什么样子的? 请尽量用你的肢体动作来表达。
	三、演出神话(60分钟) 此时此刻,在你的心里或脑海里,有什么神话是你印象特别深刻的?(2分钟思考) ·每个人分享。(2分钟) ·每个人演出其中对你最重要的一个片段,需要的话,可以找一个人来搭戏。每个人先自己找找感觉》。(彩排5分钟,演出3分钟)
	四、神话带给我的力量(10分钟) ·现在,当你演完这个神话故事之后,你感觉到这个神话带给你的力量是什么? 请你画出来。(5分钟) ·分享。(每人1分钟)
2. 创建自己神话的主角,他是谁? 长什么样子? 有什么特点?	创建自己神话的主角,故事开始。 一、这周你过得怎么样?(做动作和声音)。 二、上周,我们演出了你最喜欢的神话或童话,在一定程度上,我们最喜欢的神话或童话的主角也体现了真实的自我。 今天我们开始进入个人的个性化的、专属于你自己的神话。 为什么要建立个人神话呢? 因为个人的神话将帮助你发现未知的自己的内在资源,给你更大的内在力量,将你的生命推向更深更远的境界。 今天希望大家有更多积极主动的反馈。彼此是各自的见证者和镜子、团体的相互支持者和陪伴者。 三、商品展示,每个人把自己最突出的优势和特点用一个产品展示,这个产品有什么品质? 老师自己的例子:原木精雕彩绘不倒翁。品质:美观、有韧性、灵活。品质没有对错好坏。(每个人3分钟,用身体来找感觉)。 今天我们召开一个商品博览会,用每个产品来展示自己。(展示1分钟,大家给出反馈) 四、自由舞动,带着这种品质的感觉,在身体里深化这个感觉,感觉你的身体是一个能量球,如果现在从内心出发,找出一首歌曲帮你将个人能量增加,使这个能量能扩展到现在所在的整个房间,甚至更大的空间,你可以唱出这首歌曲。在唱的过程中,你心里慢慢呈现出一个角色、一个人物,他是这种能量的代言人。现在还有最后1分钟,在身体里找到这个人物,并保持在这个动作上,当我的铃声响起,你就将身体定格停下来,变成这个角色。 ·每个小组演出,演出可以是分别展示四个产品,也可以选一个产品展示。 ·反馈。询问观众看到了什么。(是否收到了本人传递出的有关品质的信息)

主题	内 容
3.创建我的神话故事,很早很早以前……接着……然后……最后……	故事的发展。 ·身体动作打招呼,这周过得怎么样?(10分钟) ·演出。(30分钟) ·故事的发展:六格画。(10分钟) ①创造角色;②任务;③障碍或困难;④联盟或帮助;⑤故事的高潮;⑥之后发生的事。 ·每个人绘声绘色地讲出来。(30分钟) ·今天你的新发现。(用一个动作表达) 用六格画发展你的个人神话故事的简单步骤: (1)将一张A4大小的白纸折成六格。 (2)戴上上节课创作的你的神话故事主角的面具,变成这个角色。第一格写下你的名字,并写出你的三个特点。 (3)从第二格到第五格里分别写出你在这个神话故事里的任务或目标、困难或障碍、联盟或帮助者、故事的高潮(达到目标或任务的荣耀时刻)。第六格是一个开放性的问题,可以写后来发生的事情,也可以写庆祝的场景,或者是感恩与分享的时刻。每一格先画一个图标或一幅简单的画,然后再写一句话来描述发生的事情。 (4)用这六个格里的内容串成一个完整的神话故事。 (5)设计一个5分钟的独角戏(鼓励大家配音乐、服装和道具,在你演出的环节也可以邀请其他人加入),演出这个神话故事。故事里有其他角色时可以试着一人分饰多个角色。
4.生命的仪式:演出我的个人神话,得到团体的见证和祝福。	生命的仪式:演出我的个人神话,得到团体的见证和祝福。 总结:神话是一种集体智慧的体现和传承,神话用古老的、各种象征性的故事,支撑着人们的精神世界,扩展了人们的心灵空间,对生命有着非常积极的作用。 当我们用戏剧的形式,演出与我最有感应的神话故事时,能帮助我们获得超越现实的力量,将生命推向更加深远的境界。 同时,每个生命都是独特的,每个人都被赋予了一个特殊的命运和创造性的潜能,即我们常说的"天命和天赋"。当我们经由集体的神话的启迪,凭着想象力和直觉的协助,探索和发掘自己的特殊天赋,创造自己的个人神话时,我们就会找到自己的生命意义,获得勇气去过自己真正想要的生活,成为真正的自己。 神话或童话在用一种象征性的隐喻故事,传递生命的智慧和力量,而一个人在成长过程中也总是会被一些角色和情节所吸引。因为契合了自己内心深深的渴望和个性,当我们在戏剧疗愈的场域中去扮演他们时,我们就从内心同样获得了他们的内在精神品质,那很可能是此时的我们所渴望获得的或不敢面对的。 当我们更进一步,用积极的想象力和直觉,探索自己的独特优势,并创造和演出自己的个人神话后,我们就会找到生命的意义,获得勇气去过自己真正想要的生活,成为真正的自己。因为我们每个人都是独特的,都有一个特殊的人生使命和天赋,创建个人神话的过程也是一段发现自己人生的意义,并在内心获得智慧和力量,穿越困难,找到支持、实现自我的英雄之旅。

第三节　儿童心理剧

一、心理剧的概述

(一)什么是心理剧

心理剧是由莫雷诺于1921年在奥地利维也纳创立的。

心理剧是由参与者将自己的心理问题通过表演的方式展示给治疗师,通过扮演某一角色,参与者可以体会到角色的情感与思想,表达出自己的内心感受,认识自我,改变以前的行为习惯,借此走出困境。

1921年4月1日,莫雷诺首先在维也纳的精神治疗中心采用心理剧疗法,心理剧正式诞生。

心理剧是用来帮助个体"演绎"本身问题的方法。心理剧是综合个人的认知分析、实践经验、参与投入等方式发展出来的一套方法。它有着团体治疗的特性,在团体的互动中,借助参与者身体的活动,让他们感悟到内心世界的需求与渴望。心理剧的长处在于把参与者的动作外化——见诸行动的冲动,转变成有建设性的动作内化——心灵的演出,使得参与者获得自我的了解与领悟,促进其人格的发展与完善。

心理剧除了可以帮助当事人化解情绪冲突,在发掘个体的潜能方面也有着无穷的魅力。"动作内化"的表演可以使所有参与者重温个人经验中许多内心层面的问题,而这些问题往往是目前过于理智化的现代社会所忽略的,如创造性、自发性、幽默、身体接触、音乐、乐趣、非口语沟通和多方面的角色扮演。在团体的互动中,如何把我们丰富的经验、感觉和想象注入贫乏的生活之中,已成为现代教育和心理治疗的主要目标。

(二)心理剧的基本要素

心理剧的演出是借助团体心理动力的发展变化来推进的,心理剧称其为"剧",有其特有的风格。一个以心理剧方式进行的治疗或成长团体,通常具有以下五个基本要素。

1. 主角(protagonist)

在心理剧中,主角指的是主要"演出的人"。主角是整个心理剧的主要人物,无论参与者是谁,只要他正在演出自己个人的生命情境,他就是主角。主角是剧中最重要的角色,是一个代表,团体的其他成员可以通过他来处理自己的议题。按莫雷诺的说法,主角被要求在舞台上扮演他自己,雕塑出他自己私人的世界。他被要求做他自己,而不是个演员,因为演员通常都被要求牺牲自己私人的个体,进入剧本所设定的角色……没有人比他对自己更有自主权了。

在团体的互动中,主角提供剧情故事,在场的所有人都将进入主角的经验世界,用主角的眼睛去观察外在世界,以自己的内心去体会主角的感受。心理剧是现场即兴的演出,没有事先准备好的剧本。"丢掉剧本"是心理剧一个很重要的观点,也是一种行动方法。导演在主角的陈述中,与主角一起设景,通过设景可以让我们看到过去、现在或者是未来行为的可能。主角需要有机会面对自己的生活剧本,演绎出尽量真实的人生。导演会在主角的叙述中,导出与主角息息相关的人、事、物,并推进情节的发生、发展。

莫雷诺认为每个人都是天才演员,具有自发的表演才能与演技,主角只要有意愿把自己成长中的困惑在心理剧场中表达出来,并对导演和团队其他成员有极大的信任感,有勇气面对自己的问题,在导演的引导和团体成员的协助下,演绎自己的生命故事,他就能在此过程中学习与成长,获得新的行为模式,完善自我。

主角是有特权的,任何进入这个角色的人都不应该是被强迫的。一旦主角产生,导演与主角关系的建立是极为重要的,治疗联盟的成立,会影响整个剧情的发展。主角需要感受到是自己在控制发生什么事,是在进行自己的工作,而且会受到尊重与关注。在整个剧情发展中,没有坏主角,只有暖身不够的团体或导演。

2. 导演(director)

导演是在心理剧中使用心理剧方法,引导主角探究其问题的人。导演的主要工作是刺激主角和团队的自发性,引导及架构心理剧,协助心理剧的演出者及团体,将事先未知的剧情变成真实的事情。在大部分的治疗中,导演是治疗师、协助者以及团体领导者。导演是心理剧中的灵魂人物,也必须是一个合格的心理辅导员,同时又有心理剧的专业训练。在心理剧中,导演事先并不太知道这出剧的剧情是什么,一旦主角产生后,导演要以他专业的洞察力和敏锐性察觉主角即将上演的是怎样的剧目,这样才能充分地把握整个剧情的发展,并有专业的技能帮助主角从原有的感知中走出来。

导演在心理剧中应发挥的作用如下。

(1)观察与评估。在心理剧中,导演时常要保持客观的观察态度,一方面倾听主角的叙述,一方面还要评估主角的人格特质与心理状态,能够营造团体气氛,并通过社会计量学来评估团体动力、团体互动模式。

(2)拟定治疗目标。导演主要根据主角的叙述,在演出过程中决定用什么样的心理剧技巧达到怎样的治疗目标。例如,让主角借此机会宣泄自己压抑已久的情绪;让主角在自己的演绎中,了解目前的困境与其早期的经验有关;把治疗的目标界定在让主角有行为练习的机会上;等等。

(3)保护主角。治疗者要担负起保护被治疗者在治疗过程中不会受到心理伤害的责任。担当心理剧的导演更是如此。尤其是心理剧的主角要在团体中袒露自己成长历程中的痛苦与隐私时,导演需要让主角得到更多的正向支持,以减少对主角的伤害。在剧场中,导演有责任制止批评与不谅解的声音。

3. 辅角(auxiliary ego;auxiliary)

辅角是除了导演和主角以外参与心理剧演出的成员。在一些心理剧场中,常有一些受过专门训练的人担任辅角,以协助导演的工作。在心理剧场里,任何一位观众都有可能成为辅角。但有时,导演会根据主角的剧情发展,希望由受过专业训练的人来担任辅角,目的是能够更快地澄清主角的问题,让主角在专业辅角的支持下,觉察到自己的行为、思想以及态度,领悟导演的治疗目的,因此,辅角又是导演的助手。

替身(double)也是辅角之一,他是"第二个主角",即在剧场中代替主角的位置去演出的人。他可以让主角置身剧外,看到替身代替自己演出的故事,以帮助主角能从不同的视角看问题,并提升解决问题的能力。

担任辅角的人在心理剧中有如下作用。

(1)辅角是主角的延续。

(2)辅角是导演的延续。

(3)支持与鼓励主角表达。

(4)用夸大的方法刺激主角。

对于心理剧辅角的选择主要有以下方法。

(1)专业性辅角。往往是工作同仁或有经验的团体成员,他们通常是由导演决定的。

(2)由主角自己挑选辅角来扮演某个角色。

(3)导演可以从团体中选出一位团员来担任辅角。一般情况下,是由于导演认为这位辅角能把这个角色演得成功,或认为让其担任辅角会因此受益,或是觉得这个角色太受限制,只有他能演,而且认同这个角色。

(4)导演可以寻找任何有同感且愿意担任辅角的人。导演可以问:"有谁愿意扮演协助主角的辅角?"

辅角被挑选来担任某个角色,是因为某些明显或不明显的个人特质。通常接受一个与自己某些内在人格特质相似的角色,可能会承受很大的压力,但是,这也是很好的回馈。在团体心理剧的最后阶段中,有机会让辅角去探索他们与主角的连接,这对辅角而言也是一次非常好的暖身。

对辅角而言,参与扮演某一种角色往往对他自己也有成长性的帮助,如戏剧里的演员在扮演剧中角色时,能够丰富他的人生经验。心理剧中的辅角,一方面是协助者,另一方面能够体会到另一个人的人生,有丰富角色经验的效果,增加知觉力。

但在心理剧结束后,辅角要将扮演的角色丢掉。在心理剧中叫"去角"(desmle),这个过程十分重要。在心理剧中,每一个团体成员分享他们所扮演的角色,且最后他们要回到自我感觉中。

4. 舞台(stage)

舞台主要是指演出的地方。舞台是一个提供多面向又极具弹性的空间。现实世界的生活空间经常是狭义又局限的,人很容易在其中失去平衡。舞台上的主角可以借由舞台,以充分表现心理及体验的方式,再一次重拾平衡。

有时,心理剧的舞台不只是在团体辅导室里,在一群人围成的一个圆圈中间,也有可能是在刚刚发生冲突的操场上。但正式的心理剧舞台,大都有一个区域概念,可以被划分为台上和台下两个部分。

心理剧舞台主要是帮助在场的所有人通过一个界限,能够比较清晰地分清想象和现实,界定出心理剧场和现实生活。原则上,舞台需要有足够的空间,可以充分地展开肢体活动,同时应有足够的音响效果,使得在场的所有人能够听到主角、辅角和导演所说的话。

5. 观众(audience)

观众是指参加心理剧演出的其他人,也叫陪伴者。观众可以是心理治疗团体、学校里的专题研究小组、同班同学或是主角家里的其他成员。心理剧的观众并非像一般传统的观众那样,他们常常可以主动参与探讨主角感受的活动。在心理剧中,观众代表了客观的眼睛,主角所陈述出来的主题和内涵能够被观众所接受,这对主角来说,象征着他可以被外界所接受,因此观众的支持力量是非常重要的。观众身负双重目的,可以协助主角,或者由主角来协助他们,换言之,观众成为问题所在。协助主角时,观众犹如舆论的回声筒,反映出他们对主角的评论与回应。

在心理剧场,通常只有一个主角,导演也就其主要问题给予解答与处理。但对台下的观众来说,在台下的参与与感悟也是震撼的。当主角展现出自己真实的生活状态时,观众同样会陪伴主角一起落泪或在心中喝彩,同时也对自己在生活中遇到的类似情境有了新的认知与领悟,同样提升了对自我成长的认识。

当一个心理剧场中的主角、导演、辅角、舞台和观众等重要元素都已具备时,心理剧就开始了。

(三)心理剧的一般流程

结合儿童的特点,心理剧的一般流程过程包括暖身、演出和分享三个部分(见图6-2)。

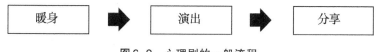

图6-2　心理剧的一般流程

1. 暖身

暖身的作用是催化创造性的潜能。暖身是通过逐渐增加身心活动,使得内在的焦虑得以降低,从而产生安全与信任,此时个体将自由地发挥,一旦个体的自发性被调动,便产生了无法预想的创造力。暖身就如紧绷的神经通过有意义的活动让其舒展开来,是给心灵一个空间,让思绪自由地联想,迸发出无限的创造力,提高人与环境互动下的智慧和解决问题的能力。通过暖身,每个人都可以相信导演、团体以及心理剧这种方法。

在心理剧场中,主角的产生有三个因素:个人意愿、团队选择和由导演选择主角。

(1)个人意愿

担任主角的角色,个人意愿是非常重要的。凡参加心理剧的成员,各自都有着不同的心情,有一些人带着明确的困扰主题,有着强烈的愿望想借助心理剧得到帮助,在进入心理剧场时就已准备好担任主角了;有一些人对担任主角十分害怕与不安,需要通过暖身活动来调动他们的意愿;也有一些人只是很愿意尝试一下当主角的经验,但对自己想要探讨的主题并不是非常清楚,他们需要在导演带领的暖身活动中,就某一个主题激发出担任主角的意愿。

(2)团体选择

主角也可以在团体自然的活动中找到,如团体聚在一起,在自然地交谈或讨论一些事情的过程中产生。当有不止一位成员有意向要担任主角时,导演可以让每一位有意向的成员简短说明自己的主题,由其他参与者表决,选出大家感兴趣的主题和在心理剧的过程中能获得最多效益并有助于个人成长的主角。

(3)导演选择

有时候导演会自己选择主角。可能是因为前一次的演出,需要再澄清一些问题,导演会邀请他再一次做主角;导演也可以根据团体成员共同感兴趣的主题,选择主角;或是在成员表达意愿后,导演按照自己最擅长的主题挑选主角。

2. 演出

主角选出后,最后阶段的暖身仍在进行。一旦主角产生,心理剧的演出过程就开始了。此时,导演还要不断地让主角暖身,如与主角一起核实目标,并要求主角能举出具体的例子,说出明确的地点、人物等。在暖身的过程中,慢慢地鼓励主角向舞台上移动,帮助他逐渐表演出各种行为。暖身后,导演及被选出来的主角,更进一步地将问题从表面带入核心。导演让团体其他成员作为辅角,来表演这个剧中重要的人物。

在演出时,导演要帮助主角呈现并探讨主角生活中的各个层面。随着心理剧的进行,导演要让主角了解问题的核心、表达内在的基本态度与感受,并将之整合,尽可能让主角获得情绪上的宣泄,并通过角色互换让主角探索他人世界、体验他人的感受。

3. 分享

分享是心理剧中极为重要的部分,它是一个让团体可以宣泄并且整合时间。当演出结束后,全体成员都会聚在一起,展开分享。主角在完成演出之后,便进入反省的心路历程,而且也会接受来自扮演其他角色的人以及观众对主角的一些反馈和分享。在分享开始时,导演常常会提醒团体成员注意三个原则:①不分析;②不建议;③不发问。不管是口语还是非口语的方式,都应该是分享他们对于刚刚发生的演出所体验到的感受、想法以及对自我的启发。让团体成员去宣泄自己的情绪,或得到一些反省。分享更进一步的功能是冷静下来,让成员可以重新进入其个人现实世界。

(四)心理剧的技术

1. 暖身阶段的技术

(1)暖身的对象

①导演

导演可以用一些技巧来应对自己混杂的感觉和自我的期待,这些技巧也将会促进导演自己的暖身。导演也可以与协同工作的伙伴在团体进行活动之前先讨论自己的计划和担心。作为导演自我介绍的一部分,他可以审视自己假如没有戏剧性的场面发生时他的忍受力,因此一开始便与团体讨论并厘清自己的位置。或者他也可以把自己负向的感受列为团体讨论或心理剧进行的第一个议题。

②团体的凝聚力

在导演做完基本的自我介绍及自己的暖身活动后,他要协助团体发展出团体的凝聚力。建立团体认同感和信任的第一步是让成员彼此认识,导演可选择多种形式的介绍活动,也可以修正这些活动使其能达成团体任务的目的。

（2）社会计量在暖身过程中的应用

社会计量主要分为五类:光谱的社会计量、区域的社会计量、目标导向的社会计量、相似圈的社会计量、行动式的社会计量。

①光谱的社会计量

光谱的社会计量一般用于了解一些客观信息,主要适用于了解儿童与程度有关的问题。根据儿童的选择一方面可以暖化成员之间的关系,同时还可以开启团体互动的简短对话。做法是教师用不同颜色的绸布分别代表数线的0和10两端,这两端中间连接的一条直线由无数不同程度的点组成,0和10两端呈现的是极端的向度。以此了解儿童在某一方面的经验,如每周完成作业的时间多少、运动的时间多少、每周与父母交流的时间多少等,进而进行与主题相关的探讨。例如,在情绪主题课上,教室两端分别放置0和10两个点,10代表的是很多,0代表的是很少,询问学生:"从0到10,你认为哪个点更能描述你当前的快乐指数,请你站到相应的点上。"通过这个活动,可以了解学生的情绪现状,再通过后续的分享环节了解其快乐或不快乐的原因。

②区域的社会计量

区域的社会计量可用于了解儿童的兴趣类型、学科强项等,它的优势是让儿童在同一时间做出自己的选择而不受他人意见的影响。做法是放置不同色彩的绸布表示不同的状态,邀请学生依据自己的现状做出行动选择。如在情绪主题课上,事先在地上放置四个不同色彩的绸布,黄代表喜、红代表怒、白代表哀、黑代表惧,询问学生:"以上四个区域,哪个更能描述你现阶段的情绪,请站到相应的区域。"请每个同学分享自己为什么会选择站在这个区域,在学生分享的过程中促进他们之间的联结,老师也可以在学生分享后询问其是否需要移动来了解学生当下的情绪状况,还可以通过现场的角色交换来帮助学生进一步实现联结,促进朋辈互助。

③目标导向的社会计量

目标导向的社会计量可以在检测儿童与某一件事的关系时使用,如了解儿童对所读学科的感兴趣程度、对目前备考科目的投入程度、学习的动力程度等。做法是将一块绸布放在团队中间,如在考前心理辅导中,在教室中间设一个圆心,请学生根据当前自己对考试的心理紧张程度进行站立,越紧张者越靠近圆心站立,依据自己当前的心理紧张程度选定站立位置。用这一方法,可以将考前过度焦虑者呈现出来,并通过站定后的个人分享环节,使学生在同伴互动中自我察觉,借此可以选出主角。

④相似圈的社会计量

相似圈的社会计量可以帮助儿童以行动的方式确认自己已有的经验,增加儿童融入与联结的感觉。做法是邀请全体儿童围成圆圈,试着问一些问题,让与此标准相似的经验者向圈内跨一步,如此,在同一时间便可知道谁与群体经验是相联结的。在圆圈式的社会计量方式中,问问题时,要遵循由外而内、由浅入深、从正向到负向的原则,可以先问一些不具有威胁性的问题,如饮食起居、兴趣爱好,然后再深入。比如渐进式地发问:自己的兴趣爱好——▶最近有感觉到美好正向的事情发生——▶生活中有支持我的人——▶最近几周有睡眠障碍——▶最近有孤单的感觉——▶最近有困扰的议题。直到最后一句,最想问的问题才真正出现,儿童的问题得以表征,这样可以避免团体活动中单刀直入可能形成的团体阻抗。

⑤行动式的社会计量

行动式的社会计量可以增加团体的凝聚力,同时也将给儿童带来更多的叙说与分享的过程。做法是请儿童围成圆圈站立,让彼此可以看见对方来做出选择,选择的时候是每个人依当下的标准来选自己最想要选择的对象。如在这里你最想和谁成为好朋友,请走过去将你的右手放在该成员的肩上。在儿童选好后,请儿童用"我欣赏你的……"这一句式说出自己对对方的欣赏之处。在团队分享中得出结论,好人缘的秘诀在于真诚、乐观、开朗、友善,而被搭肩的儿童通过发言表达自己的"感动"与"信任"。再如,在班级里还可以通过"在这里,你最想体验谁的生活"这一搭肩活动来直观了解班级里的明星学生,帮助教师在进入一个彼此熟悉的团体时,快速了解到学生之间的关系。

(3)暖身常用活动

介绍伙伴:导演要每个成员去找另一位伙伴互相认识,几分钟后,导演要让每一位成员介绍自己的伙伴给团体认识。

列出可介绍的主题。背景、对接下来的团体经验的期待,或一个人个性上有趣的部分的期待。伙伴的选择可以是认识的人、陌生人、某个和自己看来很不一样的人、某个感觉上会与自己有冲突的人。两个人结构式的互动经验,不只让团体成员相互认识,而且还能从伙伴的身上体验到一些与自己不一样的部分。非语言的活动也可以被用于两人的互动中,如用手或背来"交谈"、信任、走路等。

通俗剧。根据19世纪后期美国戏剧的经验,这种戏剧化的表演很有趣,可以成为让人放松心情的媒介。团体内的成员可以当导演,其他成员则试着为各种角色发声,像女主角,男主角,坏蛋,女主角的母亲、父亲或其他人物,也可以演出童话故事或神话故事。

魔术商店。导演让团体成员想象舞台上有一个小商店。扮演店主的可以是受过训练的辅角、一个团体的成员,甚至是导演。团体被告知在商店的架子上可以找到任何美好的特质,任何想买的人都可以进来店里,最终会有一个志愿者成为顾客——主角。

魔术商店的第一项任务就是店主和顾客讨论分析他到底想要的是什么。顾客的第一个要求常常是很模糊的:我想要"爱""聪明""成功"。顾客想从谁那儿得到爱?什么样的条件可以被接受?这些对话应保留在店主的隐喻之内,店主仅是试着想要了解顾客的渴望到底是什么。越普遍的渴望可能是越贵或是越便宜的,情况也许是:"你想从每个人那儿都得到爱吗? 好,那要花费多一点。"

魔术商店的第二项任务是价格的协商。店主解释用来交换的只能是顾客愿意放弃的一些特质,可以放弃他生活或个性中的某个部分——这些可能有一天会有其他人想要从魔术商店购买,这些提供的价格常常会带出刺激思考的挑战。

魔术商店是一个很好的暖身活动,不仅仅为团体暖身,同时也可以帮助团体成员厘清目标和审视一个人的选择。

引导幻想。引导幻想也称引导式的白日梦法。在不同类型的活动中,让团体成员就各种不同的主题发挥想象,让每个人用自己独特的想象力去填充细节。成员可以在想象中描绘出自己的身体之旅,穿过森林、房舍,或是潜入海底等,这些都是很普遍的主题。团体中使用这些方式,可以采用个人的方式,在两人一组练习或在团体里共同分享一个幻想。

除了上述暖身活动之外,还可以利用创造性艺术治疗相关领域的暖身方式,主要如下。

舞动。将舞动治疗中的活动作为暖身,很容易激发成员的自发性,有助于成员融入并参与表达。和舞动有关的是来自肢体动作、感官苏醒、生物能量和韵律团体仪式的活动,如发出"咕噜咕噜"声、重复的声音——都可以加强呼吸和表达的行动。这些暖身活动不仅能激发个体对行动的准备,也同时能在团体里建立起一种生理上投入的状态。

音乐。团体成员可以用一种即兴的方式创造或弹奏简单的乐器。音乐、声音和肢体动作的混合,可以增加成员彼此间的互动。此外,背景音乐也是有效促进团体互动的媒介。

艺术媒材。图画颜料、黏土、粉蜡笔、蜡笔、手指画、有颜色的沙及各种美术拼贴材料等都可以在团体中使用,团体可以借由创造媒体引入心理剧的演出,然后再更进一步地回到艺术创造中。

暖身时注意与主题贴近,同时还要注意成员的差异性,如对安静的成员可以抽卡片,对喜欢活动的成员可以直接让他们演出。暖身活动前先观察成员,根据不同团体动力来选择不同的暖身方式和卡片。卡片可以先两人分享,再四人分享,逐渐扩大方向圈,以促进成员之间的互动,这些暖身技巧,主要是强调自发性以及肯定个人内在的创造力。每个导演可以就以上所提到的常用活动,根据成员的实际情况进行即兴式修正。

2. 演出阶段的技术

(1)设景技术

①设景的决定。设景的时间长短不一,主要由导演把握,导演根据当时的剧情来决定。

②设景的步骤如下:

· 设定舞台。需要一个指定的地方,让参与者演练各种人生的角色,尝试各种特殊的事情,呈现"真实"。

· 倾听描述,设定方位。通过简单的询问,配合一些道具的应用,了解主角需要布置的场景。

· 配合感官,做更多细节上的陈述,不断了解主角的感受性。导演需要有敏锐的直觉,如看见什么颜色、听到什么声音。

· 找一件有代表性或者象征性的物品。

· 设定时间。把呈现的时间等细节交代清楚,通过提问,使得主角把"彼时彼景"带到"此时此景"中。

· 重要人物的呈现。

③设置场景对主角、导演、参与的成员有不同的意义。

· 对导演:让他充分了解主角希望表达的意思。

· 对主角:设景的最大功能是帮助主角全身心地投入有关事件的情境中。

· 对观众和扮演者:设景可以呈现好的视觉效果,激发观众参与的兴趣。

④心理剧的场景有过去景、未来景。

在过去景中可以了解主角行为习惯的来源并处理未了的事件;在未来景中可以预见行为的后果,进行行为训练或角色训练以满足某些渴望。

(2)基本角色扮演技术

①替身。由一个成员扮演主角,到主角的经验世界中,体会主角的感受、想法和内在语言。

②角色交换。在团体中,参与者从自己的身份中抽离出来,来扮演其他人的角色。这是心理剧中最基本的核心技术。角色交换有助于角色双方更真实直观地看到自己的情绪和行为,从而具有洞察力,形成反省和思考。通过角色交换深入对方的内心,以换位的眼光去理解他所认知的世界,感受他的感受,并且帮助对方说出内心无法说出的真正感受和想法。在开始和演出阶段,角色交换是很重要的手法。

③镜观技术。辅角通过模仿主角的手势、态度、演出中的语言,来反映主角的角色。使主角就像在镜中看到的自己一样,以旁观者的身份来感悟自己的行为举止和内在心态,以激励主角重新诠释这个情境,进而产生新的感悟。

④束绳技术。利用"绳索"来束缚主角的肢体,以象征心理的无形压力,借此引导主角进入情景,说出压抑的痛苦。

⑤空椅技术。以一张空椅子象征某个人,并与之对话。如扮演者扮演自己的角色,拿一张空椅放在对面,当作有冲突的自己或者他人。当参与者扮演了自己后,再坐到另一张椅子上,扮演与自己冲突的一方。参与者能有效地自由抒发自己的心理情绪,直面真正的冲突,并完成冲突双方的交流和意见表达。

⑥转背技术。主角在团体面前,对特殊的演出情况,会觉得困惑,而无法流畅地对着辅角讲话。在这种情况下,让主角背对团体或辅角,让其忽略团体的存在,演出特殊的事件。

⑦盲目行走技巧。针对主角的不确定、无安全感状态,带着主角在场内走动。

⑧对话与独白。引发主角与辅角对话;鼓励主角对生活中难以启齿的重要人物说出心里的感受;独白帮助主角表达未发掘的想法,进行情感体验,演出中可以暂停,即时表达当时的感受,也可以进行单独的活动,自言自语或与其他配角或替身说话。

⑨具象化。用特殊的姿势、物件或色彩表示某种特殊的意义。用不同色布代表爱、担心、焦虑等。

⑩雕塑技巧。让主角将他与家庭成员的关系以雕塑的方法表现出来。如辅角扮演主角的家庭成员,每个成员的姿势亦由主角摆布,一切完成后,即可让主角陈述整个雕塑的意义,以及对每位成员的感受,或与成员对话。

3. 分享阶段的技术

分享是心理剧中最后的阶段,也是整个戏剧治疗中相当重要的一部分。分享阶段本身有几个重要的特色。一是对主角而言,该阶段既是其心理脆弱时期,有待去恢复,也是其能否进行个人整合,以建立日后行动力的关键期。二是本阶段常常是团体的结束阶段,若团体中衍生的议题与事件在此阶段没能妥善地处理,则恐怕日后便没有机会再加以处理。三是本阶段是让每位成员去谈谈个人对演出的相关感受,以语言的形式来讨论主角故事所引起的影响,若成员出现不当的回馈,极易造成主角的心理创伤。分享阶段所衍生的相关议题是心理剧治疗师所不可忽视的。心理剧的结束期或分享阶段的共同点为接受团体的支持。

在分享的过程中,焦点开始由主角转向观众。其他团体成员则有机会去表达他们对演出或对主角的个人想法与感受。观众在心理剧中是重要的元素之一,观众一方面是导演选择辅角的来源,另一方面对于未参与演出的观众而言,则起着一个重要的功能,那就是提供回馈。尤其是当心理剧结束的分享阶段,观众不再是不参与演出的单纯观众,他们也要通过分享阶段的故事叙述,来达成感情交流及信息的交换功能。这种特殊形式与规范的选择性回馈,扮演着见证的意义,是观众能积极参与的重要阶段。

虽然剧中演出的情节多为过去事件的回忆,但以时空重建的方式在剧场中重现,此立即性(immediacy)也传递出鲜明生动的主角遭遇。观众犹如目睹了主角隐藏于心中的秘密,而这种几近身临其境的经验是很难通过语言表达的。这种经验正是与主角的世界联结,是能同理主角的重要基础。

导演向团体说明"分享"的意义:"现在是分享的时间,主角已经跟各位分享了他生命中非常私己的部分。他自己在面对你们的谈论时很容易受到伤害。请不要做"分析",真切的且属于你个人内省的反应会更合适。主角的剧是如何触动你们的呢?你有哪些与主角情形相关联的经验呢?"

分享的类型有以下几类。

(1)以个人的立场做分享,鼓励成员就个人相似于主角故事的方面做表达。因焦点存在普遍性,可促进成员对主角情感层面的认同。尤其当主角历经深层次的自我揭露之后,会加深他是否被理解认同的疑虑,若主角能从观众那里听到"我和你很像"这类的话,他与观众就有了更多的连接,传递出接纳同理的信息。心理剧导演应适时对团体进行分享训练,以确保主角能获得合理的回馈,同时也促进团体成员能进行自我体验并与环境接触,以达到心理剧治疗的目标。

(2)角色扮演经验分享,从扮演角色的立场分享,可以提供主角有关此角色更多的信息,以利于主角做经验的整合,扩展其视野及角色目录。

心理剧中的分享尤其要避免的是不分析(主角)、不提建议(给主角)、不评判(主角)、不

(向主角)发问。可用"肢体的接触"、声响等分享技术与形式,催化分享过程及内容。[①]

(五)心理剧与戏剧治疗的异同

戏剧治疗作为创造性疗法的一种,它与心理剧呈现出相互助长的历程。两者的不同之处主要体现在:心理剧工作者先有心理治疗的背景,再接受心理剧专场训练,将心理剧方法与其他学派联合运用,或将心理剧方法运用于非治疗性领域,如教育或企业咨询领域;而戏剧治疗工作者则先接受剧场训练,再接受戏剧治疗及心理治疗训练。两者在起源时间、工作目标、演出角色及演出方式等方面都存在区别(见表6-2)。

表 6-2　心理剧与戏剧治疗的区别

要素	心理剧	戏剧治疗
起源	20世纪早期	20世纪晚期
治疗师受训背景	先有心理治疗的背景,再接受心理剧专场训练,将心理剧方法与其他学派联合运用或应用于其他领域	先接受剧场训练,再接受戏剧治疗及心理治疗训练
演出角色	主角演出他自己的生活场景	扮演与自己无关的角色
目标	某个成员的问题,以主角的故事为焦点	团体中心导向、整体自发性、团体互动
演出方式	无预演	有预演
学习的方式	实验性学习,包括特定情感的、认知的、人际的、行为的学习	倾向于创造性及表达性学习
处理效果	有强大的处理效果,能够迅速开启强烈的情感体验	更接近戏剧的原始意义

近来,戏剧治疗已将心理剧整合为其方法中的一部分。而心理剧的暖身中也纳入了戏剧治疗活动,也在某些时候使用仪式作为结尾。戏剧治疗的理论基础,对我们了解心理剧的历史、社会文化基础具有重要的意义。

二、心理剧的应用

(一)心理剧技术应用于课堂教学

1. 角色扮演在中小学班级心理辅导中的运用

每个人在生活中,无时无刻都会有很多的角色,通过这些角色让我们更清楚自己与他人的关系,角色也代表着我们的身份与地位,因此,每个人在不同的角色中,自然就扮演着在该角色中的样貌。台北教育大学心理与咨商系赖念华教授认为角色扮演在中小学班级心理辅导中的功能与应用如下。

(1)角色扮演的功能

儿童即使不需要教育也会扮演生活中所观察到的角色,甚至扮演社会、文化所期待的

---

① 林国庆.心理剧中演出后团体分享之原理、功能与技术之探讨.辅导季刊,2001(1):23-29.

角色。三四岁的孩子玩过家家,其实就是"角色扮演",在游戏过程中,他们会将真实生活中所看见、听见、感受到的爸爸、妈妈、老师等重要他人的角色,惟妙惟肖地演出来,通过角色扮演不仅可以让我们了解对孩子们重要的他人的角色行为,同时也可以满足孩子的需求,释放其内在的压力,对不同角色的人物有更多的体会与了解。

（2）角色扮演在心理辅导教学中的应用

现实生活中,社会、团体和家庭都会对每个角色有所要求和期待,甚至对某个角色也会有刻板印象。亚德利（Yardley）指出,"角色扮演"是我们会用"仿佛"或是模仿的方式来展现出这些行动及情境。角色扮演可以超越时空的限制,无论是过去、现在还是未来,只要能将这些事件、行为重新演出,"仿佛"这些事件就发生在眼前一般;角色扮演也可以超越生命的形象,无论有无生命,生或死,我们都可以和它们产生互动,"仿佛"这些对象（家具、逝者等）是真实的、活着的一般;角色扮演也可以超越"人我"的限制,我可以扮演生命中的重要他人,我也可以扮演自己内在的心理角色,只要我能"仿佛"如他即可。

因为"仿佛"这个要素,让角色扮演变得无所不能,同时也让我们的生活变得更具创意、自发、弹性、有趣。

从儿童身心发展来看,动作发展早于语言发展,行动是一种更为直接、自然的表达形式;扮演是人们与生俱有的能力,甚至是人们的本能,因此,在角色扮演过程中教师是催化者——帮助孩子唤起他原有的本能。

2. **心理辅导教学中角色扮演的步骤及原则**

在心理辅导教学中,可以结合教学进度来设计扮演的故事及情境,邀请学生在课堂中进行角色扮演,不仅可以增加学生的自发性与创造力,同时还可以满足学生的表演欲。赖念华认为在进行角色扮演时需要遵循几个原则。

（1）教师示范。教师先做简短示范,不仅让学生明白角色扮演的规则,也帮助学生勇于扮演任何一个角色。教师可以扮演叛逆学生的角色、一棵树、一盏灯等。

（2）说明角色扮演规则。一是清楚界定角色转换的舞台界限,在教室中可以设定界线以提醒学生;二是告知学生:"当你选择扮演这个角色时,请根据你过去对这个角色的了解,用'演出'而不是'说'的方式呈现出来,让别人明白这个角色的特征。"三是在舞台上,不可以直接用肢体去攻击、侵犯他人,如有必要可以用布娃娃或抱枕来代替;四是每一个人都是用自己对这个角色了解、诠释的方式演出,没有对错与好坏之分,对他人的扮演不批评、不评价;五是必要时刻教师可以通过"暂停"的规则,让所有角色在舞台上暂停动作,且会有一个静止的画面（有如电视暂停的画面般）。

（3）呈现故事。刚开始练习角色扮演时,故事要简洁,教师一边讲故事一边请学生将故事中重要角色列出,并让孩子明白这个角色在故事中的特质,这个过程对学生而言就是一个暖身。

（4）挑选角色。请学生自己选择想扮演的角色,教师可以鼓励学生去选择自己好奇、陌生的角色,这样可以避免角色标签化,同时还可以扩大学生的角色目录。刚开始,大部分学生都会选择扮演树、路灯、太阳等静态角色,但只要演出后,学生就会开始选择其他更多元的角色,因为先前这些角色可能非常辛苦,甚至会让他们感受到内在的行动饥渴无法被充分的满足。

(5)小片段演出。先让学生做一小段演出,熟悉舞台及角色扮演的规范,教师必须明确要学生遵守先前所设定的规范。

(6)正式演出。演出时,让学生充分发挥他们的想象与创意,同时,也可通过"暂停"技巧,让台下的观众去思考他看见了什么? 或是有谁想上去交换角色演出等。演出时,教师可以邀请扮演树或黑板的角色说话,如"黑板,你在这里多久了?""你觉得这群人怎么样?""如果你可以给他们一些忠告,你最想告诉他们的是什么?"这些介入的引导,会让学生在扮演的过程中给观众带来沉淀与体会。同时,教师可以邀请学生用不同的方式演出这个故事,让学生可以有充分诠释角色的空间。

(7)去角。演出结束后,可以通过一个正式的仪式让学生去掉先前的角色,如"请同学到老师这边的神奇药水淋浴间来冲洗(也是扮演的方式),冲洗完出去时要大声地念出自己的名字,再回到座位坐好",这些仪式会帮助学生回到自己,同时让班上的同学也借此冷静下来。

(8)分享。可以让学生先静下来一分钟,沉淀一下自己刚刚所看见的故事呈现,教师可以提醒学生思考"在故事中,哪一个角色是你很熟悉的? 哪一个角色会让你感到不舒服? 当你在扮演这个角色时,让你想到与自己生活有关的是什么?"开始讨论分享前,要告诉学生分享规范:"待会分享时,我们不去批评哪个角色演出得如何,而是去讨论你在演出或看这个演出时,让你想到跟自己有关的部分是什么?"如果时间有限,可以邀请学生在小组先做分享,之后邀请每组派一位同学分享即可。最后,教师只要做结论与摘要即可,尊重每个学生的分享与体会,也提醒学生对别人分享的部分给予尊重及保密。

(9)综合讨论。教师邀请学生来比较与综合讨论与原课程主题相关的内容,最后,教师回到教育的角色,提供知识性的信息给学生。

(二)心理剧技术应用于个别心理辅导

1. 角色扮演在个别心理辅导中的应用

角色扮演在个别心理辅导中可以用来搜集信息,以达到治疗的作用。当学生涉及与某个人的关系时,教师在搜集到某些信息后,就可以试着邀请学生来扮演这个在他口中的另一个重要他人(朋友)的角色。

例如,A同学进寝室后因室友小明没有与他打招呼而生气,采用角色扮演技术。

S(学生):我进寝室,他不理我,真的让人生气。

T(老师):噢! 真的啊! 我很好奇小明是怎样地不理你?

S:他坐在床上连看都不看我一眼,就当我是空气。(资料搜集)

T:你很希望进寝室时,同学主动与你打招呼?

S:嗯! 因为他是我的室友,对从外面回来的同学就应该主动。

T:噢! 老师想邀请你帮个忙,让我进一步认识小明是一个怎样的人。如果旁边的这把椅子是小明的座位,当我邀请你坐到那个座位时,你就要当小明,而且你要用他说话的方式、动作来回答我的问题,只要坐在那个座位上,你演的就是小明哦!因为你比我更知道他的状况,你可以帮助我更了解小明跟你的关系。如果你有任何的困惑,你就坐回自己的座位,现在请你坐到小明的座位上。(说明角色扮演的规范与原则)

S坐到小明的座位上[S(明)],睡眼蒙眬地揉着眼睛。

T4:小明你刚睡醒啊![S(明):嗯]你跟S认识多久了?[暖化S(明)的角色]

S(明)1:两年了,分到一个寝室就认识了。

T5:小明,你觉得S这个人怎样?(问彼此关系的关键问句)

S(明)2:还可以……

T6:小明,室友从外面回来你怎么都不与他打招呼呢? 你是不是对别人有意见?[挑战S(明)的行为]

S(明)3:……

T7:你是不是对他有意见?(回到与来谈者的关系)

S(明)4:我这不是刚醒来吗? 人都还迷糊着呢……

T8:请你回到自己的座位上,当你听到小明这样说时,你觉得如何?(角色交换)

S:没有那么生气了。

2. 角色扮演的操作步骤

赖念华提出角色扮演的操作步骤如下。

(1)找到学生想探究的一份关系。

(2)搜集到这份关系间的信息与冲突点的资料。

(3)清楚说明角色扮演的规范。

(4)角色交换,请来访学生扮演另一个关系人(对角),并转换座位。

(5)暖化该角色,帮助学生能真正进入该角色。

(6)探问与挑战对角。所有的挑战与面质都在学生角色扮演对角时才做。

(7)交换回学生自己的座位。

(8)探问学生的感受,必要时可以再做角色交换。

在个别会谈中,尝试运用角色扮演的技巧帮助学生去体会角色的感受,对于扩大学生对此关系的理解是相当有帮助的。

"角色扮演"常常是得到真实信息的一个较为间接的工具,但它却具有十足的影响力,因此,在心理辅导及个别咨询中,可以让学生用更丰富与多元的方式来理解他人及环境,解决问题与处理关系。

(三)心理剧应用于团体辅导[①]

目的:及时开展心理援助,帮助成员调整心态,缓解心理压力,提高工作成效。

---

① 邓旭阳,桑志芹,费俊峰,等. 心理剧与情景剧理论与实践. 北京:化学工业出版社,2009:159—160.

调查访谈、评估:调查访谈、评估,由事件引出平时存在的压力、负性情绪、消极行为。

确定志愿者:征求是否愿意接受心理援助,确定初步名单和范围。

1. 心理辅导流程

(1)初步访谈:与志愿者进行每人10分钟的初步访谈。

(2)筛选人员:随机对照选出实验组和对照组各半。

(3)现状评估:运用标准心理量表和自设问卷评估实验组与对照组两组人员心理健康现状。

(3)时间:对实验组全体成员进行每周2次、每次3小时的团体心理辅导,共三周、6次。

2. 具体辅导过程中的心理剧方法

(1)辅导前心理评估——光谱测量

用下列问题评估成员状况:

①现在我的情绪偏向是正向还是负向?

②我的压力应对方式是多还是少?

③我对团体体验活动的参与性是强还是弱?

(2)情绪反应与创伤处理演出

①暖身:自我观察卡选择。

选择分小组或自愿表达,由卡片带出有关的创伤体验。

询问与同感:辅导者帮助成员从认知的维度慢慢移向情感的范畴,辅导者可以问成员:"当你听到(看到)这件事情(描述发生的事件)时,你的第一个想法是什么?"

澄清与同感:每一个人开始分享这个事件带给他们的冲击与反应,在此时也将从想法的部分走进情绪反应的阶段,在这个时候辅导者最习惯问的问题是:

当你听见(看见)这件事时,你感觉到了什么?

让你感到最困难、最糟糕、最不舒服的是什么?(通常这个程序情绪最多)

支持:将成员分组,针对这个事件来讨论。

(支持回应:不管你们出现什么样的感觉都是对的,有些人可能很难过,但不哭不代表不难过和没有感觉。每种反应都没有对和错,这时候,我们会用平常最熟悉的方式来面对问题。)帮助情绪激动的成员回到此时此刻,程序:先深呼吸,接着睁开眼睛,看一看我是谁。

②创伤修复演出:演出与体验行动表达。

选择主角:让他们讨论想不想现场演示,促使自发的主角出现。

情境象征:以彩布象征危机后掩饰的各种情绪,建立成员的情绪共同感。

演出:替身、角色互换、镜像等。

(演出过程中的引导:关注演出的感受与全体成员自我创伤情绪的应对,其中,特别注意处理心理麻木现象。)

③分享。

观众、辅角和主角分享自己的感受和经验。

（3）儿童心理剧团体单元计划选择

以下是一个6~8岁有行为问题的儿童心理剧团体的活动,限于篇幅,本书仅选取第一次活动方案(见表6-3)。

表 6-3　第一单元　活动内容及活动方式

单元名称	相见欢(45分钟)
活动准备	足够的坐垫形成合适距离

| | 一、导入语(5分钟)
首先介绍团体辅导活动的开展方式,让成员有一个初步的了解。再切入主题,让大家明白为何会聚在一起以及共同来探讨的问题是什么。所有的成员现在也暂时组成了一个大家庭,所以先让我们互相了解一下吧!

二、互相了解的游戏(15分钟)
1. 活动目标
成员间相互认识和熟悉,减少孩子们的焦虑,缓解紧张情绪。
2. 活动操作
现在我们玩一个简短的游戏来增进相互了解,这样你就更容易记住其他孩子的名字了。治疗师在自己旁边额外增加一个座位。比赛是这样的:"我左边的座位是空着的,我会请小明坐在我旁边!"然后小明问道:"我该扮演什么角色?"我们以一个住在农场里的动物命名,例如说:"做一只兔子!"然后小明假装成一只兔子,跳到我旁边的座位上。那么每个坐在她左边空位的孩子都可以用同样的方式邀请别人坐在她旁边。当每个孩子玩了大约两个回合时,我们就结束比赛并继续说:"你们扮演的这些动物真的很棒。"
3. 活动说明
(1)大多数孩子对这个游戏都很熟悉,这个游戏活动有助于缓解孩子们的紧张情绪。
(2)它是象征性游戏的准备活动,孩子们首先需要学习的就是如何在这里玩。

三、农场里的动物(15分钟)
1. 活动目的
培养团队凝聚力,发展"我们"的感觉,减少抵制。
2. 活动操作
(1)现在我们想和你一起演出一个故事,叫作"农场里的动物"。生活在农场里的那些动物是什么呢? 鼓励孩子们提出自己的想法,并加入我们自己的建议,给很多动物命名。
(2)邀请孩子们:"现在你们每个人都可以想想你想成为哪种农场动物。我们会一起合作。"每个人选择一种动物,问他这是不是一个幼龄动物,它的皮毛是什么颜色,它在农场是做什么的。
治疗阶段结束前的5~10分钟,象征性层面的游戏告一段落:"遗憾的是,现在我们必须打断这个游戏! 如果你愿意,我们可以在下周继续演这个故事,或者你可以创造一个新的故事。"
去角与分享:现在你不再是动物了。小明你不再是一条小狗了;小芳你也不再是一匹马了;等等。同时我们也不再是农民。现在我们再次坐下来围成一圈,每个人都可以说出你喜欢的游戏。 |

活动流程

续　表

活动流程	四、团体约定(5分钟) 基本的几条原则: (1)游戏只发生在群体空间内。 (2)儿童不得从家中携带任何玩具或道具。 (3)朋友不允许以宾客的身份参与其中。 (4)要求不伤害对方包括严重的侮辱。
	五、总结(5分钟) 1.进行简单的小结。 2.预告下一次团体活动的内容,然后结束团体。

(三)心理剧治疗案例①

·口吃少年在心理剧转化的案例

导演陪主角逆时针方向在舞台上走着,边走边问主角。

导演:回想一下,自己什么时候开始讲话会结巴?

主角:沉默地走着。

导演:最近几年?

主角摇头。

导演:中学开始?

主角摇头。

导演:小学开始?

主角点头。

导演:五六年级还是更早?

主角:(停下脚步,同时眼睛紧闭身体开始颤抖)小学一年级。

导演:你看到了什么?

主角:(颤抖地)奶奶在打我。

导演:奶奶为什么打你?

主角身体颤抖着开始述说自己的故事……

请主角在班上选出一些人来扮演小时候的自己、爷爷、奶奶与邻居,并询问主角奶奶在打他时说了些什么、骂了些什么?

设景:请几个同学用布撑着当大理石桌子。

让主角坐在舞台旁边看小时候奶奶打他时的画面。此时,主角陷入了小时紧张害怕的状态。

导演:那时候你几岁?

---

① 游金潾,游淑瑜.非行少年在心理剧的转化.咨商与辅导,2013(337):48-52.

主角:(哭着结巴地说)7岁。

导演:奶奶对一个7岁的小孩可以这样打吗?

主角:(手颤抖地指着舞台上的替身)那小孩子不乖。

导演:7岁的小孩是不是还没有很懂事?

主角点头。

导演:即使是那小孩做错了事,但是奶奶可以这样对待孩子吗?

主角:不可以。

导演:小时候的自己是不是没有人保护,没有人可以救他?

主角:是。

导演:你想让他一直被打还是去救他?

主角:要去救他。

导演:很好,站起来,去把奶奶手中的棍子抢起来,把小时候的自己从桌子底下救出来!

主角冲上舞台奋力地从奶奶手中将棍子抢下。

……

导演:奶奶是不是也有对你很好的时候?

主角:有。

导演:请你从团体中选一位出来做疼你的奶奶。

主角从团体中选一个人出来扮演好的奶奶。

导演:(请好的奶奶站在坏的奶奶旁边跟主角说)这一位是好的奶奶,这一位是坏的奶奶,人有好的一部分也有坏的一部分,就像一棵树一样需要将坏的去掉才能让好的部分持续长下去,同样的,你需要将心中坏的奶奶赶走才能让好的奶奶留在心里,你了解了吗?

主角:知道。

导演:舞台上这一位是伤害你的奶奶,你想将她怎么样?

主角:将她赶出心里。

导演:行动给我看。

主角走到坏的奶奶站的地方,用力地将坏的奶奶赶出教室。

导演请全身疲惫的主角躺在铺好的床垫上休息,用布盖在主角身上以免主角受凉,放着安抚的音乐让主角休息。

主角悲从中来,放声大哭。

主角的放声大哭将内在的悲哀发泄出来,此时班上的学生也被主角的哭声与悲哀感染。

导演:(待主角情绪较为稳定后)在你难过的时候,最想谁来照顾你?

主角:我的妈妈,但我没有妈妈,我没有见过我妈妈。

导演:没关系,你心目中的妈妈长什么样子的? 可不可以从团体中选一个人当你心目中的妈妈来照顾你。

主角:点头。

导演请主角在班上选一个人当妈妈,让妈妈抱着主角,请全班同学到舞台上来全部抱在一起，一起支持主角，放"心肝宝贝"的歌，让全班同学一起休息。班上学生在音乐中也心有所感地掉泪啜泣。

十几分钟后，导演请同学们退出舞台擦一擦眼泪，留下主角和妈妈，以附加现实的手法让主角与妈妈对话，说出主角对妈妈的想念。

导演：奶奶有没有对你好过？

主角：奶奶平常对我很照顾，只有喝酒后才会打，我爷爷也一样，可能是那天奶奶打牌输了又喝了酒才神志不清地用棍子打我、用破碎的酒瓶挥我，但是奶奶现在已经过世了，我也很想她……

（此时，导演突然发现主角的口吃不见了，用很流畅的方式说话。）

导演请扮演的好的爷爷和奶奶走到主角面前，让主角与去世的爷爷和奶奶对话。

导演引导主角将心中对爷爷和奶奶的感谢说出来，也用角色交换的方式让主角体会出爷爷和奶奶对主角的歉意以及对主角的期待与祝福，化解主角与爷爷、奶奶之间的冲突，同时让主角感受到爷爷、奶奶的爱与祝福。

导演：(问主角)与妈妈和爷爷、奶奶谈话后的感觉是怎样的？

主角：感觉很好很放松，但好希望自己拥有一个完整的家，家里的全家福照片中都没有妈妈。

导演：你是不是很期待妈妈也在全家福照片中？

主角：是。

导演请主角在团体中找一个人当爸爸，并请当爷爷、奶奶、妈妈的辅角全部都到舞台上来。

导演：老师现在为你照一张全家福照片好不好？

主角：(很兴奋地回答)好。

导演让主角自己安排全家福家人站的位置。

主角拿来两张椅子让爷爷和奶奶坐在前面，自己拉着爸爸和妈妈的手站在爷爷、奶奶的后面。班上同学自发地充当摄影师，用老师的相机将此情景拍下来。拍照后导演请主角的替身进入主角的位子，让主角站在摄影师的位子上，将此全家福的情景照入主角的内心与记忆之中，让主角感受到与全家人在一起的感觉。

心理剧的最后，导演让主角与自己的替身说话，主角告诉自己心中已经有了妈妈，也很感谢爷爷和奶奶的照顾，自己要在学校好好表现，让爷爷和奶奶在天堂不用再为自己操心。

在去角与分享后结束。

案例治疗机制分析：

导演在主角放声大哭宣泄情绪后，询问主角："在你难过的时候，最想谁来照顾你？"主角说想要妈妈来照顾，这是主角从小的渴望，心理剧让人在现实生活中无法做、无法满足的生命渴望以"附加现实"的方式出现，来抚慰主角，让主角在团体中找一个人当妈妈，让主角在妈妈的拥抱下感受到爱，用爱来"补"心理与心灵中的缺憾。

心理剧的核心目的依莫雷诺而言是在修复社会原子，修复人与人之间的社会关系。前面导演处理主角与爷爷、奶奶的关系时是处于"破"的阶段,破除主角内心被爷爷、奶奶殴打时的无奈与焦虑,接下来就是"建"的阶段,建立主角与爷爷、奶奶"新"与"心"的联结,让主角和已过世的爷爷、奶奶对话,说出在爷爷、奶奶生前不敢说、无法说、不能说、没有机会说的话,化解他们之间的嫌隙,进而道出爱、道歉、感谢与祝福。在此剧中主角说出内心最深的渴望,渴望一个家、一个完美的家、一个理想的家。主角渴望一张有爸爸、妈妈、爷爷、奶奶以及自己的全家福照片。导演就让主角经历心中最渴望的经历,完成主角心中的"未竟事项"(unfinished business),让主角在生命中经历全家"在一起"的感觉、感受,把此图像映入内心记忆,不仅满足主角的内心渴望,同时也塑造出"家"的图像,引领其未来对自己家的期待与塑造。

心理剧的治疗,重要的是协助主角从事件中走出来,并在其中"整合自我"。导演在剧的最后要让主角与自己对话,说出在剧中的感受与体悟,现实生活中我们经常与自己对话。但自我的对话指的是在思维中运作,并没有机会好好听自己说过的话、消化自己说过的话,在心理剧中导演让主角与自己的替身对话,当自己说完话后,让主角从空间位子上交换到替身的位子上听一下自己所说的话并加以响应,在此,说——角色交换——响应的行动过程中,协助主角整合与沉淀,固化主角在心理剧中的改变与转化。

第四节　儿童社会剧

一、社会剧概述

(一)社会剧的定义

关于社会剧(sociodrama),学者们从不同的角度给出了不同的定义。莫雷诺认为社会剧是分析和处理社会问题的方法;Sternberg 和 Garcia(2000)认为社会剧适用于教育、商业、治疗和剧院的多种角色扮演;Kellerman(2007)认为社会剧是用于社会探索和小组之间冲突转化的一个整体上的经验性过程;Wiener(1997)则认为社会剧是一种建立在团体设置基础上的社会学习行为。

社会剧通过行动的方式来处理人与人之间的问题,可以将我们内在的想法、担忧、害怕,以及希望生动地呈现出来,从而让我们对自己、对彼此、对这个世界有更多的理解与洞察。

社会剧提供给我们一个实验室中的生活场景,让我们练习用新的、安全的方式来面对问题、澄清价值、表达感受、练习新的行为。莫雷诺曾在《谁能存活?》一书中提到,社会剧是一个具有深度的行动剧;社会剧的主角是团体,其重点放在主题及情境取向中(Sternberg &

Garcia，2000）。因此，社会剧是一个团体行动的方法，它让参与者自发地演出他们一致认同的社会情况（Wiener，1997）。即社会剧帮助人们通过行动来表达内在的想法，并进一步探索团体中人们共同感兴趣的主题，以便扩大对彼此的了解。

综合以上观点，社会剧是以团体为主角，以团体、组织或社会制度等社会系统中的共同问题或话题为主题，进行行动表达的演绎过程。它再现生活情境，帮助人们探索生活和生命的真相，解决生活中的各种问题。

（二）社会剧的目标①

1. 情感宣泄

莫雷诺在其1943年写的《社会剧的概念》一文中提到，在社会剧演出阶段会有深层情感的表露，这种情绪的感受无论是演出者还是观察者，都会同时经历。

情感宣泄可以帮助我们为长久压抑的情绪找到一个出口，人们可以表达、释放隐藏于内心的情绪，这个释放的历程，无论是在真实生活中，还是在心理治疗的场景中都有极大的价值。如果一个人无法表露他的情绪，经常在处理某些特殊情绪时感到困难或被卡住，这些复杂的感受就会成为一个人自发或理解的障碍；而完整的表露、宣泄自己的情绪时，这个障碍就可以移开，就会有一些其他的替代方式来面对这困难的情境，这个人将会有更多的自发与创意，他的心理也就更健康。

社会剧中的情感宣泄有一个重要原则，就是不对成员做个人攻击或面质，情绪宣泄可以给团体成员提供一个彼此表达的机会，分享自己的感受，当成员表达自己的看法及一些判断、评价时，导演需要在团体中澄清此部分，这是相当重要的。

2. 洞察

当我们了解了某些事情真实的本质，而这些事情是我们之前所不知道的，此刻我们就在经历一次洞察（insight）。

洞察提供给人们一个新的方式去看待原有的特定问题，它是个人成长的主要目标，也是其价值所在。在社会剧中，洞察通过"行动"方式而产生，借由演出的过程来表达各个角色的问题，在演出中成员会体验到一种震撼感，而行动的洞察主要以动觉为基础，在行动中产生的洞察，是产生"改变"最有效的动力。

3. 角色训练

面对真实的情境，仅有说和思考是不够的，莫雷诺发明了角色训练的方法，用实际练习的方式来做出人们所说的部分，它帮助我们在一个安全的环境中，去尝试新的角色与情境，因此，角色训练是一种行为的预演历程。

在角色训练中，成员可以尝试用一个全新的角色来做扮演与练习，也可以选一个在过去生活中已经存在的角色来扮演。社会剧扮演的过程，是让儿童尝试用不同的行为方式去做他们想做的事，如邀请孩子扮演父母、老师等。在扮演的过程中，深刻地体验父母或老师

---

① 赖念华. 社会剧简介. 咨商与辅导，2005（230）：40-42.

的角色与感受后,再回到自身的角色时,就可以用一些新的方式来与之互动。由于当下所面对的不是当事人,也无须暴露自己的真实问题,因此在尝试一个新方法时,无须担心会被报复而不敢表达。

社会剧让儿童快速地对角色产生认识与理解,当儿童扮演一位要去面对、处理与教师产生冲突的学生时,心中可能会感受到生气、愤怒、挫折、悲伤、委屈……而这些感受在真实生活中本来就存在,在剧中这些感受会立刻与真实生活的感受相结合,并得以在剧中重新创造这些角色关系。

社会剧是以动觉的形式进入儿童的情绪、心理及身体,是一个全人的工作方式。在剧中,情感宣泄让儿童的情绪得以释放,洞察可以使儿童敞开心扉,角色训练可以开发身体,从真实生活经验来看,上述任何一个部分启动都可以帮助儿童产生真实的改变。

(三)社会剧的基本要素

社会剧包括了三个基本要素:暖身(warm-up)、演出(enactment)和分享(sharing)。[1]

1. 暖身

暖身是社会剧的第一步。当一个人进入团体时,他总是带着之前所发生的一些事的想法与感受进来的,所以社会剧导演要协助他们进入团体成员的角色中,并协助团体成员间在这当下有所互动;当团体成员彼此感到舒适,团体的主题浮现出来时,我们就可以准备演出了。

在暖身时,导演可以给成员足够的时间彼此互动,当成员热烈讨论此刻心中所浮现的议题,或此刻他们想探索的主题,同时导演能帮助成员获得足够的暖身活动时,就可进入演出,此时成员会热切地参与演出。在此,导演的主要责任是协助团体找到他们想探索的主题而不是自己想探索的,因此,一个好的暖身,会让导演得到充分的信息,同时也可以协助团体知道他们想要的及需要的是什么。

暖身可以用认知或情感性的方式进行,可以由导演来引导,也可由团体成员来引导。认知性暖身通常是信息的提供,此信息主要是暖化团体成员相关的感受。情感性暖身是直接说出或演出成员的情感,或身体的状况,它经常采用互动的方式来进行,经常会用较轻松、愉悦的方式来推动团体成员,使大家愿意投入参与团体的演出。暖身可以是结构式的,也可以是非结构式的。暖身阶段,当成员分享核心议题时,导演试图在团体中重新叙述,并探索引发成员进一步的想法,以协助成员从暖身进入演出的阶段。

若团体讨论出各种不同的主题时,导演可以邀请团体以投票方式来决定想要探索的社会剧主题,社会剧所呈现的是一个团体的议题,让成员能探索社会剧角色,而不是去处理一个特定成员的情绪问题。

2. 演出

演出是社会剧的第二步。当团体成员自发地演出一个情景或是演出他们选择的那个

---

① 赖念华. 社会剧简介. 咨商与辅导,2005(230):42-44.

主题,即是演出阶段。演出可以直接记下他们所分享的核心议题,成员在自己关注的行动中去表达内在的感受,期待在行动演出中产生更多的理解,或练习、发展出一个新的方法来处理问题等。

演出的价值远远超过简单的讨论,因为演出可以让成员在当下的情境中直接表露,体验在真实生活中经常无法完整表达的内在感受,或是容许自己在错误中学习,也可以对自己的成功而欢呼雀跃。社会剧可以让儿童直接表露情绪、尝试新的学习,却无须担惊受怕(有所顾忌),因此通过社会剧可以让老师学会如何与学生讨论,让儿童学会如何与自己的父母或老师沟通。

以行动来探究一件事时,更有可能让儿童放开自己,因为在行动中与他人互动,会让一个人的感觉、想法在情境中很真实地被启动,全然自发地表现出来。当理性与情绪合二为一时,会直接用当下的角色来做出回应,且在行动中与人的互动可以表露无遗。演出是社会剧的核心部分。

3. 分享

分享是演出的结论,是重要的环节。成员在此时可以开始反思,同时统整在整个社会剧中的学习,也让成员彼此有机会知道刚才的演出与自己的联结是什么,以及他们的感受和想法,甚至是自己生活中的相似经历等。一个成员的分享经常会触发其他成员一些新的感受及洞察。在分享阶段导演要特别注意要求成员只分享自己的感受及经验,而不要分析或是去评判演出者。

分享包括了以下几个重要的意义。

(1)参与演出的成员在分享时,可以再次整合自己演出的历程。

(2)可以减少成员在团体中的孤独感。当成员看见许多其他成员与自己有相似的经验,相似的反应、感受时,会让自己的情绪得到释放,自己不再是唯一的,特别是其他成员在分享自己的焦虑感、低自尊的感受时,更是格外有意义。

(3)分享同时也是协助儿童去寻找替代方案来解决探索的问题,这些想法可以成为下一个演出的行动,在分享中,当发现人们解决问题的方式随着人格、人际风格而不同,可以协助参与者对不同类型的人有更大的包容。

(4)分享也是团体对探索议题做结束的阶段,团体成员借助分享将情绪冷却下来,且进入到一个认知层面,同时也帮助成员为结束团体做预备。

(四)社会剧的主要技术

(1)定角:进入对方角色时,通过问话,让成员进入角色。

将场景中的重要角色列出并命名,说出该角色的特质、性格,以帮助大家暖化角色进入场景。角色可以包括人物、动植物等,认领演出角色。

若是关系性议题,需确定角色双方及什么背景下的角色,以便演出者能进入场景,并扮演当下的角色而不至于混乱。如演出亲子关系时,一部分人扮演父母,一部分人扮演孩子,若不确定是什么阶段的孩子,可能会出现主题混乱,导演需要不断提醒演出者,你现在是初中学生的妈妈,你们是初中生等。

（2）角色交换:进入不同群体角色中进行体验。

演出有对立角色的议题,在演出告一段落时可以与对立角色做角色交换,让彼此有机会进入不同对立角色的位置,增加在不同角色里的认识、体会与理解。

（3）转背:当面对对角群体无法表达自己时,用转背的方式催化表达。

如在亲子关系中,扮演父母一方的对角群体(孩子)无法表达爱时,用转背的方式说出自己对孩子的关爱、担心。扮演孩子的群体转背说出自己对父母的爱与期待。

（4）替身:当成员不能够发声的时候,导演作为替身表达,进行催化。

此外,社会计量、角色训练、角色扮演、雕塑等心理剧技术在社会剧中均可使用。

（五）社会剧与心理剧的异同

莫雷诺将角色分为集体与个别两种形式,社会剧主要是探索角色中的集体部分,而心理剧是探索角色中的个别部分。Wiener(1997)则认为社会剧所关注的是社会角色,它不仅帮助人们了解角色,同时还可认识角色中的不同要素,如行动、感受、价值等。因此,社会剧帮助人们去理解在某种情境中,他人的角色对此情境的看法及感受;而心理剧中的角色,主要是帮助人们发展人际功能,导演主要是协助主角改善其人际关系。

社会剧与心理剧有不同之处。在社会剧的团体中,如我们想探索青少年家庭中的亲子关系,团体中有人自愿去饰演这些想探索的角色,如父亲、母亲、青少年等各个不同的角色,同时选定一个父母与青少年沟通的主题和情境来演出,其中可能会出现沟通过程的冲突、冷战、恐惧、紧张、不安等角色特质,成员们可以自发地在此情境中演出。因此,社会剧是在一个"假设性"的情境中,去探索潜藏在那个角色中我们"共有"的问题。

社会剧也像心理剧一样处理想法与感受,但社会剧的重点是没有任何特定时间点的限制,是参与者共同去探索他们共有的议题而不是个人的问题,因此社会剧不如心理剧看重自我启示的部分。社会剧创造的是一个"例如"的情境,心理剧则是将主角个人生活中的真实情境重新在团体中以"现在"的时态来演出,因此,社会剧主要偏向教育的取向,而心理剧则比较偏向治疗的取向。

但社会剧和心理剧无论是教育形式还是治疗形式,都有很多相似之处,两者都共同关心人类的发展,期待帮助人们对自己及世界有更多的理解,帮助人们成长、产生改变,同时也帮助人们学会或使用更熟悉的技巧来应对一些探索的场景,提升自尊,使人们觉得自己更加完整与美好。因此,无论是社会剧还是心理剧,无论是教育者还是治疗师,都以全人类的进化为共同目标(Sternberg & Garcia, 2000; Wiener, 1997)。

心理剧偏向治疗的取向,关注一个人的内在与世界产生冲突的状况,治疗师帮助一个人去重新统整人格的部分,而社会剧属于教育模式,注重的是人们共有的角色部分,引导我们关心人的成长与互动,同时它用一般的方式来促进人类的发展,同时也让所有的参与者在演出中能沉浸其中。

社会剧与心理剧的区别如表6-4所示。

表 6-4 社会剧与心理剧的区别①

要素	社会剧	心理剧
主题	探索角色的集体部分,探索人们相似大于相异的部分,理解社会角色并厘清社会中其他角色对此情境的看法及感受	探索角色的个别成分,探索人们独特的部分,协助主角理解、改善其人际关系
取向	偏向教育的取向	偏向治疗的取向
主角	团体共同有兴趣的主题	个人的生活事件,包括过去、现在、未来
情境	在团体中创造一个"例如"或是"假设性"的情境来演出	将主角个人生活的真实情境或未来想象的场景,在团体中以"现在"的时态演出,希望带给主角自我启示
目标	关注社会文化中人们共有的角色部分,引导参与者共同探索他们共有的需求和议题,通过互动实现成长	关注一个人的内在与世界产生冲突的状况,帮助一个人去重新统整人格的部分

总之,社会剧是行动取向的方法,人们最好的学习即是以行动来探究各种观点,在行动中囊括人们的想法与感受(Wiener,1997)。从儿童心理发展特点来看,社会剧是一种很适合儿童的方法。

二、社会剧的应用

(一)社会剧在心理辅导课程中的运用

1. 社会剧在心理辅导课程中的作用

由于社会剧偏向教育的取向,可应用于学校心理健康教育中。赖念华认为,将社会剧运用在班级教学中,可以产生的效果有如下方面。

(1)通过演出,学生可以对各个不同角色有更多的认识与了解,并在演出中产生洞察。

(2)学生可以对所处的环境、社会有更多的了解,有助于提升他们多元文化的概念,并发展出恰当与改善的可能性。

(3)学生可以充分表达各种感受,使其情绪得到释放与宣泄,特别是可以达到集体的宣泄功能。

(4)帮助学生在实际或未来的生活中,尝试发展一些新的应对技巧与行为模式。

(5)通过社会剧帮助学生做自我肯定训练。

---

① 赖念华. 社会剧在华人文化人际议题中的运用. T&D飞讯,2015(206):1-21.

（6）社会剧可以处理学生在生活中发生的创伤事件，也可以作为社会危机事件后的减压方式。

社会剧是建构在一个社会文化脉络下，贴近自身所处的环境，让学生在演出中找到自己的答案——"为何我会成为这样的我？为何他与我不同？"是一种具有多元文化观点的教学模式。同时，通过扮演、角色训练的过程，可以拓展学生看世界的视角；学生在角色扮演中，可以合法地释放内在情绪并达到集体宣泄的目的，尤其是在我们的文化、教育中，负面情绪表露不被允许的情况下，学生借着演出可以合理地宣泄与释放情绪；通过演出让学生去创新角色、打破社会传统文化规范，从而达到学习、教育和创新的目的。

2. 社会剧的带领方式

赖念华认为一场社会剧需掌握的目标、操作步骤如下。

首先，教师依照教学目标，通过恰当的暖身活动帮助学生降低焦虑感，增加他们对议题选择的动机与兴趣。

社会剧演出的题材可以千变万化，但其核心的要素包括以下几项。

（1）让学生选择演出的题材，可以演出课程教材内容，也可以是即兴的时事新闻，甚至可以是学生关注的主题来作为题材，如男女性别、校园欺凌、同伴关系、亲子关系、师生冲突等议题。

（2）借由扮演故事中的角色，来做体验、了解与认识。

（3）故事内容的角色，要先以我们在社会文化中所认同的刻板印象共同认定该角色的状态为起始，用演出的方式来洞察这个集体角色的内在想法和情绪，进而可以产生洞察与宣泄，后续通过与不同角色的碰撞和对话，甚至转换到不同角色来做演出与体会，以产生不同层次的对话与讨论，发展出适合的应对策略或行动作为最终目标。

（4）要以开放的态度进行演出与讨论，避免是非对错的判断，使学生开展多元的对话与讨论，找到自己建构知识的框架。

（5）演出后，可以邀请同学以口语分享、动作、绘图或文字叙述的方式，表达在演出过程中与自己最有关联之处。

- **操作程序举例（新冠疫情期间的社会剧）**

①选择主题。

- 教师依照教学目标，让学生分组讨论并提出他们有兴趣演出的片段及主题。

- 教师将各小组想演出的主题——列出，让每组说出此主题的重点提要。

- 除了自己的小组主题外，每位学生需跨组选择一个自己今天最想探讨的主题，依照人数多寡来决定今天演出的主题或顺序。

- 除上述方式，教师亦可依照课程内容或班级有兴趣之议题做演出。

②定义故事背景及角色。

- 社会文化背景：通过头脑风暴的方式，让学生来描述此故事主题的时代背景，以及社会文化中惯有的现象。如邀请学生想一想，疫情当下，左邻右舍通常会怎样看待不戴口罩这件事，他们会如何论述别人、批评此事。通过这些方式来建构当下的社会文化背景。

· 定义角色:将上述场景中的重要角色——列出并命名,可以进一步说出该角色的特质、性格,并将之摘记在每个角色旁,以帮助大家暖化角色,进入场景。角色可以包括以下方面。

　　a. 人物:医生、警察、爸爸、妈妈、老师、同学等。

　　b. 动植物:海鲜、穿山甲、新冠病毒、猫、狗、树、花等。

　　c. 非生物:电视、刀叉、餐盘、口罩、防护服、手机、测温枪等。

非人物的角色可以提供给较为内向、害羞的学生参与演出,降低他们的焦虑感。即使扮演无生物的角色,只要学生进入该场景角色中,仍可有所感受与体会。

③认领演出角色。

将学生自己想演出的角色的特质、性格,摘记在每个角色旁。如探讨疫情中的社区与家庭,就会出现众多的家庭及家庭关系中的人物,可以带领成员将关系图画出,方便成员更清楚彼此之间的关系脉络。

演出的主题若是关系性的议题,如"亲子关系",教师要让学生先定义演出当下的社会文化背景,人们是如何看待"父子、母女关系"的;之后,才进一步邀请一部分学生扮演父母,另一部分学生扮演子女。

设景暖化社会背景与相关信息:利用道具、布巾、灯光等来强调事情发生的时代与背景,尽可能暖化集体角色。团体领导者通过简单的采访,帮助成员投入将要扮演的角色的特质(包括声音、动作、态度等),以确认成员扮演的角色具有团体共同讨论出来的此角色的特质;演出前,可以邀请扮演者以一句话来进入角色与演出前的预备。

④开始演出。

在此过程中,成员可以自由演出,场景可以自由变化。导演可以视演出实际情形,使用下列技巧来推进。

　　a. 根据团体的情况,导演可以"暂停"演出,让团体有机会沉淀此刻的状态,导演可以问观众:"是否有人认同这个角色?""猜猜这个角色的内心状态是什么?""你愿意成为这个角色的替身吗？说说这个角色可能会出现的感受与想法?"同时,演出者也可以借此沉淀在这个角色中的感受与想法;之后,导演可以再要求继续演出。

　　b. 社会剧随时可以"重演"某个片段,亦可将某个部分"夸大"演出,随时都可以让观众表达自己的想法和感受,成为该角色的替身。

　　c. 演出时,带领者可以邀请其他成员来作为某个角色或团体的替身,反映出角色或团体内在的感受和想法。

　　d. 演出时,也可以邀请成员出来做"镜观",并描述他所看见的现象。

　　e. 演出过程中,可让整个剧定格在"身体雕塑"的场景中,没有语言,让大家定格在那个当下,感受自己在这个场景当下的现象及感受。

　　f. 其中也可以邀请成员通过自说自话的"独白"方式来描述自己当下的状态。

　　g. 演出过程中,可以自由地邀请"观众"(未参与演出的伙伴),扮演社会文化声音(如街坊邻居角色,让其描述此剧的状态),让成员更清楚他们身处在这个文化中的反应。

h. 如果演出议题有对立角色,在演出告一段落时可以与对立角色做角色交换,让彼此有机会进入不同对立角色的位置,增加在不同角色里的认识、体会与理解。

⑤演出告一段落闭幕时,领导者邀请角色扮演者在该角色中说出"此时此刻"最想、最需要表达的一句话。最后,请扮演者去角结束演出。

导演可以视演出实际情形,使用下列技巧来进行闭幕。

a. 如果演出议题很沉重,领导者可邀请团体其他人来"重演"这个剧,以便对这个剧做一些调整。

b. 可以用角色训练的方式,以问题解决的模式来演出。

c. 可以让成员用一些幽默、打岔、游戏,甚至超越现实的方式来演出,通过上述方式来转化团体不同的氛围。

d. 最后,让每个演出成员去角,结束演出回到自身角色。

⑥进行团体分享。

社会剧的分享可以有以下几个层次。

a. 从扮演的角色中来做分享。请演出的成员分享自己在演出这个角色中学到了什么。这个分享目的是让成员可以对这个"角色"有所觉察,扩展他对多种角色的理解。分享后,邀请成员去角,因为这些感觉与想法是属于这个角色的。另一种方式是分享他在扮演的角色中有别于自己的部分,以及扮演的角色与自己的相似之处。

b. 从扮演的角色之外来做分享。邀请成员分享剧中的哪个部分、哪个情境和自我角色的经验是相似的,或是自己有何经验是被唤醒的。这个分享的目的是让成员有机会宣泄、释放情绪。

c. 团体议题的分享。让成员分享这个社会剧的团体主题让其学到了什么,这个分享会让成员更清楚地觉察到自身所处的社会情境及文化。此部分的分享,团体领导者要特别注意尊重每位成员所知觉到的,没有对与错。

分享是社会剧演出后带出沉淀与反思的绝佳方法。可以让成员有机会在这一类社会剧中去思考角色与自身的关系,并扩展到自己与他人的关系,以及自身与社会文化脉络的关系,理解贴近我们的文化传承,进而才可以调整与创造新的可能性。然而,社会剧虽然演出的是共有、集体的角色,社会与团体的议题;过程中,可能会触动成员的自身议题,教师可以做进一步的厘清,鼓励学生将这个议题带入个别会谈中做进一步的探索。

3. 社会剧的操作程序

根据上述内容,社会剧的操作程序可归纳如表6-5所示。

表 6-5 社会剧的操作程序

阶段	具体要求及技巧
1. 选择主题	(1)依照教学目标,让学生分组讨论提出他们有兴趣要演出的片段及主题。 (2)教师将各小组想演出的主题一一列出,让每组说出此主题的重点提要。 (3)除了自己小组的主题外,每位学生跨组选一个自己今天最想探讨的主题,根据人数多少来决定今天演出的主题或顺序。 (4)根据课程内容或班级有兴趣的议题做演出。
2. 定义故事背景及角色	(1)建构故事的社会文化背景:通过脑力激荡的方式,让学生来描述此故事主题的时代背景,以及社会文化中惯有的现象。 (2)定义角色:将上述场景中的重要角色一一列出并命名,进一步说出该角色的特质、性格,并摘记在每个角色旁,以帮助大家暖化角色进入场景。 (3)认领演出角色:将学生自己想演出的角色的特质、性格,摘记在每个角色旁。 (4)关系性的主题先定义出当下的社会文化背景如何看待这个关系,再邀请学生扮演关系中的角色。
3. 认领角色,准备演出	设景来暖化社会背景与相关信息: (1)利用道具、布巾、灯光等来强调事情发生的背景与时代,尽可能暖化集体角色。 (2)团体领导者通过简单的采访,来帮助成员投入要扮演的角色的特质(包括声音、动作、态度等),以确认成员扮演的角色具有团体共同讨论出来的此角色的特质。 (3)演出前,可以邀请扮演者以一句话来作为进入角色与演出前的预备。
4. 开始演出	(1)根据团体的情况,导演可以"暂停"。 (2)"重演"某个片段,"夸大"某个部分演出。 (3)让成员出来做"镜观",描述他所看见的现象。 (4)让整个剧定格在"身体雕塑"的阶段,感受自己在这个场景当下的现象及感受。 (5)通过自说自话的"独白"方式来描述自己当下的状态。 (6)如果演出议题有对立角色,演出告一段落时可以与对立角色做角色交换,让彼此有机会进入不同对立角色的位置,增加在不同角色里的认识、体会与理解。
5. 去角色,结束演出	(1)演出告一段落闭幕时,邀请角色扮演者在该角色中说出"此时此刻"最想、最需要表达出的一句话。 (2)沉重议题"重演"技巧: ①用角色训练的方式,以问题解决的模式来演出。 ②让成员用一些幽默、打岔、游戏,甚至超越现实的方式来演出。
6. 团体分享	(1)从扮演的角色中来做分享。 (2)从扮演的角色之外来做分享。 (3)团体议题的分享。

第七章　儿童绘本治疗

第一节　儿童绘本治疗概述

一、绘本的概述

(一)概况

绘本(picture book)是综合了阅读和美术两种特性的书籍,呈现形式为系列图画或者图画与文字的结合。我国古老的传统艺术——连环画(或称为小人书)便是绘本的一种表现形式。连环画在宋代印刷术普及后成型,它以连续的图画来叙述故事,题材广泛,内容丰富多样,是深受大众欢迎的一种通俗读物。绘本在欧美国家诞生于19世纪后半叶,凯迪克(Caldecott)、格林纳威(Greenaway)、波特(Porter)是当时绘本作家的杰出代表。近代日本的绘本文化发展迅速,其绘本于20世纪50年代起步,70年代迅速崛起,并成为绘本大国,影响甚是广泛。我们今天"绘本"的称呼即源于日语中图画书的叫法"えほん"的汉字写法"絵本",意思是"画出来的书"。目前,日本全国已有60%的自治体在开展1岁以内婴儿体检时,联合当地的图书馆、保健中心以及市民团体等共同举办绘本共读会,并向每个参加体检的家庭赠送绘本套装。

我国对于绘本内涵的理解要小于"绘本"一词最初所涵盖的范围,更多的是将绘本等同于西方的图画故事书。因此,狭义的绘本专指"以图和文共同演绎一个故事的书"[①]。广义的绘本则是指通过一系列的图画和少许相关文字的结合或完全没有文字,以达到传递知识、讲故事目的的书籍。

绘本特别强调文与图的内在关系。绘本中的图画不仅仅起辅助和诠释文字的作用,它与文字一起共同担当着讲故事的重要角色。有的绘本甚至只有图画,而完全没有文字,即无字绘本。不过目前更多的绘本都会在图和文之间取一种平衡的关系,以构建出整个绘本丰富的内涵。

(二)绘本的特征[②]

绘本由于图文结合的表现形式,赋予了阅读更加生动、形象和鲜明的体验。实际上,以

---

① 陈晖.论绘本的性质与特征.海南师范学院学报(社会科学版),2006(1):40.
② 陈蔚.基于绘本的公共图书馆儿童阅读推广研究.南京:南京大学,2012:171-172.

图像和文字的互相渗透作为表现形式的读物,除了绘本之外还有很多,如插图类书籍、连环画、漫画等,与这几类图书相比,绘本具备一些独特的性质。

1. 视觉性

绘本最大的特征就是以图表义的视觉性效果,只看图画也能看懂绘本。绘本通过图画这种视觉性的语言展现情节,绘本中的图画占据了绝大部分版面,只看图画也能明白作者讲了什么故事、想说明什么道理。文字与图画相互配合,通过寥寥数语描绘图中人物的心理状态或介绍故事中的人物名称、对话,达到完整表述的效果。而插图类书籍中文字的篇幅远远超过了图像,图像只是为了举例或者点缀,对于儿童阅读来说,过多的文字会让儿童感到枯燥无味,插图类书籍穿插于文字当中的图片,只是让文字的叙述内容更加真实形象,即使去掉插图,对内容的影响也不大。

2. 生动性

绘本中图画与文字没有固定的呈现形式和呈现位置,其文字常常出现在需要进行补充说明的地方,简洁并切中要点。绘本的图画与文字有时还可以通过一些特殊的方式进行连接,如采用镜头的方法表现主题,采用互动引导的方法编排插画、插图等。与连环画相比,绘本显得更加悠闲和生动,更富有互动性和趣味性,而连环画每一页的图片均配以一定的文字,且常常采用上图下文或下图上文的方式,规整严肃,相比较而言,缺少一定的灵活性和生动性。

3. 哲理性与创造性

绘本通过图画或者图画和文字相结合的方式来讲述故事,在简单而轻松的图画或图文中,陈述生活道理,揭示人生哲理,既适合对儿童进行启蒙教育,也适合引导儿童进行深层次的阅读和思考。而若是无字绘本,则为儿童提供了广袤的想象空间,同时也为儿童的创造性思维提供了线索,促进儿童创造性思维的开发。

(三)绘本的功能

绘本最值得强调的功能就是它的文学性和艺术性。它是新时代出现的、由传统的高品位的文学和艺术交织而呈现的一种新样式。

绘本中的文字非常少,但正因为少,对作者的要求更高。它必须精练,用简短的文字构筑出一个跌宕起伏的故事;它必须风趣活泼,符合儿童的语言习惯。因此,绘本的作者往往对文字仔细推敲,再三锤炼。更值得一提的是,绘本结合图画,运用讲故事的方式,把原本属于高雅层次、仅供少数人欣赏的绘画艺术带到了大众面前,尤其是儿童面前。这些图画都是插画家们精心手绘的,讲究绘画的技法和风格,讲究图画的精美和细节,是一种独创性的艺术。好的绘本中的每一页图画都是艺术精品。

绘本中要读的不仅仅是文字,更是要从图画中读出故事,进而欣赏绘画。绘本中高质量的图与文,对培养孩子的认知能力、观察能力、沟通能力、想象力、创造力以及情感发育等,有潜移默化的影响。

皮亚杰认为"图像符号是获得知识的工具,附带有认知的功能"。人类的认知发展历程有其连续性,儿童借着行动适应外围的世界,将记忆中的图像符号具体化。人的大脑语言中枢在左脑,左脑为理性的大脑,右脑较偏向想象、统合和直觉,主要功能包括图形和视觉。儿童阶段对视觉图形等信息反应灵敏,常凭直觉判断事物和分类,富有想象力,倾向以记忆中的视觉心象为主,非语言记忆比语言记忆强烈。所以以图画为主的绘本更符合儿童思维发展的特点。

诺德曼(Nodelman)认为,绘本通过三种方式来构建故事,文字、图画及文字和图画的相互作用,他用"缩小的世界"来形容绘本。绘本不仅仅是用文字或是图画来讲述一个故事,图画和文字从不同角度表达故事内涵,相互呼应。图画表达直接呈现视觉上的画面整体感,借助语言文字,能轻而易举地表达思想内涵和逻辑关系。

阅读绘本对于培养儿童的专注力、想象力、审美力、思维创造力,以及促进儿童健康人格与道德发展等方面都具有积极的作用。在绘本中,图画是图书的命脉而不仅仅是点缀,甚至有些绘本只通过图画来讲故事,图画的语言能超越时空的限制,让儿童享受乐趣,培养儿童创造想象的能力等。绘本具有精美的图画和语言精练简洁的特点,能增进儿童认知,加深对生活的体验。

(四)绘本组成的基本要素[①]

绘本呈现的故事往往包括三种类型:文字陈述的故事、图画暗示的故事、文字和图画共同表达的故事。绘本最主要的特点就是图文之间相互联合进行叙事,而不是仅仅透过文字来叙述故事,甚至有时候根本没有文字,只用图画来表达作者想要传达的主题思想。从故事的文法结构上看,一个故事的组成要素往往包括背景、主题、情节、结局。或者更细致地来讲,包含故事背景、引发事件、内在反应、努力与企图、行动后果、故事结局。从绘本的形成内容上看,则可以从主题、故事背景、故事情节、人物刻画、风格、版面编排等方面来分析。林敏宜(2000)指出,一本完整的图画故事书,通常包括情节、角色、背景、主题、观点与风格等文学要素。以下从绘本的主题、角色、情节、图画四个要素进行阐述。

1. 主题

主题是作品的中心思想,也是作者借由作品希望借以传达的基本理念,它是绘本的情节、角色、背景所结合而成的意义整体。主题反映作者对生活、社会或人类行为所要传达的情感和想法,反映作者所持的价值观和基本信念。一册绘本故事可以有一个或多个主题,也可以是一个主题多个次主题(林敏宜,2000)。图画在绘本主题的传递中发挥了重要作用,绘本中的文字与图画相互作用,让儿童与作者的思想在灵活多样的时空中,透过视觉意象进行交流。主题也可以借由人物角色、情节及文字来传递,这样的传递在有的绘本中直接反映了主题,而有的绘本则需要读者从情节中推导出主题。治疗师在引导儿童进行绘本阅读时,可以先从人物、情节、环境等方面着手,了解题材的特色,再根据题材推断主题。透过主题,儿童能感受友谊、诚实、勇敢、尊重、爱等概念,儿童在享受故事的同时,感知、体验

---

① 诸佳男.基于读书治疗的绘本阅读对儿童情绪智力的影响研究——以小学四年级为例.金华:浙江师范大学,2010:12—14.

并逐渐形成优良的心理品质。

2. 角色

现实角色、比拟角色、圣人角色是绘本角色中常见的三类形象。这些角色形象往往结合儿童的心理发展特性而予以呈现,符合儿童的生活经验,给予人真实可信的感觉,儿童也因此容易受到绘本中角色的吸引,与自身经验相联系,促进儿童的思考、体悟和成长。现实角色是具有现实生活中的常人形体和特色的角色,如爸爸、妈妈等人物形象;比拟角色除了书中角色事物(动物、植物、物品等)本身具有的原形特征外(如长颈鹿有长长的脖子),还有人的特征(如长颈鹿妈妈每天要上班工作)。圣人角色是在常人的特性基础上,再加上神人、超人的特征。书中出现的每一个角色都是故事的重心,可能是人、动物、植物、想象中的事物等。儿童常常会被故事中的人物和经验所吸引,并牵动儿童自身的生活经验。由此,儿童与绘本之间产生关联。儿童将自己的感情投射到绘本角色身上,并借由经验和绘本中的情节对不同的角色予以解读;不同的角色及其经验反过来丰富儿童的认知和情感。

3. 情节

绘本故事的情节常常起承转合,由故事的开端、事情的发展、情节的高潮、故事的结局四个主要部分组成。情节的安排是绘本在有了主题与角色设定之后需要处理的中心环节。良好的绘本故事有严谨的结构,承前启后,环环相扣,合乎逻辑。情节中常常会由一个或几个故事的高潮部分来引发读者的好奇心和探索的兴趣,情节的最后会设计或引导儿童完成一个完美的结局。绘本的作者会对故事进行精心设计,并勾勒出故事发展的线路图,读者透过情节的发展,将自身融入绘本所描述的故事世界中,经历故事的情节,体验起承转合的历程,感受和理解绘本故事的意义。情节是故事的生命力,是吸引和感动读者所在。绘本中角色的特点、品行、情操也正是在情节的展开中才得以体现的。

4. 图画

图画形象直接生动,是儿童接受事物信息、自我表达和传递信息的主要媒介。绘本中的图画与文字相互映衬,对于低龄儿童来说,图画比文字显得更为重要。借由图画,想法和观点得以展现,故事中的情绪(如脸上呈现出害怕神情的兔子)得以表达。同时,丰富有趣的图画能为儿童带来一种视觉感官的享受与刺激,可以使读者有身临其境的感受。图画的语言能超越时空的限制,有助于儿童沉浸在绘本故事中,进而理解故事。绘本的图画与图画之间有着紧密的关联,它们不是割裂的,也不是静止的。当儿童阅读绘本时,一幅幅图画串联起一个完整的故事,图画为故事创造了生命。故事的设计和图画的编排有利于阅读绘本的儿童形成秩序感,也有利于促进儿童思维的发展。

绘本从其封面开始,就可以引导儿童在心中萌发一个故事。打开绘本后,图文的铺陈、鲜明或独特的色彩、创意的线条、人物角色的造型、绘本的质感等,都蕴含着丰富的意义。图画可以将文字不易呈现的氛围描绘出来,以吸引儿童的目光,引导儿童去体验图画所表达出来的情境,去想象和编织故事的情节。儿童绘本一般应包含以下几个特性(徐素霞,2002):①图画与文字相配合的特点;②有一个明显的主题或聚焦点,以利于儿童了解绘本传达的主要意义与理念;③符合各年龄的儿童心理发展特点,造型丰富多元化。④绘本的整体构图要和谐,版面的安排要富有生命感。⑤色彩的选用要丰富,且适合不同年龄、不同情境中的儿童。

儿童在阅读绘本的过程中,会对绘本的主题、角色、情节,图画等要素产生自己的感知,治疗者可以通过一些问题引导儿童对绘本进行诠释,一方面考察儿童对绘本主题、人物、情节、图画特点的阐释,以及相伴随的情绪情感体验;另一方面也可以试图寻找儿童诠释绘本的特点与绘本对儿童所产生的影响之间的联系。由此,绘本和儿童心理之间产生关联,这也正是治疗师运用绘本对儿童进行心理辅导和心理治疗的关键所在。

二、绘本治疗

(一)绘本治疗的定义

顾名思义,绘本治疗是利用相关绘本进行的阅读治疗活动。通过对众多学者的定义进行整理,可将绘本治疗定义为:在专业人士的指导下,选择贴近参与者日常生活行为,符合其身心发展规律的绘本,指导者在绘本阅读过程中通过提问、讨论、角色扮演、思考等方法帮助被治疗者放松身心、改变错误的认知、找到解决问题的方法、获得面对困难的力量,从而达到心理治疗的目的。

帮助儿童群体在倾听、阅读、解释和讨论过程中正视自身的情绪和心理问题,通过绘本阅读活动将负面情绪宣泄出来,及时调整儿童的心理状态、行为模式,有助于特殊儿童提高智力水平、提升心理素质、树立自尊独立的健全人格,并且在活动过程中体现儿童自身不断努力的价值。

绘本阅读不仅仅是在向儿童传达一个故事的概念,而且是通过图文故事阅读将心理问题具象化,治疗师要注重将故事传达的信息与儿童的人生经验联结,在阅读体验和讨论的基础上,引导儿童思考,帮助儿童解构已有的认知结构,最后达到疗愈的目的。

(二)绘本治疗的分类

绘本治疗的分类可以参考学者对阅读治疗的分类。

1. 以治疗师与被治疗者的关系来分类

海尼斯(Hynes)认为,阅读治疗以治疗师和被治疗者的关系可区分为两种。

一种是以阅读为中心的阅读治疗。以阅读为中心的阅读治疗是治疗师和被治疗者之间没有过多的指导性的交谈,被治疗者管理自己的读书计划,治疗师只负责选择和提供文献,会在阅读治疗的前后进行评估以估测阅读治疗对被治疗者的心理问题的干预效果。所要的阅读治疗的效果完全依靠治疗师所推荐的文献的针对性和被治疗者对文献资料的领悟能力。

另外一种是交互式阅读治疗。交互式阅读治疗是指被治疗者在阅读治疗师推荐的书籍的过程中,治疗师针对被治疗者的情感反应开展一个辅助性的对话来强化被治疗者阅读治疗效果的心理治疗方式。交互式阅读治疗强调围绕读物的指导性对话,以讨论分享来改变被治疗者的心境。

交互式阅读治疗的优点在于优化治疗师和被治疗者的治疗关系,良好的治疗关系可以提升被治疗者的自尊和自信,并且激励被治疗者以新的方法处理困扰,促使被治疗者内在的心理活动发生变化,从而达到心理治疗的疗效。

一般的心理治疗师认为,相较以个人理智领悟为主的阅读中心治疗,建立真实亲密关系的交互式阅读治疗的效果更好。目前,交互式阅读治疗方式在治疗实践中运用较多,尤其对儿童更适合。

2. 根据对儿童的影响和作用分类

(1)发展取向的阅读治疗

以发展为目标的心理辅导是学校心理健康教育的重要趋势,是以促进个体健康成长发展为目标的心理辅导,以发展为目标的心理辅导也称为发展取向的心理辅导。

阅读治疗不仅适用于临床治疗,也适用于以预防和发展为目标的心理辅导。相对以前的治疗性和预防性的心理辅导,发展取向的心理辅导重视个体的发展性与教育性。教育学者刘宣文认为学会调适和寻求发展是学校心理辅导的两个目标,学校心理辅导的主要任务是寻求和帮助学生实现更好的发展,即发展性心理辅导。

近几年来,很多学者将目光投向绘本,绘本中有许多关于儿童在成长过程中经历的环境和人际关系问题的内容。学者们将绘本作为工具运用于家庭和学校的发展性心理辅导上,其发展性心理辅导的主题有社会交往、生命教育、情绪智力、自我认识、性别教育等,研究对象大多是学生和小学生。对于低年级的学生,常采用的方法是行动研究法;对于中高年级的学生,多采用实验研究方法,一般以发展性的阅读治疗团体或班级的形式进行。在一定应用范围内,绘本的发展性辅导效果受到肯定,绘本对各个不同学龄阶段的儿童都比较适用,且受到儿童的喜爱。

①生命教育

生命教育中常采用绘本作为教育的重要工具之一。台湾彩虹爱家生命教育协会设计了主题为"人与己""人与人""人与自然""人与生命"的生命教育课程。从众多研究结果来看,不同年龄阶段的儿童在经过生命教育活动后,其情绪情感、认知、意志行为上都有明显的改善。绘本阅读团体辅导对儿童产生积极影响的同时,也激发了儿童阅读的兴趣和能力,教师的专业能力也得到了提升。同时,绘本具有提供知识、传承观念、宣泄情感的功能,使得学生和教师能很好地进行沟通,在生命教育中起到了积极的作用。

②人格辅导

人格辅导是一种针对学生进行的以发展学生心理素质、培养学生健康身体和适应现代社会需要的人格为目的的辅导。在人格辅导中常常用到的工具就是绘本,绘本中有许多丰富的内容,当前研究课题包括自我认识、人际交往、情绪管理等几个方面。将绘本融入人际交往团体辅导中,儿童在团体活动中能获得建立积极人际互动的正向发展,在活动中能体会生命的秘密,建立真实有希望充满信任的人际关系。在情绪管理的心理辅导方面,学生的情绪智力得到较大提高,更容易察觉和接纳自己的情绪,也能体会他人的情绪、同理接纳他人的情绪。

③性别教育

发展性辅导的另一个目标是性别教育。性别教育是教育者关注的重要课题。众多研究者对这一课题进行了一系列的理论和实践研究,以实验研究或行动研究的形式展开,一般对小学生进行研究。结果表明,绘本教学有助于小学生在同伴交往、异性交往、尊重的态度上的提升,改善小学生对男女性别的刻板印象,建立积极的自我形象,培养自尊自爱自重的能力。

(2)治疗取向的阅读治疗

治疗取向的阅读治疗是指对在情感上或行为上遇到问题的儿童,通过治疗师精选富有想象力的阅读资料进行团体治疗。在治疗取向的阅读治疗中,研究对象有两类,第一类是针对特殊成长环境中的儿童,例如家庭结构变故,如丧亲、离异家庭成长的儿童,或是遭遇生活特殊事件,如遭遇车祸、身体疾病的儿童等。第二类是没有完全社会化或社会化功能不足的儿童,主要包括不健全的自我评价、孤僻、有攻击性行为、恐惧焦虑等。

第二节 儿童绘本治疗的理论

一、阅读治疗的作用机制

治疗师给儿童提供绘本,儿童阅读绘本并被阅读材料所吸引,将自己的看法和情感投射到书中主人公的经历中,与主人公的角色合二为一,通过这个过程,儿童可以释放自己的情感,对自己的问题有新的领悟和认识,并且找到适合自己解决问题的方法。这即是阅读治疗的历程。要达到阅读治疗的目的,我们需要理解阅读治疗的作用机制。

(一)精神分析学派的观点

精神分析学派的观点是对阅读治疗作用机制的种种探索中较有影响的一种观点。据精神分析学派的观点,阅读治疗能够作用于读者,出现治疗效果的原因在于当读者与图书的内容进行互动后,会产生一系列心理历程的变化,从而协助读者解决问题,并有效地发展自我。以弗洛伊德为代表的精神分析学派阅读疗法的思想与基本原理可以归纳为三个方面:认同、净化和领悟。[①]

首先是认同。就是阅读者有意识地和无意识地将他人的特征归因于自己,从而获得感情上的支持。读者可通过阅读满足自己的某些愿望,这些愿望平时受到"超我"所代表的社会道德、教育规范以及个人"自我"的压抑、否定与禁锢而无法实现和满足,进而出现心理冲

[①] 季秀珍.阅读疗法在儿童抑郁症治疗中的适合性研究.南京:南京师范大学,2006:8.

突和焦虑。在阅读过程中,有些作品中存在的人所未知的、隐含的内容恰好可以使读者得到替代的满足,产生令人愉快的身心体验。

其次是净化。净化理论认为读者在作者所设置的情境中,如果体验到恐惧和紧张情绪,内心的焦虑就会被导向外部,并且通过投射把具有悲剧色彩的主人公当作是自己,从而使个人情感得到净化。

最后是领悟。文学作品借助于内容使人的内心冲突外化,而人的内在心理活动又促使作品的内容内化,这种内外化的交替整合作用推动读者最终的领悟。

(二)认知角度的观点

阅读治疗的机制,除了基于精神分析的理解之外,还有基于认知角度的理解。基于认知角度的观点认为,阅读是提高读者认知能力的重要方式之一,能够帮助人们积极有效地应对人生的种种挑战和矛盾。阅读治疗的心理历程,可以分为四个阶段。也就是说,读者在经历阅读治疗过程中的心理历程可以分为四个阶段,分别是认知、检查、比较和自我应用。

认知阶段:读者在阅读绘本的时候,会跟随作品内容的推进,认同作品中人物的经验、行为或问题。读者会由对作品中某些语句所传达的概念和作品中信息的察觉,引导出读者自身过去的经验,或是读者未曾意识到的情感和体验。

检查阶段:经由阅读,读者会将作品内容与自身相关联,由此读者会检查自己的感觉和观念,同时也会反省究竟哪些反应对自己具有意义,具有哪些意义等,从而逐渐释放个人情感。

比较阶段:阅读之后,读者将自己与作品中人物的感觉和观念相比较,从中体会共同点或者差异点,这个过程可使读者经由对比,对自身的问题得到新的启示,获得新的领悟,从而引发对自己更深刻的反省。

自我应用阶段:经过认知、检查、比较之后,读者将书中人物的行为、态度,或者有关事物的观念,与自己的行为、态度加以融合,并将之应用到实际生活中。

(三)情绪体验的观点

另一部分研究者从情绪体验方面阐释了阅读治疗的机制,认为阅读可以使人产生高峰体验,有助于个体形成良好的个人性格,是个体修复精神缺失的重要途径。

范美珠(1986)则在综合多位学者理论的基础上,将读者在阅读治疗过程中的心理历程总结归纳为以下六个阶段。

涉入阶段:读者被书籍作品中的故事吸引,进而关心故事中主人公的经历及故事内容所传达的信息。

认同阶段:读者从故事中感受到与主人公相同的经历,或发现与其有类似困扰的角色,对此角色的经历产生共鸣,并衍生出情感联结。在这一阶段强调的是读者通过阅读认同故事中的主人公角色,并对其产生共情与移情。

投射阶段:读者试图用自己的主观经验去解释故事中主人公的行为和遭遇,并积极地提供解决策略,产生潜意识的投射作用。

净化阶段：当读者对书籍作品中的主人公产生认同后，读者在安全的情境下以旁观者和参与者的身份进行阅读，与书中人物分享感觉、情绪、挫折等经验，并借此过程释放压抑已久的情绪，达到情绪净化、解脱的状态。

领悟阶段：当读者读到故事主人公如何解决问题的时候，会对自身的问题或困扰产生新的认识，进而探索自身的动机、需求和感受，最后找到适合自己的解决问题的方法。

应用阶段：读者将在领悟阶段获得的解决问题的方法应用在个人实际生活中，产生认知、态度、行为上的改变。

(四)阅读治疗的心理学原理

结合诸多观点，我们可以从共鸣、净化、平衡、暗示和领悟这五个方面来解释阅读治疗的心理学原理。

1. 共鸣

如果治疗师能为儿童选择合适的作品，儿童往往会与作品产生共鸣。所谓共鸣，就是人们在欣赏文学作品时，会事先在脑海中有一个期待，有意无意地将作品中人物的经历、情感与自己进行对照，如果能够找到吻合就会产生共鸣和认同，从而获得情感等方面的支持。这种体验经常发生在阅读治疗的过程中。任何一部文学作品都是相互对立的内部精神力量的结晶，是若干冲突力量的和谐与一致，这与梦、神经症之类的精神病理学的行为相似，作家将未完成的孩童期愿望付诸笔端而获得满足，并通过作品将这种愉快传达给同样未获得满足的读者(沈固朝，1996)。

2. 净化

净化是指读者在欣赏文学作品时，与作品中的人物产生了心灵契合和沟通，情绪得以调节和慰藉，进入了情感有所纾解和解脱的状态。亚里士多德在其《政治论》一书中，首先提到了净化的概念，他认为音乐能够带给人不同程度的情绪激励，可以使人的心灵得到净化，产生轻松舒畅的愉悦感。弗洛伊德将净化与人格结构学说相联系，认为读者在作者设定的情景中体验恐惧和悲痛时，内心的焦虑可以被导向外部，并通过和主人公融为一体、将主人公当成自己等方式使自己的心灵得到净化。

3. 平衡

平衡是由美国心理学家海德(Heider)于1958年提出的，是一种关于解释人在社会中的心理状态的社会心理学理论。该理论的核心思想是：每个人都是社会人，人们在社会生活中建立起来的与他人的关系大部分是通过各种事件形成的。当与他人及外部事物之间的关系处于不平衡状态时，人们就会有不愉快的情绪体验。这种不愉快的体验转而作为一种动机，驱使人们采取竞争等多种方式，参与或制造一种事件，以便将不平衡状态转化为平衡状态，以获得心灵的平静。但是这种不平衡状态如果长期得不到转化，人们不愉快的体验就会长期反复纠结，这正是人们出现心理障碍和心理疾病的原因。而阅读的作用就在于人们可以借由阅读将自己放到一个虚拟的现实世界中。在作品中，读者可以发现有那么一个人，他可能比自己更可怜、更不幸、更弱小。在阅读作品之前，读者往往将自己与一个比自身各方面条件都要强的人做比较,心理可能会不平衡,但是作品中的主角让他们找到了平衡,同时也促进了心理健康。

平衡说和净化说在很大程度上是相近的,它们都是通过阅读悲剧性的作品,借助书中人物的不幸来逆转自己的不良情绪,达到愉悦情绪的目的。

净化说和平衡说依赖的作品都是悲剧性的,作品越是悲凉凄苦,所产生的心灵净化和心理平衡作用就越明显。这两种治疗原理有时候也被称为"饱和疗法""满灌疗法"。具体的可操作性措施就是当人们遭遇不幸或身处逆境时,向其提供大量悲剧性的作品,使其在阅读中慢慢得到心灵的净化,情绪慢慢恢复平静。

4. 暗示

暗示就是通过语言或非语言的手段,使患者不加主观意志地接受一种观点、信息或态度,以消除某种症状或加强某种治疗效果的心理疗法。人们很早就注意到暗示对人们的心理健康有一定的影响。1775年,麦斯麦(Mesmer)在奥地利维也纳首次表演催眠术,从而引起学术界对暗示作用的研究。弗洛伊德和巴甫洛夫都研究过暗示作用在治疗中的应用。美国心理学家詹姆士(James)也曾将暗示与人格、社会等联系起来进行研究。

阅读同样也可以产生暗示作用,阅读既可以被当成他人暗示又可以成为自我暗示。如果是他人暗示,是因为阅读的作品大多数情况下是他人提供的,或是他人写的。如果阅读的作品的推荐者是读者信任的亲友,而作品的作者恰恰是读者一向崇拜的人物,作品的内容又是积极向上的、乐观的,那么该作品就会对读者的心理状态产生较大的正向影响,减轻或消除读者心理或生理问题的症状。如果说是自我暗示,是因为阅读的作品有时候是读者自选的,读者选择的内容表现出的积极或消极的倾向,实际上已经暴露了他对生活和疾病的态度,也暴露了他自我暗示的取向。

5. 领悟

领悟是指读者在经过共鸣、净化后,对阅读对象所蕴含的深层含义有了思考。一旦有所领悟,人们的境界就得到了升华,会有一种豁然开朗、醍醐灌顶的美好感觉。

然而,并非所有的作品都可以给读者带来领悟,只有当作品本身具有深刻的哲学意义时才能引导读者进一步思考生命的价值等诸如此类有关人生意义的问题,也不是所有读者在阅读时都会产生领悟,很多人在阅读时最多达到对作品、作者的共鸣。因此,阅读治疗的效果可以总结为领悟最重要,净化其次,共鸣更次之。

阅读治疗的科学性不仅体现在阅读活动起源于人类治疗身心疾患的需要,自发生时就具有心理治疗的功能,更重要的原因是阅读过程能带来共鸣、净化、平衡、暗示、领悟等各种复杂的心理活动,这些活动起到了调节情绪、净化心灵的作用,从而收到心理保健的效果。

第三节　儿童绘本治疗实施程序

一、儿童绘本治疗阶段

儿童绘本治疗的阶段划分有不同的观点,有学者主张三阶段,也有学者主张四阶段,如帕德克(Pardeck)和帕迪克(Pardeek)将绘本治疗分为识别儿童的问题、选择材料、呈现材料以及延伸活动四个阶段,每个过程都需要专业人员的指导,每个阶段同等重要。识别儿童的问题和情感有赖于治疗师特殊的敏感性;选择材料要求治疗师利用关于适当材料的选择和可用的资源的相关知识,找出最能为孩子需要而服务的东西;材料的呈现要求工作人员适当把握时机,引入文学材料;延伸活动包括一些补充活动,如对话和对所分享的材料中相关情绪的探索,延伸活动的阶段是最重要的阶段,因为没有这样的补充活动,这一过程仅仅只是阅读,没有收到任何治疗效果。

(一)绘本治疗的三阶段14个步骤

以下介绍王万清(2003)关于读书治疗的三阶段14个步骤。

(1)准备阶段:包含建立关系、了解儿童、确定治疗的次数及目标、选择媒介材料、设计讨论活动、规划时间和场地。

(2)实施阶段:确立治疗师和儿童的责任、进行暖身活动、介绍书籍、阅读或倾听故事、讨论、延伸活动。

(3)评鉴阶段:实施效果评估、治疗师自我评估。

对于整个绘本治疗的过程来说,治疗师正确识别儿童所面临的问题,然后进行绘本的选择,使绘本直接和儿童参与治疗的目标行为相关,这是绘本治疗的基础。阅读讨论的部分是绘本治疗中最重要的核心部分,因为在这一部分工作里,儿童才能够真正理解和感动。

(二)绘本治疗中的相关技术

针对绘本治疗中阅读讨论阶段的引导技术、策略和提问点,国外一些研究者在实践中提出了一些可供参考的内容,概述如下。

(1)引导绘本治疗中讨论的六个基本技术:①使讨论有意义并且保密,营造信任的氛围;②帮助儿童避免揭露一些他们可能感到痛苦的信息;③鼓励儿童分享任何他们发现的对处理特定情境有帮助的技术;④允许讨论跟随儿童愿意的方向;⑤培养儿童良好的讨论规范;⑥治疗师的角色是一个促进者而不是讨论的领导者。

(2)促进儿童探索和思考的探寻式提问技术:①你脑海中出现了什么样的情境或图像?②你脑海中出现了什么样的回忆?③你是否和某个角色很像?像谁?哪些地方像?④这

个故事有你想改变的地方吗？如果有,你将怎样改变这些角色、环境、问题或结局？⑤这个故事中哪一部分需要完全保留原样？⑥你有没有因为这个故事而改变自己的任何看法或者理解？

（3）儿童与治疗师互动时可以参考的技术:①回想故事的主线、角色、感受、故事中体现的价值观以及态度;②讨论主要角色是如何处理所遇到的问题的;③探索儿童的问题和绘本中主角面临问题的相似性;④和儿童讨论及评估故事的结果;⑤根据需要提出对于某个问题可供选择的多种结果。

二、儿童绘本治疗实施程序

儿童绘本治疗的心理历程是儿童在阅读绘本的过程中,对故事角色所遇到的事件产生认同,并将自己的主观经验投射到角色中,儿童在移情的过程中缓解压力、紧张等不良情绪和体验,使情绪得以缓和,并通过自己的领悟与洞见,产生新的观念,最后修正自己的态度和行为。

结合已有研究者的相关观点,根据心理治疗的一般程序与阶段划分理论,可以认为,儿童绘本治疗的实施经历四个阶段:准备阶段——实施阶段——问题解决阶段——评价阶段。如图7-1所示。

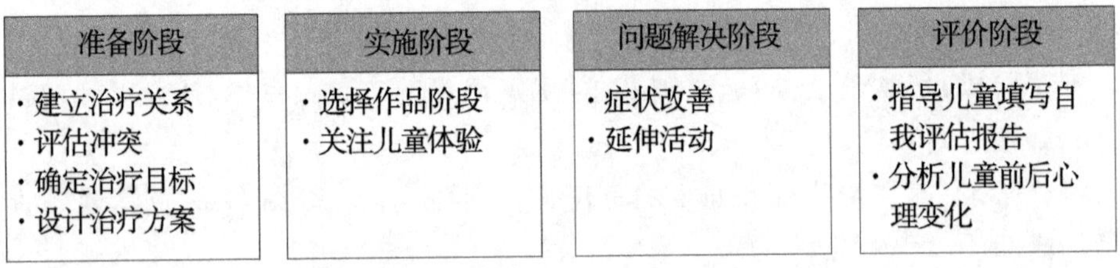

准备阶段	实施阶段	问题解决阶段	评价阶段
·建立治疗关系 ·评估冲突 ·确定治疗目标 ·设计治疗方案	·选择作品阶段 ·关注儿童体验	·症状改善 ·延伸活动	·指导儿童填写自我评估报告 ·分析儿童前后心理变化

图7-1　绘本治疗的四个阶段

（一）准备阶段

良好的治疗关系是治疗与咨询的重要影响因素。在准备阶段,治疗师需要与儿童建立温暖而信任的关系,治疗师需要保持无条件接纳、坦诚、共情和信任等基本态度。同时,在准备阶段,治疗师需要评估当事人的冲突性质和类别,区别儿童的问题是普适性发展的问题,还是带有个人特点的情境性冲突,并评估问题的轻重缓急,评估该问题对儿童身心健康的影响程度。以上是治疗师为儿童选择适当的绘本以及选择适当的咨询策略的基础。

（二）实施阶段

实施阶段有两大任务,其一是选择绘本,其二是关注儿童的体验。

1. 选择绘本

选择绘本首先要考虑儿童的问题或冲突的性质和类型。如果儿童面对的是发展性问题,如和同伴分享、与人沟通的问题,或者是乱发脾气的问题等,这些发展性问题在适当的引导下一般都能得到较好的解决,不会造成严重的后果。但是儿童生活中的应激性冲突或情境性冲突,若处理不当或处理不及时,则可能对儿童造成较严重的伤害。治疗师如能选择恰当的绘本,帮助儿童获得对这些冲突相类似的问题的洞察力,进而通过绘本阅读和引导帮助儿童掌握一定的解决问题的能力和技巧,则能较好地帮助儿童走出类似的冲突。

除此之外,选择绘本的过程也是治疗师在绘本和儿童的身心发展水平、儿童的年龄、知识水平以及性别等方面进行匹配的过程,同时考虑儿童的需要、兴趣、经验等。

选择绘本最好进行一定的预习,如果绘本超出了儿童进行独立阅读的发展水平,治疗师则需要向儿童讲述阅读绘本的内容。

2. 关注儿童的体验

绘本治疗过程中,儿童会经历共鸣、净化、平衡、暗示、领悟等体验。因此,儿童在阅读或者倾听绘本时,治疗师需要关注儿童的体验,协助儿童对自己的想法、观念、情感、态度等进行观察或加以澄清,帮助儿童洞悉自己的状态,帮助儿童与绘本产生共鸣,获得领悟,从而促进儿童问题的解决、冲突的化解,促进儿童获得新的态度,产生做出改变的决心。

(三)问题解决阶段

治疗师与儿童就绘本进行讨论是绘本治疗中很重要的部分。因为讨论可以发展儿童的洞察力,帮助儿童比较客观地进行问题的分析和评判,澄清绘本中人物的情感,进而推动儿童对自身情感的澄清和领悟。

讨论的问题内容以及讨论的顺序,对于儿童来说,是很重要的。一般来说,讨论的问题顺序会大致如下:绘本内容的复述——对绘本内容的主体感知和情绪——绘本内容与自身的联结——结果的分析与探讨。

具体问题例如:

你刚才读到了一些什么? 绘本里发生了什么?

主角做了些什么? 他为什么那么做?

你有没有经历过类似的问题? 你有过和主人公类似的情感体验吗? 他让你想到了什么事?

主人公的行为引起了什么改变? 如果是你,你会怎么做呢?

(四)评价阶段

儿童经过绘本治疗历程后,问题解决程度和效果如何? 这需要予以科学的、综合性的评价。在评价阶段,我们可以通过治疗师的观察结果、儿童个人的自我报告、对儿童进行心理测量结果的前后比较、家长或教师等他人的观察多种途径来考查儿童在绘本治疗前后发生的变化,以此来评判绘本治疗的效果。

第四节　儿童绘本治疗应用

一、绘本治疗应用于班级活动列举①

绘本治疗活动可以涉及自我认同、家庭关系、人际关系、情绪表达、压力调适、失落议题等。以下介绍几种绘本治疗活动方案,结合艺术治疗概念衍生绘本创作活动。

(一)关于自我认同的绘本治疗——《短耳兔》

1. 绘本简介

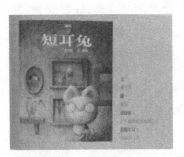

图7-2　绘本《短耳朵》

《短耳兔》(见图7-2)中的主角小兔子冬冬不满意自己的耳朵,因为他的耳朵小小的、圆圆的、肥肥的。虽然妈妈不断地安慰冬冬,但是每次只要看见别的兔子又长又白的耳朵,他就失去了笑容。冬冬也试过好多方法,想要让自己的耳朵"长大",例如每天强迫自己吃好多胡萝卜、包心菜或用夹子夹住耳朵等方式,但耳朵始终没有任何变化。深受打击的冬冬最后想出了一个妙招,就是用面粉做出了一对又长又白的兔耳朵贴上,结果却被老鹰叼走吃掉了。被吃掉的兔耳朵却因为美味而意外地一传十、十传百地传开了,冬冬也因此开了一家家喻户晓、生意兴隆的"兔耳朵"面包店。短耳兔冬冬从开始对自己的耳朵感到自卑,到最后意外开启了属于自己的另一片发展园地。

2. 引导观念:满意自我的形象

故事中的兔子冬冬对自己的短耳朵不满意,他想尽办法想让自己的耳朵跟别的兔子一样又细又长。冬冬用了各种大自然中让生命生长和不同创意的方式,要让自己的耳朵可以变得跟别的兔子一样长长的。虽然他的兔耳朵面包还是被老鹰吃掉了,但冬冬的生命开启了新的可能性。每个个体生下来都是独特的,每个人也一定会有对自己身上特别喜欢或不喜欢的部位。故事用逗趣诙谐的方式表达,它所传达的不是能不能把自己改变成想要的样子,而是在这一过程当中能否找到自己的价值。

3. 思考讨论

(1)故事中的小兔子冬冬为什么不喜欢他的短耳朵?

(2)故事中,小兔子冬冬尝试用什么方法使自己的耳朵变长？他成功了吗?

---

① 摘自江雪莹,等. 健康小阅兵——六大心灵守护绘本书目. 台北:财团法人儿童文化艺术基金会,2014:19-21.

（3）你自己身上有没有什么地方跟别人特别不一样？这特别之处有没有给你带来好处或困扰？

（4）你有没有曾经像小兔子冬冬一样，为了想要跟别人一样而尝试改变自己的特别的地方？你用了什么方式？成功了吗？

（5）你有没有曾经欣赏或羡慕过别人外表中很特别的某个部位？

4. 活动教案

主题：我丢你捡做自己。

对象：小学中、高年级。

时间：100分钟。

目标：通过拼贴人或动物形象的过程增进学生了解自我价值。

媒材：纸盘（每人一份）、人或动物图形（粘在厚纸板上并剪成小块，每人一份完整的圆形）色纸、剪刀、双面胶、胶水。

流程：

（1）说故事活动。

（2）故事内容延伸的思考。

（3）每个人从自己拿到的人或动物图形中，选出三小块自己不喜欢的部位，并将这三块放到教室中间的桌子上。

（4）每人从中间的桌子上选取三个别人淘汰的圆形区块，并将它们跟自己剩下的圆形一并在纸盘上拼贴成一个完整的人或动物形象。

（5）每个人分享自己制作的人或动物形象并彼此欣赏。

5. 创作活动说明

每个人都会有对自己特别喜欢和不满意的部位。虽然我们没办法决定我们长什么样子，但通过创作，孩子有机会可以尝试为自己做选择。在过程中，每个人会淘汰出三块自己拿到的图形中不喜欢的部位，这能够增加孩子对自我的掌控感。而当大家到中间去拿三块别人淘汰的部位时，也为被淘汰的部位增加了价值。例如，一个学生淘汰掉短耳朵，当别人挑了他不要的短耳朵去创作时，同时告诉他："不是短耳朵不好，只是我不喜欢它。虽然我不喜欢它，但别人有可能看见它的价值而喜欢它。"在此过程中，让孩子有机会看见自己的价值并在拼凑中达到自我的统整。

（二）关于情绪表达的绘本治疗——《我变成一只喷火龙了!》

1. 绘本简介

波泰是一只会传染喷火病的蚊子，他喜欢吸坏脾气人的血。有一天，爱生气的阿古力被波泰叮了一口，他生气得不得了，为了消灭波泰，他大吼了一声，没想到他竟然把自己的家烧了一大半，这时阿古力才意识到"我变成一只喷火龙了"！无论他到哪里，都不受欢迎，因为大家对他的"火"都敬畏三分。阿古力想尽办法想灭火，但是都无能为力。最后，他又生气又难过，大哭了起来，火才被泪水浇湿。作者巧妙地使用蚊子作为媒介，来谈爱闹情绪

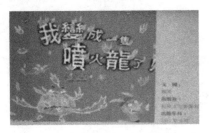

图7-3 绘本《我变成一只喷火龙了!》

又爱生气的孩子,或许他们只是单纯地在表现自己的不满足或无力感,但是这样的行为可是不讨人喜欢的,然而作者没有直接点明这点,而是让儿童在阅读中无形地学习如何管控和处理不好的情绪(见图7-3)。

2. 引导观念:愤怒情绪的适切表达与转化

喜怒哀乐是人生活中很自然的情绪表达,起因各有不同,且很多时候并无对错。真正影响我们的生活并带来困扰的,往往是我们宣泄情绪的方式。我们可能因为某些原因被激怒,脾气变得暴躁,甚至迁怒周遭的人,最后不只伤了自己也伤了他人。

爱生气的阿古力被蚊子波泰吸了血后变成了一只喷火龙!喷火病带给阿古力非常大的困扰,只要一开口就会喷火的他,烧毁了自己的房子、食物、生活用品和玩具,朋友们也因为怕被他的火焰攻击,所以再也不敢靠近他了。喷火病就像控制不住的愤怒情绪,不只带给阿古力生活上的不便,更对他人造成了困扰。

3. 思考讨论

(1)故事中的阿古力为何会被蚊子波泰找上?

(2)变成一只喷火龙带给阿古力什么样的困扰?

(3)生活中什么事情会让你感到生气?

(4)你生活中有没有发生跟阿古力类似的情况?

(5)如果有,那会带给你什么样的困扰或不便?

(6)你都是怎么处理你的愤怒的?

4. 活动教案

主题:愤怒三部曲。

对象:小学低、中、高年级。

时间:60分钟。

目标:学习觉察生气情绪对身体产生的负向能量,以不伤人的方式进行表达和转化。

媒材:四开图画纸、油画棒、胶水。

5. 流程

(1)讲故事活动。

(2)故事内容延伸的思考讨论。

(3)引导儿童理解每个人都会生气,但生气时的表达方式会影响自己和他人的关系。

(4)引导儿童分享自己处理生气情绪的方式。

(5)引导儿童回想一件令自己生气的人、事、物,选择能代表生气情绪颜色的油画棒,可以是一支或数支。

(6)在限时1分钟内,用力将生气以涂鸦的方式画在纸上,时间未到不要停止。

(7)涂鸦结束后,引导儿童觉察生气对身体造成的负向影响,如心跳加速、全身发热或感到疲累。

（8）接着将情绪涂鸦用力撕碎,做另一层次的表达与发泄。

（9）最后将撕碎的纸片,伴随轻柔的音乐,以马赛克拼贴的方式拼出一个让自己觉得愉悦舒服的图形,将负向的情绪转化为正向的图像表现。

（10）分享彼此的拼贴,并提醒儿童拼贴上的碎纸片原本是自己的生气情绪,如今经过适当的表达与转化,可以为自己带来正向的能量。

6. 创作活动说明

（1）拼贴创作时所播放的音乐,最好是能舒缓情绪的轻音乐。

（2）当儿童利用碎纸片进行马赛克拼贴前,可以先引导孩子想象什么东西或什么画面让他们感到舒适和愉悦,然后用铅笔勾勒出来,之后再利用碎纸片粘贴,碎纸片可以依情况再撕成所需要的大小和形状。在团体活动中,儿童可以相互借用彼此的碎纸片,这除了增进人际互动,还可以适时提醒儿童,情绪是会互相感染和影响的。

二、绘本治疗在应对疫情中的应用列举——《我的情绪小怪兽》

（一）绘本简介

《我的情绪小怪兽》(见图7-4)最开始是一本立体绘本,作者是西班牙的绘本作家耶纳斯(Llenas),绘本围绕一只由红色、黄色、蓝色、绿色和黑色混合的小怪兽展开。小怪兽感觉非常糟糕和混乱,就去向朋友求助。朋友告诉他应该先把各种颜色的情绪分开,于是它就变成了不同颜色的小怪兽。黄色代表快乐,蓝色代表忧伤,红色代表愤怒,绿色代表平静,黑色代表害怕。故事的结尾,小怪兽变成了粉红色,但又是哪一种情绪呢?

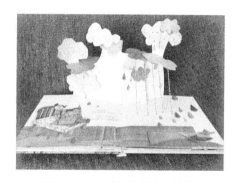

图7-4　绘本《我的情绪小怪兽》

故事中借鉴了一些经典的心理治疗游戏,借由故事给予儿童心理支持和安慰,让儿童在阅读中能够通过小怪兽的故事来谈论自己的各种情绪,帮助儿童释放压力,缓解焦虑。

（二）阅读绘本

这个春节小怪兽心里乱糟糟的。

因为听说外面有非常恐怖的病毒! 那种病毒叫作新冠病毒,人一旦染上就会生病。

电视新闻里说生病的人会胸闷、咳嗽、发烧,可能还会死掉。每一天都是这样的新闻,小怪兽的心里下起雨来。

小怪兽多想对着这可恶的病毒怒吼:"滚开,病毒! 不许你伤害我们!"

可是小怪兽只能躲在家里,什么也做不了。

这一天,小怪兽打了一个喷嚏,他紧张得大哭起来:"我是不是得了肺炎了? 我会不会死掉?"

这个时候,因为疫情隔离而被寄居在小怪兽家里的嘟嘟走了过来,她很想安慰小怪兽。

嘟嘟："小怪兽，看得出来你真的很害怕。能和我说一说你的担心吗？"

小怪兽："我害怕爸爸妈妈出门会感染病毒。我害怕我会生病。我害怕我会死掉。我害怕不能回学校上学。我还害怕我的朋友们也生病了。"

嘟嘟："噢，小怪兽，你真的有很多很多的害怕。让我抱抱你好吗？感谢你把它们说给我听，我们现在可以把这些不好的感受写下来，然后把它们装进瓶子里。"

小怪兽："可是就算这样，我还是很害怕！"

嘟嘟："那你希望我为你做点什么，你才会感觉好一点呢？"

小怪兽："可能玩个游戏会好一点吧。天天都闷在家里，又总是想到这些可怕的事，我太难受了。"

嘟嘟："游戏？让我想一想……"

"啊，我想到了。我们来玩一个打倒害怕保龄球的游戏吧。把这些装满害怕的瓶子当成保龄球，我们一起用球来打倒它们。"

"啊！你打了一个好球！现在你感觉好一点了吗？你还能感受到其他的情绪吗？"

小怪兽："我好像还有一点生气，因为我不能出去玩！"

"还有一些难过，因为听说很多人都生病了，他们好可怜。"

"但我也有一点开心，因为这段时间爸爸和妈妈都不用上班，可以在家里一直陪我。"

嘟嘟："嗯，是的，你身体里不只有害怕，还有很多其他的情绪。"

"现在让我们一起来玩一个吹泡泡的游戏吧。先深深地吸一口气，然后屏住呼吸，默数1、2、3，再慢慢地吹出一个大大的泡泡。"

"吹得越慢，越大，越好，就像这样吹几个大大的泡泡吧。你吹的泡泡有什么颜色？"

小怪兽："有红色的，黄色的，绿色的，还有黑色的，哇，我吹了好多好多的泡泡呀！"

嘟嘟："你现在感觉到平静一些了吗？"

小怪兽："是的，我感觉好多了，谢谢你，有你的陪伴真好。"

嘟嘟："小怪兽，别担心，要不了多久，新冠病毒就会消失。"

"艰难的时候总会过去的，等春暖花开时，我们又能开开心心地手拉手和伙伴们一起玩啦！"

参 考 文 献

［1］Appel K E. Drawing by children as aids in personality studies［J］. American Journal of Orthopsychiatry, 1931(1): 129-144.

［2］Bertoria J. Drawings from a Dying Child: Insights into Death from a Jungian Perspective［M］. London and New York: Routledge, 2001.

［3］Bonny H L, Pahnke W N . The use of music in psychedelic (LSD) psychotherapy［J］. Journal of Music Therapy, 1972(2): 64-87.

［4］Bruscia K E. Improvisational Models of Music Therapy［M］. New York: Charles C Thomas Pub. Ltd., 1987.

［5］Buck J N. The H-T-P test［J］. Journal of Clinical Psychology, 1948(4): 151-159.

［6］Burns D, Woolrich J. The Bonny method of guided imagery and music［C］//Darrow A, et al. Introduction to Approaches in Music Therapy. American Music Therapy Association, 2004.

［7］Burns R C. Kinetic-House-Tree-Person Drawings (K-H-T-P): An Interpretive Manual ［M］. New York: Brunner/Mazel, 1987.

［8］Burns R C, Kaufman S H. Kinetic-Family Drawings (K-F-D): An Introduction to Understanding Children through Kinetic Drawing s ［M］. New York: Brunner/Mazel, 1970.

［9］Burns R C, Kaufman S H. Actions, Styles, and Symbols in Kinetic Family Drawings (K-F-D): An Interpretive Manual［M］. New York:Brunner/Mazel, 1972.

［10］Cattanach A, Mitchell S. The Handbook of Dramatherapy ［M］. New York: Routledge, 2000.

［11］Davis J, Gardner H. The arts and early childhood education: A cognitive developmental portrait of the young child as artist［M］//Spodek B, Saracho O N. Handbook of Research on the Education of Young Children. New York: Macmillan, 2005.

［12］Efron D. Gesture,Race and Culture［M］. The Hague: Mouton,1972.

［13］Emunah R. Acting for Real: Drama Therapy Process, Technique, and Performance［M］. New York: Taylor & Francis, 1994.

［14］Freud A. Normality and Pathology in Childhood: Assessments of Development［M］. New York: International Universities Press, 1946.

［15］Karamarae C. Gender: How she speaks［M］//Ellen B R, Howard G (Eds.). Attitudes towards Language Variation: Social and Applied Contexts. London: Edward Arnold, 1982.

［16］Gardner R C. Language attitudes and language learning［M］//Ellen B R, Howard G (Eds.).

Attitudes towards Language Variation: Social and Applied Contexts London: Edward Arnold, 1982.

[17]Gaston T. Tratado de Musicoterapia[M]. Buenos Aires: PaidÓs, 1968.

[18]Gentile D. Art Therapy's Influence on Locus of Control with Eating Disorder Patients[C]. Proceedings of the American Art Therapy Association, 1997.

[19]Hervey L, Kornblum R. An evaluation of kornblum's body-based violence prevention curriculum for children[J]. Arts in Psychotherapy, 2006(33): 113-129.

[20]Jones P. Dreama As Therapy: Theory, Practice and Research[M]. 2nd ed. New York: Routledge. 2007.

[21]Kellerman P F. Sociodrama and Collective Trauma[M]. London: Jessica Kingsley Publishers, 2007.

[22]Keve K B. Art Therapy in the Public Schools: Primary Prevention for Children At Risk[C]. The Union Institute, 1994.

[23]Killick K, Schaverien J. Art, Psychotherapy, and Psychosis[M]. New York: Routledge, 1997.

[24]Klein M. The Psycho-analysis of Children[M]. London: The Hogarth Press, 1963.

[25]Knoff H M, Prout H T. The kinetic drawing system: A review and integration of the kinetic family and school drawing techniques[J]. Psychology in the Schools, 1985(22): 50.

[26]Kornblum N, Singaram S. Cheminform abstract: The conversion of nitriles to amides and esters to acids by the action of sodium superoxide[J]. Journal of Organic Chemistry, 1980 (44): 4727-4729.

[27]Kornblum R. Movement therapy in the schools work with emotionally disturbed or learning disable children[D]. University of Wiscosin Madison, 1980.

[28]Kornblum R. Disarming the Playground—Violence Prevention through Movement & Prosocial Skills[C]. Oklahoma City, 2002.

[29]Landreth G. Play Therapy: Issue, Process, and Special Population[M]. Philadephia, PA: Brunner-Routledge, 1991.

[30]Landreth G L. Play Therapy: The Art of the Relationship[M]. Bristol, PA: Accelerated Development Inc., 1991.

[31]Landy R J. Dramatherapy—The state of the art[J]. The Arts in Psychotherapy, 1997(24): 5-15.

[32]Machover K. Personality Projection in the Drawing of the Human Figure[M]. Springfield, IL: Charles C. Thomas, 1952.

[33]McPhee J P. Empirical evaluation of kinetic-family-drawing (KFD) styles as a director of emotionally disturbed childhood behavior[D]. Boston College, 1975.

[34]Naumburg M. Art therapy: Its scope and function [M]// Hammer E F. The Clinical

Application of Projective. Springfield, Ill：Charles C. Thomas，1958.

[35]Orff G. The Orff Music Therapy[M]. London：Schott，1974.

[36]Orton G L. Pacific Grove[M]. Monterey, CA：Brooks/Cole，1997.

[37]Orton G L. Strategies for Counseling with Children and Their Parents[M]. Monterey, CA：Brooks/Cole，1997.

[38]Rosal M L. Approaches to Art Therapy with Children[M]. Burlingame, CA：Abbeygate Press，1996.

[39]Rubin J A. Theory and Technique[M]. New York：Brunner / Mazel，1987.

[40]Rubin　J（Eds.）. Approaches to Art Therapy：Theory and technique[M]. 2nd ed. New York：Brunner-Routledge，2001.

[41]Schaefer C E, Reid S E（Eds.）. Game Play：The Therapeutic Use of Childhood Games[M]. New York：John Willy & Sons，1986.

[42]Schaefer C E, Reid S E. Game Play：Therapeutic Use of Childhood Games[M]. 2nd ed. New York：John Wiley & Sons，2003.

[43]Sternberg P, Garcia A. Sociodrama：Who's in Your Shoes?[M]. New York：Praeger，2000.

[44]Tinnin L. Biological processes in nonverbal communication and their role in the making and interpretation of art[J]. American Journal of Art Therapy，1990(29)：9-13.

[45]Ulman E. Art therapy：Problems of definition[M]//Ulman E, Dachinger P（Eds.）. Art Therapy in Theory & Practice. New York：Schocken，1975.

[46]Vygotsky L S. Mind in Society：The Development of Higher Psychological Processes[M]. Cambridge, MA：Harvard University Press，1978.

[47]Wallingford N. Expressive Arts Therapy：Powerful Medicine for Wholeness and Healing[C]. Pacifica Graduate Institute，2009.

[48]Ward W. Playmaking with Children from Kindergarten to High School[M]. New York：D. Appleton-Century Company，1947.

[49]Wiener R. Creative Training：Sociodrama and Team-building[M]. London：Jessica Kingsley Publisher Ltd.，1997.

[50]Winnicott D W. Therapeutic Consultations in Child Psychiatry[M]. London：Hogarth，1971.

[51]Yardley K M. Role Play Theory and Practice[M]. CA：Sage Publications Ltd.，1997.

[52]艾斯纳.儿童知觉的发展与美术教育[M].陈武镇,译.台北:世界文物出版社,1990.

[53]博伊科,古德温.沙游治疗:不同取向心理治疗师的逐步学习手册[M].陈碧玲,陈信昭,译.新北:心理出版社股份有限公司,2001.

[54]博伊科,古德温.沙游治疗完全指导手册:理论、实务与案例[M].田宝伟,译.北京:中国水利水电出版社,2006.

[55]布兰特纳.心灵的演出:心理剧方法的实际应用[M].程效苹,等译.台北:学富文化事业有限公司,2002.

[56]蔡东照.神秘的曼陀罗艺术[M].台北:艺术家出版社,2007.

[57]曹中平,蒋欢.游戏治疗的历史演变与发展取向[J].中国临床心理学杂志,2005(4):489-491.

[58]陈灿锐,高艳红.心灵之境:曼陀罗绘画疗法[M].广州:暨南大学出版社,2014.

[59]陈灿锐,高艳红.儿童曼陀罗绘画分析:理论与实践[M].广州:暨南大学出版社,2016.

[60]陈侃.绘画心理测验与心理分析[M].广州:广东高等教育出版社,2008.

[61]陈晖.论绘本的性质与特征[J].海南师范学院学报(社会科学版),2006(1):40.

[62]陈蔚.基于绘本的公共图书馆儿童阅读推广研究[D].南京:南京大学,2012.

[63]崔滢,童辉杰,彭彦琴.绘人测验的发展现状及趋势研究[J].神经疾病与精神卫生,2006(4):311-314.

[64]邓旭阳,桑志芹,费俊峰,等.心理剧与情景剧理论与实践[M].北京:化学工业出版社,2009.

[65]董钰萍.家庭画测验在学前儿童家庭系统研究中的运用[J].宁波教育学院学报,2013(3):112-116.

[66]范美珠.读书治疗对父母离异儿童个人适应及社会适应辅导效果之研究[D].台北:台湾师范大学,1986.

[67]范琼芳,吴武烈.儿童绘画治疗[M].台北:五南图书出版股份有限公司,2003.

[68]范睿榛.艺术治疗:家庭动力绘画概论[M].台北:五南图书出版股份有限公司,2006.

[69]方富熹,方格,林佩芬.幼儿认知发展与教育[M].北京:北京师范大学出版社,2003.

[70]伏羲玉兰.舞蹈动作心理治疗的新进展[J].北京:北京舞蹈学院学报,2002(3):43-48.

[71]高天.音乐治疗导论(修订版)[M].北京:世界图书出版公司北京公司,2008.

[72]高天.音乐治疗学基础理论[M].北京:世界图书出版公司北京公司,2007.

[73]何长珠.表达性艺术治疗15讲[M].台北:五南图书出版股份有限公司,2017.

[74]胡世红.特殊儿童的音乐治疗[M].北京:北京大学出版社,2011.

[75]黄任之.学前留守儿童的心理资本和亲子关系的现状——基于家庭动力画测量[J].湖南第一师范学院学报,2018(3):55-60.

[76]黄国志.音乐治疗与心身康复[J].中国康复医学杂志,1996(4):91.

[77]黄新艳.戏剧疗法对大学生情绪的干预研究——以深圳大学学生为例[D].深圳:深圳大学,2018.

[78]江雪莹,等.健康小阅兵——六大心灵守护绘本书目[M].台北:财团法人儿童文化艺术基金会,2014.

[79]季秀珍.儿童阅读治疗[M].南京:江苏教育出版社,2011.

[80]季秀珍.阅读疗法在儿童抑郁症治疗中的适合性研究[D].南京:南京师范大学,2006.

[81]皆藤章.风景构成法———种独具特色的绘画心理治疗[M].吉沅洪,等译.北京:中国轻工业出版社,2011.

[82]康耀南.实画实说:图画中的心理奥秘[M].上海:上海世界图书出版公司,2011:243-244.

[83]兰迪.戏剧治疗:概念、理论与实务[M].吴芝仪,洪光远,李百麟,译.新北:心理出版社股份有限公司,2001.

[84]兰格利.戏剧疗法[M].游振声,译.重庆:重庆大学出版社,2016.

[85]兰杰斯.游戏治疗——建立关系的艺术[M].高淑贞,译.台北:桂冠图书公司,1994.

[86]赖念华.社会剧简介.咨商与辅导[J].2005(230):40-44.

[87]李洪伟,吴迪.心理画:绘画心理分析图典[M].北京:人民邮电出版社,2016.

[88]李珉珉.舞蹈疗法及其应用的探索研究[D].济南:山东师范大学,2013.

[89]李晓辉,张大均.戏剧治疗的回顾与展望[J].医学与哲学,2012(33):49.

[90]李宗芹.倾听身体之歌:舞蹈治疗的发展与内涵[M].台北:心灵工坊文化事业股份有限公司,2001.

[91]林国庆.心理剧中演出后团体分享之原理、功能与技术之探讨[J].辅导季刊,2001(47):23-29.

[92]林琳.中美学前儿童行为问题及其舞动治疗干预的研究[D].扬州:扬州大学,2014.

[93]林玫君.创造性戏剧理论与实务——教室中的行动研究[M].新北:心理出版社股份有限公司,2005.

[94]林敏宜.幼儿教师在图画书共读中的心智言谈实践[D].台北:台湾师范大学,2012.

[95]林敏宜.图画书的欣赏与应用[M].新北:心理出版社股份有限公司,2000.

[96]林怡璇.艺术治疗师也是艺术创造者——谈戏剧治疗师的专业性[J].台湾戏剧学刊,2008(4):17-29.

[97]丽芙.舞蹈动作治疗——疗愈的艺术[M].蔡佩珊,周宇,等译.北京:亿派国际出版公司,2004.

[98]梁培勇.游戏治疗:理论与实务[M].2版.新北:心理出版社股份有限公司,2006.

[99]梁萍.音乐在心理治疗中的运用[J].四川戏剧,2006(2):80-81.

[100]刘璐.绘本为主的读书治疗对小学中年级儿童自我概念的影响研究[D].苏州:苏州大学,2014.

[101]刘婷.情绪主题绘本促进幼儿情绪能力发展的行动研究[D].重庆:西南大学,2010.

[102]陆雅青.艺术治疗——绘画诠释:从美术进入孩子的心灵世界[M].重庆:重庆大学出版社,2009.

[103]玛考尔蒂.儿童绘画与心理治疗[M].李甦,李晓庆,译.北京:中国轻工业出版社,2005.

[104]毛颖梅.游戏治疗的内涵及其对智力障碍儿童心理发展的意义[J].中国特殊教育,2006(10):36-39.

[105]孟沛欣.艺术疗法——超越言语的交流[M].北京:化学工业出版社,2009.

[106]孟沛欣.以绘画艺术为介质的心理评定和心理治疗[M].台北:五南图书出版股份有限公司,2006.

[107]米克姆斯.舞动治疗[M].肖颖,柳岚心,译.北京:中国轻工业出版社,2009.

[108]邱鸿钟.艺术心理评估与绘画治疗[M].广州:广东高等教育出版社,2014.

[109]邱学青.游戏治疗在我国特殊儿童教育实践中的运用[J].中国特殊教育,1996(3):30.

[110]瞿理红.学前儿童游戏教程[M].上海:复旦大学出版社,2006.

[111]庞佳,叶涛.儿偏差行为的舞动治疗个案研究[J].早期教育(教科研版),2014(2):35-38.

[112]山中康裕,饭森真喜雄,德田良仁,等.艺术疗法[M].吉沅洪,等译.南京:江苏教育出版社,2010.

[113]尚英楠.亲子抚养与隔代抚养儿童的家庭动力绘画表现方式之比较研究[D].上海:上海师范大学,2015.

[114]沈固朝.西方对图书治疗的作用及其机制的探讨[J].中国心理卫生杂志,1996(6):7-38,31.

[115]申荷永,陈侃,高岚.沙盘游戏治疗的历史与理论[J].心理发展与教育,2005(2):124-128.

[116]孙霞.特殊儿童的美术治疗[M].北京:北京大学出版社,2011.

[117]唐婧琦.儿童戏剧教育与幼儿发展:一种国际视角[D].上海:华东师范大学,2013.

[118]陶琳瑾.儿童艺术治疗[M].南京:江苏教育出版社,2010.

[119]王冰.儿童音乐治疗理论与实务技术[M].北京:中央民族大学出版社,2010.

[120]王宁.团体绘画治疗对青少年抑郁症患者自尊水平及韧性的影响[D].石家庄:河北医科大学,2018.

[121]王万清.读书治疗[M].广州:广东世界图书出版公司,2003.

[122]王晓萍.儿童游戏治疗[M].南京:江苏教育出版社,2010.

[123]王旭东.让音乐带给您健康——奇妙的音乐疗法[M].长沙:湖南科学技术出版社,2016.

[124]魏广东.沙盘游戏疗法——游戏中的心灵疗愈[M].北京:中国石化出版社,2015.

[125]伍丽梅.游戏疗法及其最近进展[J].社会心理科学,2005(1):94-96.

[126]吴幸如.音乐治疗十四讲[M].北京:化学工业出版社,2010.

[127]徐小军.心理剧对学龄初期儿童课堂学业自立培养的个案研究[D].长沙:湖南师范大学,2018.

[128]杨东.艺术疗法:操作技法与经典案例[M].重庆:重庆出版社,2007.

[129]游金潾,游淑瑜.非行少年在心理剧的转化[J].咨商与辅导,2013(337):48-52.

[130]宅在家的"小怪兽",今天是什么颜色?[EB/OL].(2020-02-08)[2023-08-03].https://www.163.com/dy/article/F4RJO0480514KPGU.html.

[131]张乃文.儿童音乐治疗[M].新北:心理出版社股份有限公司,2007.

[132]张日昇.箱庭疗法的心理临床[M].北京:北京师范大学出版社,2016.

[133]张晓华.从换幕到真实:戏剧治疗的历程、技巧与演出[M].新北:心理出版社股份有限公司,2012.

[134]张晓华.创作性戏剧教学原理与实作[M].上海:上海书店出版社,2011.

[135]张雯,刘视湘.艺术心理辅导实务[M].北京:首都师范大学出版社,2015.

[136]张雯.舞动心理团体辅导对大学生心理健康发展的实验研究[D].北京:北京师范大学,2007.

[137]张瑶.艺术治疗小组辅助安宁疗护对晚期食管癌患者癌因性疲乏及应激反应的影响[J].护理实践与研究.2021(2):271-274.

[138]张伊婷.舞动团体辅导对高中生压力的干预研究[D].呼和浩特:内蒙古师范大学,2015.

[139]章学云.表达性艺术治疗研究综述[J].上海教育科研,2018(2):78-81.

[140]赵研.舞动治疗:舞蹈与心灵的对话[M].北京:知识产权出版社出版社,2016.

[141]郑玉章,陈菁菁.音乐治疗学的定义、形成及其在中国的发展[J].音乐探索,2004(3):91-94.

[142]诸佳男.基于读书治疗的绘本阅读对儿童情绪智力的影响研究——以小学四年级为例[D].金华:浙江师范大学,2010.

[143]宗妮.阅读疗法理论与应用研究[D].长春:东北师范大学,2008.